中国医师协会皮肤科医师分会糖皮质
激素规范化使用系列巡讲专家委员会　组织编写

皮肤科
糖皮质激素规范使用详解

主编　施　辛　李恒进

科学出版社

北　京

内 容 简 介

本书由中国医师协会皮肤科医师分会糖皮质激素规范化使用系列巡讲专家委员会组织编写,共18章,系统介绍了皮肤科规范使用糖皮质激素的一系列相关问题。除糖皮质激素的应用历史、生理及药理作用外,着重介绍糖皮质激素的系统使用、外用、皮损内注射等不同治疗方法的使用原则、不良反应、适应证和禁忌证,以及糖皮质激素在特殊人群中的应用。本书内容翔实严谨,具有很强的指导性;注重理论与实践相结合,在讲解理论的基础上结合典型病例展示分析与处理的过程,以帮助读者更快更好地掌握糖皮质激素在皮肤科的使用规范。

本书可供各级医院、社区卫生机构的皮肤科医师、整形美容医师、全科医师及其他相关医务工作者使用。

图书在版编目(CIP)数据

皮肤科糖皮质激素规范使用详解 / 施辛,李恒进主编. —北京:科学出版社,2022.10
ISBN 978-7-03-070276-0

Ⅰ.①皮… Ⅱ.①施… ②李… Ⅲ.①皮肤病—糖皮质激素—用药法 Ⅳ.①R751.05 ②R977.1

中国版本图书馆CIP数据核字(2021)第218327号

责任编辑:杨小玲 路 倩 徐卓立 / 责任校对:张小霞
责任印制:赵 博 / 封面设计:吴朝洪

科 学 出 版 社 出版
北京东黄城根北街16号
邮政编码:100717
http://www.sciencep.com

北京中科印刷有限公司 印刷
科学出版社发行 各地新华书店经销
*
2022年10月第 一 版 开本:720×1000 1/16
2024年1月第二次印刷 印张:21 1/4
字数:380 000
定价:98.00元
(如有印装质量问题,我社负责调换)

《皮肤科糖皮质激素规范使用详解》编委会

主　编　施　辛　李恒进

副主编　陈玲玲　凌　昕

编　委　（按姓氏笔画排序）

陈　静　中南大学湘雅三医院

陈玲玲　苏州市立医院本部

郑礼宝　福州市皮肤病防治院

赵建斌　徐州市第一人民医院

施　辛　苏州大学附属第二医院

耿松梅　西安交通大学第二附属医院

晋红中　中国医学科学院北京协和医院

顾　恒　中国医学科学院皮肤病研究所

钱　华　苏州大学附属儿童医院

凌　昕　苏州市第九人民医院

高　博　苏州大学药学院

高兴华　中国医科大学附属第一医院

郭　庆　中山大学孙逸仙纪念医院

郭一峰　上海交通大学医学院附属新华医院

黄进华　中南大学湘雅三医院

蒋　冠　徐州医科大学附属医院

景海霞　湖北医药学院附属太和医院

鲁　严　江苏省人民医院

雷铁池　武汉大学人民医院

熊　霞　西南医科大学附属医院

潘　杰　苏州大学附属第二医院

序

糖皮质激素问世以来，既屡建奇功，又常背骂名。如果医师训练有素、对患者病情把握精准，糖皮质激素往往可以"力挽狂澜"、救人性命；但如果误用滥用，则可能非但没解决临床问题，反而加速毒副作用的发生，甚至产生严重的毒副作用和后遗症；而若对糖皮质激素可能的毒副作用畏首畏尾，又可能错失治疗良机。

有鉴于此，中国医师协会皮肤科医师分会暨中国医师协会皮肤科医师分会基层医师培训工作委员会于近几年组织了数十场"激素规范化使用暨重走长征路"的巡回演讲，把糖皮质激素的药理学、药剂学、临床使用规范和经验教训送到了广大基层医师中间。据不完全统计，以朱学骏教授为代表全国有近百位著名专家热情参与其中，倾囊相授。此巡回演讲活动还得到了天津金耀集团的大力协助。

现中国医师协会皮肤科医师分会陆续收到许多基层医师的回馈，反映听了演讲收获颇丰，希望能更系统地了解、学习糖皮质激素。为满足他们的学习愿望，中国医师协会皮肤科医师分会特邀请苏州市立医院本部陈玲玲主任医师、苏州市第九人民医院凌昕主任医师等执笔编写了这本糖皮质激素的手册性读物。朱学骏教授审读了书稿，并提出了不少宝贵建议和批评性意见。施辛教授全程参加了编写工作并提出了全方位的具体指导意见。苏州大学附属第二医院的王佳柠、姜诗谣、李文林、余钱纯 4 位医师和苏州市立医院本部的潘婷医师按要求反复通读了全部书稿。其中辛劳毋庸置疑，在这里向他们表示敬意。

这本小册子从糖皮质激素的历史开始，既讲授了基础知识，又穿插了具体的临床病例；既讲授了系统应用，又讲授了局部应用和皮肤外用。全书内容严谨科学，是理论联系实际的典范，相信临床医师阅读后一定会有益于对糖皮质激素应用的掌握。

以此为序，祝贺本书出版问世。

中国医师协会皮肤科医师分会会长
中国医师协会皮肤科医师分会基层医师培训工作委员会主任委员
李恒进
2022 年 5 月

目　　录

第1章 总　　论

1948年，人类首次使用皮质类固醇治疗类风湿关节炎取得成功，皮质类固醇药物受到举世关注。到20世纪50年代，人类开始大量合成糖皮质激素类药物，并广泛应用于临床各种疾病。1952年，Wendler首次人工合成了氢化可的松，随后Sulzberger与Witten使用外用氢化可的松治疗湿疹样皮炎，并取得显著疗效，开创了外用糖皮质激素治疗皮肤病的时代。此后又有一系列高效的糖皮质激素类药物被合成，如地塞米松、倍他米松、倍氯米松、氟轻松等，为皮肤科临床提供了越来越多的选择。20世纪60年代，为减少系统使用糖皮质激素类药物的不良反应，Reicnling和Kligman首次提出间歇疗法治疗某些皮肤病。20世纪80年代，随着冲击疗法在肾移植后的急性排斥反应及弥漫性增殖性狼疮性肾炎的应用取得良好疗效后，冲击疗法也逐渐开始在皮肤科应用，为多种难治性皮肤病急危重症提供了新的治疗方案。

糖皮质激素由肾上腺皮质分泌，属于甾体类激素，核心结构是环戊烷多氢菲核。为提高糖皮质激素的抗炎效果，减少不良反应，在核心结构的基础上进行脱氢、烷基化、卤化、酯化、甲基化等改造，合成了一系列的系统、皮损内注射用及外用的糖皮质激素类药物应用于皮肤疾病的治疗。进入人体的糖皮质激素80%与皮质类固醇结合球蛋白结合，10%与白蛋白结合，仅10%的游离型才能跟靶器官结合产生生物学效应。糖皮质激素的半衰期约为80分钟，消除半衰期约为3小时，清除率会随年龄增长而下降。糖皮质激素在肝脏通过还原、氧化或羟化等化学反应产生的代谢产物与硫酸或葡萄糖醛酸结合后变为水溶性物质，经肾脏排出。某些因素和情况，如疾病、体型和药物等，可改变机体对糖皮质激素的代谢。甲状腺功能亢进患者的糖皮质激素清除加快，甲状腺功能减退患者的糖皮质激素清除减慢。库欣综合征（Cushing syndrome）患者糖皮质激素代谢产物排泄减少，从而内源性糖皮质激素增高。肾病患者葡萄糖醛酸苷的清除减少，导致失活的物质在血清中蓄积。多囊卵巢综合征女性5α-还原酶活性增强，导致糖皮质激素代谢增强。肝硬化或严重脂肪肝患者，肝功能异常的患者，肝脏合成的药物代谢酶相应异常，糖皮质激素在血液中的半衰期也延长。肥胖者的糖皮质激素代谢物排泄量显著高于体瘦者。口服避孕药能够增加糖皮质激素浓度。克拉霉素、利托那韦、替拉瑞韦、泰利霉素和泊沙康唑、伏立康唑等可强效抑制肝脏细胞色素 P450（CYP）3A4，增加糖皮质激素浓度；CYP3A4 的强效诱导剂，如卡马西平、苯巴比妥、苯妥英钠和利福平能够降低糖皮质激素浓度。含镁/铝抗酸剂可减少糖皮质激素的吸收，继而降低糖皮质激素的生物利用度。糖皮质激素被动扩散穿过细胞膜，进入胞质，与胞内糖皮质激素受体结合形成复合物，然后向核内转移，与特定的 DNA 序列及其他转录因子直接相互作用。糖皮质激素有抗炎、抗毒素、抗休克、抗过敏和免疫抑制等作用，其抗炎作用主要通过对基因转录的影响和对翻译后事件的影响来产生。糖皮质激素的作用机制分基因组效应和非基因组效应，基因组效应主要有：结合并阻断促炎基因的启动子位点；募集转录因子到抗炎产物基因的启动子序列；抑制几乎所有已知炎性细胞因子的合成。非基因组效应有：受体介导效应和生化效应。糖皮质激素通过提高机体对细菌内毒素的耐受力来产生强大的抗毒素作用。糖皮质激素抗休克的作用是通过稳定溶酶体膜、扩张痉挛的血管和维持毛细血管壁的完整性来实现的。小剂量糖皮质激素可以抑制细胞免疫，糖皮质激素剂量较大时则能抑制 B 淋巴细胞转化为浆细胞，使抗体减少，从而干扰体液免疫。

糖皮质激素可干扰各种代谢过程，如糖代谢、脂肪代谢、蛋白质代谢、水电解质代谢、骨代谢和核酸代谢。糖皮质激素增加肝糖原和肌糖原含量并升高血糖。糖皮质激素加速组织蛋白质分解代谢，增高血清氨基酸含量和尿中氮的排泄量，造成负氮平衡；大剂量糖皮质激素还能抑制蛋白质合成。长期使用糖皮质激素可增加血浆胆固醇，激活四肢皮下组织内的酯酶，促进皮下脂肪分解，还使脂肪重新分布，形成向心性肥胖。长期大剂量使用糖皮质激素还可导致高血压、低血钾、骨质脱钙和水肿等。糖皮质激素可与特定细胞内的糖皮质激素受体结合影响组织的核酸代谢。

糖皮质激素对皮肤中的多种细胞有影响，如角质形成细胞、树突状细胞、嗜酸性粒细胞、肥大细胞和嗜碱性粒细胞、中性粒细胞、单核巨噬细胞、淋巴细胞[1-9]等。长期使用糖皮质激素，尤其长期外用糖皮质激素，可以使角质形成细胞体积变小，此外还可抑制角质形成细胞的增殖和分化，导致角质层变薄，皮肤出现脆弱、瘀斑和萎缩[10-12]。树突状细胞在刺激初始 T 淋巴细胞过程中发挥核心的抗原提呈功能，而糖皮质激素可通过诱导组织中驻留的树突状细胞和（或）CD34+ 前体细胞衍生的 CD14+ 树突状细胞发生凋亡导致人体循环中的树突状细胞明显减少，所以糖皮质激素治疗可使机体对抗原难以产生免疫[13]。糖皮质激素可上调 CXC 趋化因子受体 4，使嗜酸性粒细胞滞留在血管外组织，导致循环中嗜酸性粒细胞的水平急剧下降[14]；糖皮质激素还对嗜酸性粒细胞脱颗粒有不同程度的抑制作用[15]；此外可直接或通过阻碍 IL-5 的合成来抑制嗜酸性粒细胞分化、成熟[16]。体外研究显示，糖皮质激素对肥大细胞产生细胞因子及脱颗粒均有抑制作用。糖皮质激素通过抑制基因转录来抑制肥大细胞的炎性细胞因子生成。糖皮质激素通过上调信号通路的抑制性调节因子来介导抑制肥大细胞脱颗粒，糖皮质激素对肥大细胞脱颗粒的抑制呈时间依赖性[8]。糖皮质激素可通过抑制上调内皮黏附分子表达的细胞因子［如白细胞介素 1（IL-1）或肿瘤坏死因子（TNF）］的转录而降低中性粒细胞的内皮黏附能力。此外，糖皮质激素还可干扰中性粒细胞迁移至炎症或感染部位，再加上骨髓释放细胞增加及中性粒细胞凋亡受抑制，共同导致了循环中中性粒细胞数量增多。糖皮质激素通过减少巨噬细胞移动抑制因子产生及下调细胞移动所需的黏附分子表达[17]，导致单核巨噬细胞在组织中的蓄积减少，从而在循环中的水平略微增加；糖皮质激素可下调巨噬细胞的抗原提呈和 II 类人白细胞抗原（HLA）分子表达；糖皮质激素还能减少单核巨噬细胞衍生的花生四烯酸和炎性细胞因子（IL-1、TNF）产生，抑制巨噬细胞的吞噬和杀灭微生物功能，导致网状内皮系统清除经调理的细菌的能力下降[18]。上述效应加上糖皮质激素对树突状细胞的影响可显著损害获得性免疫。糖皮质激素可造成急性淋巴细胞减少，对 T 淋巴细胞的影响比 B 淋巴细胞要大，该效应在用药后 4～6 小时最大，到 24～48 小时恢复正常，这主要是淋巴细胞重新分配到骨髓、脾脏、胸导管和淋巴结的结果。低至中等剂量糖皮质激素对各 T 淋巴细胞亚群具有不同效应，主要累及未成熟的初始 CD4$^+$ T 淋巴细胞，而成熟的 CD4$^+$ 效应细胞和记忆细胞、辅助性 T 淋巴细胞 17（Th17 细胞）和 CD8$^+$ 效应 T 淋巴细胞受影响较小，甚至在氢化可的松用药后均短暂升高[7, 19]。较大剂量糖皮质激素则可使大多数循环中的 T 淋巴细胞迅速减少。

糖皮质激素的生物学作用广泛，在皮肤科应用于多种疾病的治疗。严格掌握适应证和禁忌证，规范使用糖皮质激素可使多种免疫炎症性皮肤病患者受益。有很多疾病可选择使用糖皮质激素，如结缔组织病中的系统性红斑狼疮、皮肌炎及多发性肌炎、原发性干燥综合征、系统性硬化症进展期、混合结缔组织病、抗磷脂综合征、成人 Still 病、复发性多软骨炎等；各种类型的大疱性疾病，如天疱疮、大疱性类天疱疮、疱疹样皮炎、线状 IgA 大疱性疾病、妊娠疱疹等；荨麻疹、皮炎湿疹类等变应性皮肤病；各种类型的血管炎；各种代谢性皮肤病及色素障碍性皮肤病；非感染性肉芽肿性疾病；在强力抗感染的情况下，可谨慎用于多种感染性疾病等。此外，糖皮质激素的抗炎、抗过敏、抑制成纤维细胞增生和肉芽生长的作用，使之可以用于局限性非感染性的皮炎湿疹类、纤维组织增生性疾病和肉芽肿性疾病的皮损内注射。皮损类型及部位是确定最适外用糖皮质激素治疗方案的重要因素。外用糖皮质激素剂型多种多样，包括软膏、乳膏、洗剂、溶液、凝胶和泡沫等。赋形剂的选择主要取决于皮损性质和部位。糖皮质激素效价受到赋形剂的影响。封包可以增强外用糖皮质激素的效价。皮肤萎缩是外用糖皮质激素的潜在不良反应，药物效能越强越易发生。通常，超强效外用糖皮质激素应仅用于头皮、躯干或四肢的严重炎症性皮肤病灶。面部或间擦部位极易出现皮肤萎缩现象。这些区域的皮损应采用弱效糖皮质激素治疗。外用糖皮质激素治疗持续时间应尽可能短，同时确保达到期望的疗效。外用糖皮质激素还可引起其他不良反应，包括痤疮样疹、紫癜、色素减退、青光眼和下丘脑－垂体－肾上腺（HPA）轴抑制等。

糖皮质激素药物不是病因学治疗，属对症治疗范畴。应根据疾病的病情和不同糖皮质激素药物的药代动力学特点选择药物和制订治疗方案。密切关注治疗期间的不良反应，注意糖皮质激素药物与其他同时使用的药物间相互作用。

总之，糖皮质激素是把"双刃剑"，如何将其治疗效应发挥到最大，而将不良反应降至最低，需要临床医师全面熟悉、掌握糖皮质激素方可达成。

参 考 文 献

[1] Shodell M, Shah K, Siegal FP. Circulating human plasmacytoid dendritic cells are highly sensitive to corticosteroid administration [J]. Lupus, 2003, 12 (3): 222-230.

[2] Wallen N, Kita H, Weiler D, et al. Glucocorticoids inhibit cytokine-mediated eosinophil survival [J]. J Immunol, 1991, 147 (10): 3490-3495.

[3] Andersen V, Bro-Rasmussen F, Hougaard K. Autoradiographic studies of eosinophil kinetics: effects of cortisol [J]. Cell Prolif, 2010, 2 (2): 139-146.

[4] Rinehart JJ, Sagone AL, Balcerzak SP, et al. Effects of corticosteroid therapy on human monocyte function [J]. N Engl J Med, 1975, 292 (5): 236-241.

[5] Rinehart JJ, Balcerzak SP, Sagone AL. Effects of corticosteroids on human monocyte function [J]. J Clin Invest, 1974, 54 (6): 1337-1343.

[6] Slade JD, Hepburn B. Prednisone-induced alterations of circulating human lymphocyte subsets [J]. J Lab Clin Med, 1983, 101 (3): 479-487.

[7] Haynes BF, Fauci AS. The differential effect of *in vivo* hydrocortisone on the kinetics of subpopulations of human peripheral blood thymus-derived lymphocytes [J]. J Clin Invest, 1978, 61 (3): 703-707.

[8] Andrade MV, Hiragun T, Beaven MA. Dexamethasone suppresses antigen-induced activation of phosphatidylinositol 3-kinase and downstream responses in mast cells [J]. J Immunol, 2004, 172 (12): 7254-7262.

[9] Fauci AS, Dale DC, Balow JE. Glucocorticosteroid therapy: mechanisms of action and clinical considerations [J]. Ann Intern Med, 1976, 84 (3): 304-315.

［10］Delforno C, Holt PJ, Marks R. Corticosteroid effect on epidermal cell size［J］. Br J Dermatol, 1978, 98（6）：619-623.

［11］Sheu HM, Lee JY, Chai CY, et al. Depletion of stratum corneum intercellular lipid lamellae and barrier function abnormalities after long-term topical corticosteroids［J］. Br J Dermatol, 1997, 136（6）：884-890.

［12］Sheu HM, Tai CL, Kuo KW, et al. Modulation of epidermal terminal differentiation in patients after long-term topical corticosteroids［J］. J Dermatol, 1991, 18（8）：454-464.

［13］Woltman AM, Massacrier C, de Fijter JW, et al. Corticosteroids prevent generation of CD34$^+$-derived dermal dendritic cells but do not inhibit langerhans cell development［J］. J Immunol, 2002, 168（12）：6181-6188.

［14］Nagase H, Miyamasu M, Yamaguchi M, et al. Glucocorticoids preferentially upregulate functional CXCR4 expression in eosinophils［J］. J Allergy Clin Immunol, 2000, 106（6）：1132-1139.

［15］Kita H, Abu-Ghazaleh R, Sanderson CJ, et al. Effect of steroids on immunoglobulin-induced eosinophil degranulation［J］. J Allergy Clin Immunol, 1991, 87（1）：70-77.

［16］Meagher LC, Cousin JM, Seckl JR, et al. Opposing effects of glucocorticoids on the rate of apoptosis in neutrophilic and eosinophilic granulocytes［J］. J Immunol, 1996, 156（11）：4422-4428.

［17］Balow JE, Rosenthal AS. Glucocorticoid suppression of macrophage migration inhibitory factor. J Exp Med, 1973, 137（4）：1031-1084.

［18］Boumpas DT, Chrousos GP, Wilder RL, et al. Glucocorticoid therapy for immune-mediated diseases：basic and clinical correlates［J］. Ann Intern Med, 1993, 119（12）：1198-1208.

［19］Olnes MJ, Kotliarov Y, Biancotto A, et al. Corrigendum：effects of systemically administered hydrocortisone on the human immunome［J］. Sci Rep, 2016, 6：25215.

第 2 章　糖皮质激素的应用历史

1563 年，意大利医师首次观察到肾上腺这一结构的存在[1, 2]。1800 年 Cuvier 发现肾上腺由皮质与髓质两部分构成[3]。但直到 1923 年，Withrow 才正式将它命名为肾上腺[2]，这为肾上腺糖皮质激素的发现奠定了重要的解剖基础。

1855 年，英国医师 Thomas Addison 首次报道了一种疾病，患者主要表现为皮肤黏膜色素沉着、严重的胃肠道症状、体质虚弱、消瘦、低血压等类似"贫血病"症状，最后死亡。通过尸体解剖 Addison 发现患者双侧肾上腺存在破坏性病变。1868 年这一疾病被正式命名为 Addison 病，即原发性慢性肾上腺皮质功能减退症。

1856 年，Brown-Sequard 在动物实验中证明，摘除动物的肾上腺会使动物死亡，因而认为肾上腺是维持动物生命的重要器官[1, 2]。从此人们开始认识到肾上腺的重要性，并致力于肾上腺生理功能的研究。

1927 年，Hartman 应用肾上腺皮质的提取物治疗双侧肾上腺切除的动物后，该动物得以存活[3]。于是，科学家们意识到肾上腺皮质是产生类固醇物质的关键部位，起作用的这一活性成分则被 Hartman 命名为肾上腺皮质激素（adrenocortical hormone）。

1930 年，Swingle 和 Pfiffner 用酒精提取法首先获得高活性的肾上腺皮质激素提取物。

1932 年，Cushing 又报道 13 例垂体腺瘤的患者均伴有双侧肾上腺皮质显著增生[1]，共同的临床特征表现为向心性肥胖，满月脸，水牛背，皮肤变薄、红润有光泽，面部痤疮，多毛，皮肤紫纹，无力等，并将此病命名为库欣综合征。

1935 年，Kendall 在前人的基础上，通过不断改进实验方法，从肾上腺皮质提取物中继续分离提纯出 5 种不同的化合物，依次命名为化合物 A、B、C、D、E[4]。随后几年间，Wintersteiner 及 Reichstein 在共同努力下，先后从肾上腺分离出共 26 种物质，并陆续确定了其结构及活性。

1938 年，Reichstein 合成了第一个肾上腺皮质激素——11- 去氧皮质酮，并开始将它应用于 Addison 病的治疗[4]。但这种激素的生理活性仅限于矿物质与电解质的缺失，而对糖、蛋白质、脂肪的代谢等则无明显效果。科学家们猜测，肾上腺皮质很有可能还存在另外一些具有明显生物学活性的成分。

1948 年，Kendall 成功制备了克数量级的化合物 E[4]，其主要成分为 17-

羟 -11- 脱氢皮质酮。1949 年，Hench 发表了使用化合物 E 治疗类风湿关节炎的研究结果[1, 2]，描述了患者接受治疗后，短期内各种症状即可消失。这一发现在医学界引起了巨大的轰动，极大地推动了糖皮质激素在临床各科的研发与应用。Hench、Kendall、Reichstein 也因此荣获了 1950 年的诺贝尔生理学或医学奖，而化合物 E 则被命名为可的松。

从 20 世纪 50 年代开始，人类陆续合成了大量糖皮质激素类药物，并进一步开始着眼于研究药物的结构与疗效之间的关系。

1950 年，人们通过研究发现：可的松本身并无生物活性，需要在体内代谢后，还原成为氢化可的松后才具有治疗作用。另一方面，皮肤并不具有这种转化能力，因而也限制了当时外用制剂的发展[5]。了解了这一特性后，科学家纷纷开始思考直接使用氢化可的松治疗皮肤病的可能性。在同一时期，促肾上腺皮质激素也开始作为药物应用于临床。

1952 年，Wendler 首次人工合成了氢化可的松。随后，Sulzberger 与 Witten 使用外用氢化可的松治疗湿疹样皮炎，并取得了显著疗效[1, 2]。自此，开创了外用糖皮质激素治疗皮肤病的时代。

1958 年，地塞米松开始广泛应用于临床，以抗炎活性好、稳定性强、水钠潴留反应低为显著优势[5]。此后，新的强效糖皮质激素类药物如倍他米松、倍氯米松、氟轻松等逐渐诞生，并被用于临床。

1959 年，Burckhardt 报道了第一例外用糖皮质激素类药物引起变应性接触性皮炎的病例[6]，之后陆续有类似的病例报告，但糖皮质激素可诱发变应性接触性皮炎仍未得到足够的重视。

1961 年，Reicnling 及 Kligman 首次提出，糖皮质激素类药物的间歇疗法治疗某些皮肤病，可以明显减少药物不良反应的发生[2]。后来，学者们通过临床研究证明了它的可重复性，并对其机制进行了具体阐释。

1969 年，Konntz 初次尝试用糖皮质激素冲击疗法抑制肾移植后的急性排斥反应[7,8]。1976 年，Catheart 等对 7 例弥漫性增殖性狼疮性肾炎患者使用冲击疗法，并进行首次报道。其中，有 5 例患者短期内病情明显好转，通过与既往病例比较，证明冲击疗法有利于肾功能的改善与维持。1980 年以来，冲击疗法的应用范围日益扩展至皮肤科在内的临床各科，为多种急重症皮肤病症开辟了新的治疗途径。

1991 年，Long 等[9]提出了外用药"指尖单位"（FTU）这一概念，并将烧伤科中手面积的概念与 FTU 结合，临床医师可以根据手面积估算皮损面积，进而估算出所需药膏量。这不仅为糖皮质激素外用制剂使用剂量提供了可行性指南，也在一定程度上避免了用药过量引起的不良反应，因此沿用至今。

临床上，由于糖皮质激素类药物的广泛应用，甚至误用滥用，随之而来的药物不良反应明显增多，应引起我们的高度警惕。与此相反，由于对糖皮质激素使用不了解，使得一些患者出现不敢使用这类药物的倾向，称为"激素恐惧症"[1]。

参 考 文 献

［1］李林峰.肾上腺糖皮质激素类药物在皮肤科的应用［M］.北京：北京大学医学出版社，2004：1-4.

［2］张建中.糖皮质激素的分类及其在皮肤科的应用［J］.中国医学文摘.皮肤科学，2015，32（3）：241-247.

［3］李黎明.肾上腺疾病的外科治疗［M］.北京：科学技术文献出版社，2011：3-6.

［4］诸秉根.甾体激素和其作用机制发现的历史回顾［J］.医学与哲学，1997，18（4）：193-195.

［5］陈志强，夏隆庆.皮肤病药物治疗新进展［M］.南京：东南大学出版社，2003：1-3.

［6］卢彬，刘志，陆洪光.糖皮质激素致接触性皮炎研究新进展［J］.贵州医药，2008，32（11）：1042-1044.

［7］冯江敏.类固醇激素冲击疗法的适应证和标准方式［J］.日本医学介绍，1997，18（7）：289-292.

［8］娄兆标.大剂量激素冲击疗法在肾脏病中的应用［J］.临床荟萃，1996，11（4）：145-146.

［9］Long CC，Finlay AY. The finger-tip unit—a new practical measure［J］. Clin Exp Dermatol，1991，16（6）：444-447.

第3章 糖皮质激素的生理及药理作用

肾上腺皮质是维持生命所必需的内分泌器官，根据细胞排列不同可分为三层，由外向内依次为球状带、束状带及网状带。球状带主要分泌盐皮质激素（mineralocorticoid），包括醛固酮（aldosterone）、去氧皮质酮（desoxycortone）等；束状带主要分泌糖皮质激素（glucocorticoid），包括氢化可的松（hydrocortisone）、可的松（cortisone）等；网状带则分泌性激素（sex hormone），包括雄激素（androgen）和雌激素（estrogen）。糖皮质激素的分泌随机体的生理节律而有明显的昼夜变化，一般在6～8点最高，0～2点最低。这主要是由促肾上腺皮质激素（adrenocorticotropic hormone，ACTH）的昼夜节律引起的，但ACTH的高峰和低谷时间较糖皮质激素的略为提前。

健康人体的肾上腺合成糖皮质激素以维持正常的生理活动，人工合成的糖皮质激素具有较天然合成的激素抗炎效果强、对水盐代谢影响小等特点，被临床广泛使用。了解其生理及药理作用是正确使用糖皮质激素的前提和基础。

一、糖皮质激素的结构与构效关系

（一）糖皮质激素的结构

肾上腺皮质激素属于甾体类激素，其核心结构是环戊烷多氢菲核。环戊烷多氢菲核的基本结构是3个六元环和1个五元环，共17个碳原子，4个环依次命名为A、B、C、D环，碳原子的顺序以C1～C17表示（图3-1）。

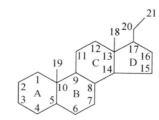

图 3-1　环戊烷多氢菲核的化学结构

其中糖皮质激素的分子结构特征是在环戊烷多氢菲核的 D 环的 C17上有 α

羟基，C 环的 C11 有氧或羟基，这类激素对糖代谢有影响且兼具较强的抗炎作用。天然的糖皮质激素有可的松、氢化可的松（皮质醇）和 11- 去氧皮质醇。为提高糖皮质激素的抗炎效果、减少水钠潴留等不良反应，在此结构的基础上进行改造，如脱氢、卤化、甲基化、酯化、羟基化等，合成了一系列的系统使用、皮损内注射用及外用的糖皮质激素类药物，如泼尼松（强的松，prednisone）、氢化泼尼松（强的松龙，prednisolone）、6α- 甲基氢化泼尼松（6- 甲基强的松龙，6-methyl prednisolone）、氟氢可的松（fludrocortisone）、去炎松（triamcinolone）、氟美松（地塞米松，dexamethasone）、对氟米松（paramethasone）和倍他米松（betamethasone）。

（二）糖皮质激素的构效关系

1. 脱氢　如将 1 位和 2 位碳之间脱氢，则可的松转变为泼尼松，而氢化可的松转变为泼尼松龙，其抗炎作用和对糖代谢的影响增加 4 ~ 5 倍，而对电解质代谢的影响则减小。

2. 卤化　如在氢化可的松的 9α 位上引入氟，即成为氟氢可的松（fludrocortisone），其抗炎作用较氢化可的松提高 10 倍，而水钠潴留的作用也增强。若在 6α 和 9α 位都引入氟，即成为氟轻松，其抗炎作用与水钠潴留作用均进一步增加。在 6α 和 9α 位引入氯，则可使活性趋于局部，全身反应减轻。

3. 甲基化　如在 6α 位上引入甲基，抗炎作用增强，体内分解延缓。如泼尼松龙在 6α 位引入甲基，则形成抗炎作用更强的甲泼尼龙（methylprednisolone）。在氟氢可的松的 16β 位引入甲基即成为倍他米松；在其 16α 位引入甲基则变成地塞米松，两者的抗炎作用显著增强，且作用持续时间延长，但对水钠潴留影响小。

4. 酯化　若在 17 位和 21 位以脂肪酸进行酯化，如形成倍他米松戊酸酯，可提高疏水性，从而增加糖皮质激素在皮肤局部的利用度。若对 21 位的羟基进行酯化，则可以延长作用时间或增加水溶性。因为糖皮质激素药物不溶于水，不宜制成注射液使用，利用结构中的 21 位羟基进行酯化与多元酸如磷酸或琥珀酸形成单酯，成盐后水溶性增加，可作为抢救用药。

5. 羟基化　如在 16α 位上引入羟基，如 9α- 氟 -16α- 羟泼尼松即曲安西龙（去炎松），其抗炎作用增强，而水钠潴留的作用无变化。

二、糖皮质激素的代谢

人体血清中的糖皮质激素大部分与蛋白质结合，其中 80% 与皮质类固醇结合球蛋白（corticosteroid-binding globulin，CBG）结合，10% 与白蛋白结合；剩余的为游离型，只有游离型才能跟靶器官结合产生生物学效应。CBG 虽然与氢化可的松的亲和力高，但血清中含量少，结合容量低，当血中药物浓度过高时，CBG 易达到饱和而使游离型糖皮质激素迅速增加。CBG 在肝中合成，肝、肾疾病时 CBG 合成减少、排出增加，使血中的 CBG 含量减少；而雌激素和甲状腺功能亢进时可促进肝脏合成 CBG，使血中的 CBG 增加。糖皮质激素与蛋白质结合，既起"运载"又起"临时仓库"的作用，通过"结合型"与"游离型"互相转换，起到缓冲调节作用。此外，生物可利用的糖皮质激素中，很多尚可与红细胞结合。与内源性糖皮质激素不同，人工合成的糖皮质激素与 CBG 的结合率偏低或极低。泼尼松龙与 CBG 的结合亲和力约为氢化可的松的 60%，泼尼松为 5%，甲泼尼龙、地塞米松、倍他米松和曲安西龙则不足 1%。它们较弱地结合于白蛋白（2/3），或以游离糖皮质激素形式循环。合成糖皮质激素的半衰期通常较天然糖皮质激素的半衰期长，当糖皮质激素浓度在 CBG 结合能力范围内时［即 <约 $25\mu g/dl$（690nmol/L）］，其半衰期约为 80 分钟。泼尼松龙的清除率 $210ml/(min \cdot 1.73m^2)$，消除半衰期约为 3 小时。清除率会随年龄增长而下降，如 12 岁以下儿童的清除率比年龄更大的儿童和成人高 33%。

（一）糖皮质激素在肝脏的代谢

糖皮质激素代谢的主要场所是肝脏，经还原、氧化、羟化、结合及硫酸化反应消除，这些反应的产物与硫酸或葡萄糖醛酸结合后变为水溶性物质，经尿液排出。

1.还原反应　糖皮质激素主要通过还原反应破坏其 3- 酮基、δ4- 双键结构而被灭活，但也可以让无活性的代谢产物皮质素"再生"为皮质醇。在 3α- 羟类固醇脱氢酶(hydroxysteroid dehydrogenase，HSD)的作用下 3- 酮基还原形成 3- 羟基。糖皮质激素 A 环双键在 5α- 还原酶和 5β- 还原酶作用下被还原。人体内有两种 5α- 还原酶的亚型，1 型 5α- 还原酶和 2 型 5α- 还原酶。1 型 5α- 还原酶由 5 号染色体短臂远端的基因 *SRD5A1* 编码[1, 2]，表达于成人的皮肤、脂肪组织和肝脏中，在碱性环境中活性最强[3, 4]。2 型 5α- 还原酶由 2 号染色体短臂上的基因 *SRD5A2* 编码，在酸性环境中活性最强。SRD5A2 表达于生殖道，可放大睾酮的作用；此外还表达于肝脏，在此还原皮质醇 A 环，继而灭活糖皮质激素。健康人尿液中的大多数糖皮质激素代谢产物都是在 3- 酮基和 A 环的 4-5 双键处被还原，相应的酶分别是 3α-HSD 和 5α/5β- 还原酶，这些糖皮质激素代谢产物的四氢衍生物占男性和女性尿液糖皮质激素代谢产物的 66% 以上。在 5α/5β- 还原酶和 3α-HSD 的作用下产生的四氢皮质醇和四氢皮质素，其 20- 酮基可被 20-HSD 进一步还原，形成皮五醇和皮酮四醇。这些皮五醇和皮酮四醇约占尿液中糖皮质激素代谢产物总量的 20%。1 型 11β-HSD 是糖皮质激素代谢的关键酶，兼具脱氢酶和还原酶活性。该酶在肝脏、脂肪组织、骨和中枢神经系统中组成性表达，也可在其他多种组织中诱导性表达[5-7]。虽然该酶能够氧化糖皮质激素导致它失活，但在体内肝脏中一般以逆反应（还原酶，将皮质素转化为皮质醇）为主。

2. 氧化反应 糖皮质激素及其代谢产物也可在肝脏被氧化。C20、C21 侧链被氧化而断裂，形成含 17- 酮基的 19 碳类固醇[8]。但有证据表明，上述侧链断裂不是由 CYP17 催化[9]，目前还不清楚是哪个基因编码此侧链断裂酶的活性。

3. 羟化反应 糖皮质激素的 6β 羟化反应在肝脏由 CYP3A4 催化，反应很微弱，形成的 6β- 羟皮质醇占尿液糖皮质激素代谢产物总量的 3% 以下。如果血清糖皮质激素浓度高，如库欣综合征患者，则会有非常多的 6β- 羟皮质醇产生并经尿液排泄，这可能是由于还原和氧化通路达到饱和，但也可能是由于皮质醇增多症诱导了 CYP3A4 活性增强[10, 11]。

4. 结合反应 糖皮质激素的 C_{19} 和 C_{21} 代谢产物与葡萄糖醛酸或硫酸（主要是前者）结合后，水溶性增加。葡萄糖醛酸化反应由一种尿苷二磷酸葡萄糖醛酸基转移酶催化，这类酶能够在肝脏内质网中催化外源性化学物质、胆红素和类固醇发生葡萄糖醛酸化反应[12]。通常，不同的糖皮质激素由特定的同工酶催化发生葡萄糖醛酸化反应[13, 14]。葡萄糖醛酸苷可以结合到任意羟基上，但优先与 3α- 羟基结合。大部分四氢皮质醇衍生物以葡萄糖醛酸苷的形式经尿液排泄。

5. 硫酸化反应 糖皮质激素硫酸化反应由胞质硫酸基转移酶催化。只有少数 3α- 羟类固醇代谢产物与硫酸结合，大多数 3β- 羟类固醇（C_{19} 和 C_{21} 都有）都与硫酸结合[15]。虽然一般认为这些结合反应是还原反应后的代谢过程，但有证据表明，结合型糖皮质激素其实是某些醛酮还原酶的底物[16]。

（二）糖皮质激素的肝外代谢

肾脏是人体糖皮质激素肝外代谢的主要场所[17]。在此，糖皮质激素被位于染色体 16q22 的基因编码的有高亲和力的烟酰胺腺嘌呤二核苷酸（NAD）依赖型 (2 型)11 β -HSD 酶转化为皮质素[18,19]。这种转化减少了糖皮质激素与盐皮质激素受体（mineralocorticoid receptor，MR）的结合[20]，否则 MR 对糖皮质激素和对醛固酮的亲和力是相等的。减少糖皮质激素与 MR 的结合，可让醛固酮更好地发挥生理作用。遗传性或药物性 2 型 11β-HSD 损伤可导致糖皮质激素介导的盐皮质激素效应。1 型 11β-HSD 并不只在肝脏表达，也表达于很多糖皮质激素靶组织，包括垂体的促肾上腺皮质激素细胞[21]。它在调节靶细胞暴露的糖皮质激素浓度方面发挥着重要作用。如果全身性敲除（global knockout）小鼠的 1型 11β-HSD 编码基因，可预防长期糖皮质激素过量相关的肥胖、胰岛素抵抗、肝脂肪变、高血压、肌病和皮肤萎缩，这提示该酶对库欣综合征中许多特征的发生都有重要作用[22]。脂肪组织中过度表达该酶的转基因小鼠可出现肥胖和代谢综合征[23]，提示皮质素在内脏脂肪中局部转化为皮质醇的反应可能参与了这些疾病的发生。对 11β-HSD 基因进行脂肪特异性敲除可预防外源性糖皮质激素过量引起的肝脂肪变[22]，而且来自缺乏 1 型 11β-HSD 小鼠的棕色脂肪细胞不易发生糖皮质激素的不良代谢反应[24]。人体中，与肝脏 1 型 11β-HSD 产生的皮质醇相比，脂肪组织 1 型 11β-HSD 产生的皮质醇的量可忽略不计[25]。虽然发现胰岛素抵抗伴糖耐量受损患者的脂肪组织中 1 型 11β-HSD 的表达增加，但同时也发现，肥胖伴胰岛素抵抗的女性在胃旁路手术后，体重减轻的同时脂肪组织中 11β-HSD的表达显著减少[26]。在人体皮肤中，11β-HSD 表达水平因年龄增长、紫外线暴露或长期糖皮质激素过量而增加[27]。此时，抑制 11β-HSD 表达可逆转由胶原合成与降解改变及角质形成细胞与成纤维细胞增殖减少而引起的皮肤萎缩，提示局部产生的糖皮质激素对该表型的发生起一定作用[28]。1 型 11β-HSD 也表达于免疫细胞，包括正在发育的胸腺细胞[29, 30]。在 T 淋巴细胞中，该酶被受体介导的活化作用进一步诱导。但 T 淋巴细胞通过旁分泌或自分泌作用所生成的糖皮质激素有何生理作用尚未明确，亦有证据表明中性粒细胞的 1 型 11β-HSD 可减弱局部炎症反应。1 型 11β-HSD 在心肌细胞和心脏成纤维细胞中均有表达，研究发现，抑制该酶的表达或功能可减少心肌梗死后不良心脏重塑，预防心肌梗死后心力衰竭的发生[31, 32]。小鼠的年龄相关学习和记忆功能减退涉及脑部 1 型11β-HSD 功能亢进，缺乏该酶的啮齿类动物发生老化相关脑功能下降的风险降低[33]。在阿尔茨海默病的鼠模型中，抑制 1 型 11β-HSD 酶活性可改善认知功能[34, 35]。该酶也在人脑中表达，但目前还不明确其活性改变是否会影响人脑功能。能够透过血脑屏障进入中枢神经系统的新型 11β-HSD 酶抑制剂正在研发中，以期发现阿尔茨海默病的潜在治疗药物[36]。

尚有其他机制参与终止靶组织中糖皮质激素的效应。在很多人体和猴的组织都发现有葡萄糖醛酸酶，尽管尿苷二磷酸葡萄糖醛酸基转移酶主要代谢雄激素和雌激素，但此酶在终止糖皮质激素作用方面可能也发挥了一些作用。

（三）影响糖皮质激素代谢的因素

多种因素和情况，如其他激素、年龄及体型、疾病、药物、生物节律、妊娠及哺乳等，可对糖皮质激素的代谢产生影响。

1. 其他激素对糖皮质激素代谢的影响   甲状腺功能亢进患者的糖皮质激素清除加快，但由于糖皮质激素分泌代偿性增多，血清糖皮质激素浓度正常[37]。相反，甲状腺功能减退患者的糖皮质激素清除减慢，糖皮质激素代谢产物的尿液排泄减少，但血清糖皮质激素浓度仍然正常。上述糖皮质激素分泌速率改变的原因是，HPA 轴正常，而血清糖皮质激素浓度的改变引起促肾上腺皮质激素（ACTH）分泌的代偿性改变。甲状腺激素的效应大部分归因于肝脏 5α 和 5β- 还原酶活性的增强[38]。在库欣综合征患者中，糖皮质激素的 6β- 羟化反应增强[10]，皮五醇、皮酮四醇、四氢皮质素和 5α- 四氢皮质醇的排泄量成比例减少[39]。糖皮质激素还能刺激肝脏 11β-HSD 的活性，而胰岛素和胰岛素样生长因子 -1（insulin-like growth factor 1，IGF-1）可抑制该酶的活性[40]。胰岛素抵抗状态伴高胰岛素血症时，以皮质醇 5α 还原产物的尿液排泄量为指标评估的 5α-还原酶（可能是肝脏的）活性增强。上述改变无明显性别差异，且与体重和脂肪量无关[41]。减轻体重后的胰岛素敏感性增加可导致 5α- 还原酶活性下降[42]。

2. 年龄及体型对肝脏糖皮质激素代谢的影响   糖皮质激素代谢速率和尿液17- 羟皮质类固醇（四氢皮质醇、四氢皮质素）的排泄量随年龄增长而下降[43]，但血清糖皮质激素浓度不会。肥胖者的糖皮质激素代谢物排泄量显著高于体瘦者。即使按体表面积校正后，这种差异仍然存在[44, 45]。然而，肥胖者的糖皮质激素合成速率增加，所以其血清糖皮质激素浓度正常[46]。肥胖男性采取低碳水化合物膳食可逆转肝脏皮质醇清除率的增加[47]。

3. 疾病对糖皮质激素代谢的影响   哮喘对患者糖皮质激素代谢的影响有限[48]。囊性纤维化几乎不影响泼尼松龙的生物利用度，但可使其总清除率提高50% 以上，故需更频繁给药[49]。肾病患者的糖皮质激素酶促代谢一般是正常的，但葡萄糖醛酸苷的清除减少，导致失活的代谢产物在血清中蓄积[39]。接受血液透析的患者，其泼尼松龙清除率呈剂量依赖性增加，而非结合泼尼松龙的清除率恒定。血液透析会清除大量甲泼尼龙，继而导致血浆半衰期相对正常人缩短了32%，但这些不能作为调整剂量的依据。接受腹膜透析的患者，其非结合糖皮质激素清除率与正常人相近[50, 51]。肾病综合征患者的血清白蛋白和 CBG 浓度低，结合糖皮质激素浓度降低，总糖皮质激素浓度也随之降低，但具有生理意义的非结合（游离）泼尼松和泼尼松龙的血清浓度与非肾病综合征个体相近。可能是由于蛋白结合率的差异，肾病综合征患者的非肾清除率高于正常人，而肾脏清除率低于正常人。肾病综合征患者的总泼尼松龙清除率增加，这是因为非肾清除率的增加超过了肾脏清除率的下降。有严重肝病时，泼尼松通过代谢为 6β- 羟基化合物而活化的过程受损，从而影响其治疗效果[53]。肝硬化患者的 5α 和 5β- 还原酶活性下降，但 3α-HSD 和葡萄糖醛酸基转移酶活性保持正常[46]。有研究指出，男性脂肪肝患者的 5β- 还原酶活性增强，肝脏 1 型 11β-HSD 活性降低，糖皮质激素代谢产物总量增加。进展至非酒精性脂肪性肝炎后，1 型 11β-HSD 的活性与脂肪变性组和对照组患者相比均增加[54]。因丙型肝炎病毒感染而行肝移植的患者，在移植后应接受最低可行剂量的糖皮质激素。糖皮质激素的累积剂量与移植后丙型肝炎病毒载量和死亡率密切相关[54]。可的松和泼尼松需要在肝内分别转化为氢化可的松和泼尼松龙后才能发挥生物作用。严重肝功能不全患者转化功能减弱，只宜应用氢化可的松和泼尼松龙。甲状腺功能亢进患者的泼尼松龙清除率增高，有研究显示，其总泼尼松龙清除率增加了 58%，非肾清除率（主要经肝脏）增加了 84%。吸收率和结合率也有小幅变化[55]。多囊卵巢综合征（polycystic ovary syndrome，PCOS）女性的 5α- 还原酶活性增强[56]，这种糖皮质激素代谢增强见于体型瘦的 PCOS 女性。危重患者糖皮质激素代谢都有明显改变，虽然在如此严重应激下糖皮质激素水平升高，但 ACTH 只会短暂升高，糖皮质激素水平的升高归因于全身性炎症反应期间释放的细胞因子对肾上腺的刺激。同时经 5α、5β- 还原酶和 2 型 11β-HSD 灭活而清除的糖皮质激素减少，也促进了血浆糖皮质激素的升高。

4. 药物对糖皮质激素代谢的影响　能够增加血浆糖皮质激素浓度的药物包括雌激素衍生物，如口服避孕药[57, 58]；CYP3A4 的强效抑制剂，如某些抗生素（如克拉霉素、利托那韦、替拉瑞韦、泰利霉素）[59-61]和抗真菌药（如泊沙康唑、伏立康唑）[62, 63]。能够降低血浆糖皮质激素浓度的药物包括含镁 / 铝抗酸剂，可减少泼尼松口服吸收，继而降低其生物利用度[64, 65]；CYP3A4 的强效诱导剂（如卡马西平、苯巴比妥、苯妥英和利福平）[66-71]。硫唑嘌呤、甲氨蝶呤、H₂ 受体拮抗剂（如法莫替丁、西咪替丁、雷尼替丁）、质子泵抑制剂（如奥美拉唑、泮托拉唑、雷贝拉唑）和地西泮等药常与糖皮质激素联用[72-76]，但这些药物通常不与糖皮质激素发生明显相互作用。

5. 生物节律对糖皮质激素代谢的影响　糖皮质激素清除率也因一天中的不同时刻而异。泼尼松龙和甲泼尼龙的晨间清除率均低于晚间（低 18% ～ 28%）[77, 78]。由于这一特性，再加上外源性糖皮质激素破坏了生理性糖皮质激素昼夜节律，所以在一天中的不同时刻使用糖皮质激素的疗效是有差异的。有研究评估了哮喘患者分别在 8 点与 15 点和 15 点与 20 点使用泼尼松龙的疗效，前一种给药方案更能改善夜间肺功能和症状[79]。

6. 妊娠及哺乳对糖皮质激素代谢的影响　有活性的泼尼松很少能穿过胎盘进

入胎儿体内，这是因为胎盘内有 2 型 11- 羟类固醇脱氢酶，可使泼尼松灭活，因此，孕妇使用泼尼松是安全的。可能由于酶诱导妊娠女性对地塞米松的清除率约增至非妊娠女性的 2 倍。如果想要药物作用于胎儿，在预计会早产的情况下为加快胎肺成熟，可使用氟化糖皮质激素，因为这类药物能够穿过胎盘，对胎儿器官发挥药理作用，以地塞米松和倍他米松最常使用。哺乳期可服用糖皮质激素，少量糖皮质激素可经乳汁分泌，但在母乳中的浓度很低。当摄入≥20mg 的泼尼松后，建议丢弃用药后 4 小时内的母乳，因为用药后 2 小时母乳中的药物浓度达到峰值。

此外，糖皮质激素的代谢动力学呈现剂量依赖性。当泼尼松龙的静脉给药剂量从 5mg 增至 40mg 时，总清除率会增加 75%[80, 81]。游离泼尼松龙的清除率也会随使用剂量的改变而改变，但一般需要更大的剂量才能呈现这种代谢动力学特征[83]。这些特性的临床意义是，与 10 ～ 20mg 的泼尼松龙相比，40mg 以上的泼尼松龙会呈现更强、非线性的药物效应。

三、糖皮质激素的作用机制及药理作用

糖皮质激素被动扩散穿过细胞膜，与胞质内糖皮质激素受体（glucocorticoid receptor，GR）结合形成复合物，然后向核内转移，与特定的 DNA 序列［糖皮质激素－反应元件（glucocortiod-responsive element，GRE）］及其他转录因子直接相互作用。糖皮质激素药理作用广泛，主要有抗炎、抗毒素、抗休克、抗过敏和免疫抑制作用。

（一）抗炎作用

糖皮质激素有强大的抗炎作用，对各种原因造成的炎症反应都有抑制作用，包括感染性（细菌、病毒）、物理性（烧伤、创伤等）、化学性（酸、碱等）、免疫性（各型变态反应）等炎症反应。糖皮质激素对炎症各期都有抑制作用，在急性炎症的初期，糖皮质激素能增加血管的紧张性，减少炎症性充血，降低毛细血管通透性，减轻渗出和水肿；抑制白细胞的浸润及吞噬反应，减少各种炎症因子的释放，从而改善红、肿、热、痛等症状。在慢性炎症后期，糖皮质激素通过抑制毛细血管和成纤维细胞的增殖，延缓胶原蛋白和黏多糖的合成及肉芽组织的增生，防止粘连和瘢痕形成，减少后遗症。但需注意，炎症反应是机体的一种防御性反应，后期更是组织修复的重要过程。所以，糖皮质激素在抑制炎症、减轻症状的同时，也降低了机体的防御功能，如使用不当会导致感染扩散，阻碍创面愈合。

糖皮质激素的抗炎机制主要是影响基因转录和翻译后事件。对基因转录的影响是通过受体与 GRE 的结合增强或抑制下游易感基因的转录。GR 由约 800 个氨基酸构成，主要有 GRα 和 GRβ 两种亚型。GRα 活化后产生经典的激素效应，GRβ 则与拮抗 GRα、激素耐受等相关。未活化的 GRα 在胞质内与热休克蛋白（heat shock protein，HSP）等结合形成复合体，阻止 GRα 对 DNA 产生作用。当此复合体与糖皮质激素结合后，构象发生变化，HSP 与 GRα 分离，结合激素的 GRα 易位进入细胞核，与特定的 DNA 序列及其他转录因子直接相互作用，产生抗炎作用。其影响的炎症相关基因众多：①结合并阻断促炎基因（如 IL-1α 和 IL-1β 基因）的启动子位点[83]；②募集转录因子到抗炎产物基因的启动子序列，这些产物包括 I-κBα、IL-1 受体 - Ⅱ、膜联蛋白Ⅰ（脂皮质蛋白 -1）、IL-10、α2- 巨球蛋白和分泌性白细胞 - 蛋白酶抑制因子[84-86]；③抑制几乎所有已知炎性细胞因子的合成。其主要机制是竞争性抑制或阻断转录因子的功能，如核因子 κB（NF-κB）和激活蛋白 -1（AP-1），这些均是促炎介质转录的必需分子[84, 86-89]。对转录因子的抑制作用部分是由于糖皮质激素诱导表达了丝裂原活化蛋白激酶（MAPK）磷酸酶 1，随后使多种参与胞内信号转导的蛋白去磷酸化[89]，包括 Jun N 端激酶（干扰 c-Jun 和 AP-1 的产生）、胞外信号相关激酶 1 和 2，以及 p38MAPK。糖皮质激素可增加 I-κBα 的合成，此蛋白能与 NF-κB 结合并使之失活[84, 86]。对翻译后事件的影响表现为，糖皮质激素使编码 IL-1、IL-2、IL-6、IL-8、TNF 和粒细胞 - 巨噬细胞集落刺激因子（GM-CSF）的 mRNA 稳定性下降，从而抑制炎性细胞因子的分泌[90]。

糖皮质激素影响基因转录的后果如下：

（1）上调能够降解缓激肽的血管紧张素转换酶和中性肽链内切酶的合成；缓激肽可以舒张血管，对某些血管性水肿的形成起到核心作用[91]。

（2）通过诱导膜联蛋白Ⅰ、巨皮质素和（或）脂调蛋白的合成来抑制吞噬细胞产生炎性类花生酸，继而抑制磷脂酶 A2，减少花生四烯酸的产生，使炎性介质生成减少[92-96]。

（3）抑制环氧合酶（cyclooxygenase，COX）-2 的合成：COX-2 是诱导型 COX，主要使组织损伤和炎症部位产生前列腺素类[97]。糖皮质激素抑制 NF-κB 转录，进而抑制 COX-2 合成，但不影响组织型 COX-1 的合成。

糖皮质激素还可通过非基因快速效应机制发挥作用，非基因组效应不需要转录过程的参与，不直接调节基因表达，主要通过细胞膜或受体及酶活性的改变来发挥效应。目前认为糖皮质激素发挥非基因组效应可能通过以下 3 条途径：

（1）通过与特异性的糖皮质激素膜受体作用。

（2）通过与细胞膜的物理化学作用。

（3）通过与细胞质中经典糖皮质激素受体的特异性作用。

糖皮质激素发挥"非基因组效应"的这三种机制之间并非相互孤立，在某些水平上存在一定的交互调节。

特异性糖皮质激素膜受体的作用日益受到重视。越来越多的证据显示，多种细胞膜上存在糖皮质激素受体，根据已经发现的糖皮质激素膜受体的特点，提出糖皮质激素核受体基因编码的膜受体（nuclear receptor gene encoded membrane receptor，NmGR）和非核受体基因编码的膜受体（non-nuclear receptor gene encoded membrane receptor，nNmGR）的概念，核受体基因编码的膜受体是指编码膜受体的基因与编码核受体的基因相同，只是转录水平或翻译水平修饰不同而产生了不同的转录翻译产物，而非核受体基因编码的膜受体则是指编码膜受体的基因与编码核受体的基因不同。

糖皮质激素的非基因组效应分为非特异和特异的非基因组效应两种，糖皮质激素与细胞膜的物理化学作用属于非特异的非基因组效应。近年来的研究还发现，细胞膜磷脂微环境的改变对某些蛋白质的功能具有调节作用，糖皮质激素可通过代谢和直接嵌入方式影响细胞膜磷脂微环境，对自身的作用进行调节。

特异性的非基因组效应，也由细胞质中经典糖皮质激素受体介导。糖皮质激素可减弱 Lck/Fyn 的磷酸化，抑制这些激酶向 T 细胞复合体募集，从而快速发挥免疫抑制效应，而在糖皮质激素核受体缺乏的 Jurka T 淋巴细胞中采用药理剂量的糖皮质激素受体拮抗剂 RU486 的研究证实，糖皮质激素的这种 Lck/Fyn 激酶抑制效应是核受体依赖性的，提示糖皮质激素的这种快速免疫抑制效应是由经典受体介导的。糖皮质激素可改善缺血心脏和大脑的局部血流，减小心肌和大脑梗死面积，这一作用可被糖皮质激素受体阻断剂 RU486 和磷脂酰肌醇 3- 激酶（PI3K）抑制剂阻断，提示这种保护作用是通过经典受体和 PI3K 途径实现的。

糖皮质激素的非基因组效应可表现如下。①免疫系统：糖皮质激素是强效的免疫抑制剂。通常认为，其免疫抑制作用是通过转录调节机制实现的。最近研究发现，糖皮质激素也可以通过非基因组机制发挥免疫调节作用，通过减弱 Lck-CD4 和 Fyn-CD3 的偶联而抑制这些激酶向 T 淋巴细胞复合体募集。同时，糖皮质激素可以通过非基因组机制快速抑制人中性粒细胞脱颗粒。②心血管系统：糖皮质激素可通过非基因组机制快速增加内皮细胞一氧化氮合酶活性，增加大脑缺血局部的血流，减小梗死面积。此外，糖皮质激素还可通过此机制减轻心脏缺血再灌注损伤后血管炎症反应，并减小心肌梗死面积。③神经细胞：A. 腹腔神经节细胞。体外细胞培养实验表明，在低 $[Ca^{2+}]$ / 高 $[Mg^{2+}]$ 条件下，糖皮质激素可在 2 分钟内使豚鼠腹腔神经节神经元细胞膜电位发生超极化，该效应可被糖皮质激素胞质可溶性受体拮抗剂阻断。牛血清白蛋白 -GC 复合物具有相同的生物学效应，糖皮质激素造成的膜电位超极化可以降低或消除神经元的自发放电。B. 豚鼠海马 CA1 区神经元。糖皮质激素可以稳定抑制 CA1 区神经元细胞由 $-80mV$ 到 $-10mV$ 去极化过程中激发的钙通道电流峰值，其半数抑制浓度（IC_{50}）为 298nmol/L。糖皮质激素降低了 Ca^{2+} 内流的激活和灭活速度，而电压依赖性并无改变。糖皮质激素主要抑制 w-contoxin（CgTX）敏感型或 N 型钙通道的电流。④生殖行为：内源性糖皮质激素是蝾螈生殖行为的有效抑制剂。当注射糖皮质激素后几分钟内，蝾螈的生殖行为即受到抑制。

（二）抗毒素作用

糖皮质激素对细菌的外毒素无作用，却有强大的抗细菌内毒素的作用，可提高机体对细菌内毒素的耐受力。研究发现糖皮质激素可使动物耐受脑膜炎双球菌、大肠埃希菌等内毒素致死量数倍或数十倍，可减少内源性致热原的释放，减轻细胞损伤，抑制下丘脑对致热原的反应，降低体温调节中枢对致热原的敏感性，故有较好的退热作用，并明显改善中毒症状。

（三）抗休克作用

大剂量糖皮质激素已经被广泛用于各种严重休克的治疗，特别是中毒性休克和过敏性休克。大剂量糖皮质激素抗休克的作用机制如下：①稳定溶酶体膜，防止蛋白水解酶的释放，抑制心肌抑制因子的形成，兴奋心脏，加强心肌收缩力。但对已经释放的酶和心肌抑制因子无灭活作用，故休克晚期应用糖皮质激素的效果不好。②扩张痉挛的血管，降低血管对某些缩血管活性物质的敏感性，解除血管痉挛，使微循环血流动力学恢复正常。③保持毛细血管壁的完整性，降低毛细血管通透性，减少血管内的体液流失，维持有效的循环血量。

（四）抗过敏和免疫抑制作用

对于速发过敏反应，由于抗原 – 抗体反应诱导肥大细胞脱颗粒释放大量的组胺、5- 羟色胺、慢反应物质、缓激肽等炎症介质，糖皮质激素可抑制组胺及其他炎症介质的释放，具有抗过敏的作用。

小剂量糖皮质激素主要抑制细胞免疫，大剂量糖皮质激素通过抑制 B 淋巴细胞转化为浆细胞，使抗体减少，干扰体液免疫。糖皮质激素可影响多种吞噬细胞的功能，包括中性粒细胞、单核巨噬细胞。糖皮质激素治疗对中性粒细胞功能的主要影响是干扰中性粒细胞穿过血管壁迁移至炎症部位，同时刺激骨髓释放中性粒细胞并抑制它凋亡，导致循环中性粒细胞数量增多。小至中等剂量糖皮质激素对中性粒细胞的吞噬效应或杀菌活性影响较小，但大剂量时其吞噬功能会被抑制。

糖皮质激素能减少单核巨噬细胞衍生的类花生酸和炎性细胞因子（IL-1、TNF）产生；减弱巨噬细胞的抗原提呈和下调 II 类 HLA 分子表达；抑制巨噬细胞的吞噬和杀灭微生物功能；网状内皮系统清除经调理的细菌能力下降。上述效应加上糖皮质激素对树突状细胞的影响可能导致获得性免疫产生显著损害。

糖皮质激素可造成短暂的淋巴细胞减少，该效应在用药后 4 ～ 6 小时最大，到 24 ～ 48 小时恢复正常，这主要是糖皮质激素可使淋巴细胞重新分配到骨髓、脾脏、胸导管和淋巴结的结果[98]。糖皮质激素对 T 淋巴细胞的影响比 B 淋巴细胞大，不同 T 淋巴细胞各亚群所受影响不尽相同。系统使用糖皮质激素后，循环中 T 淋巴细胞总数可能略有下降，主要累及未成熟的初始 CD4$^+$ T 淋巴细胞，而成熟的 CD4$^+$ 效应细胞和记忆细胞、Th17 细胞和 CD8$^+$ 效应 T 淋巴细胞受影响较小，甚至在氢化可的松药后均短暂升高[99]。研究显示，狼疮患者静脉用甲泼尼龙及结节病患者使用泼尼松后，循环中的调节性 T 淋巴细胞比例均增加[100-102]。糖皮质激素短期使用不会造成循环中 B 淋巴细胞数量发生显著的急性改变[99]，但长期系统使用糖皮质激素，循环 B 淋巴细胞的数量可能下降，不过降幅远低于 T 淋巴细胞[103]。虽然患者间差异很大，但是短期给予中等至大剂量糖皮质激素后，IgG 和 IgA 水平可能在治疗的最初数周内降低 10% ～ 20%，然后在数周至数月内恢复正常。尚无研究显示 IgM 水平会受影响[104-107]。研究显示，B 淋巴细胞体外暴露于治疗浓度（10nmol/L）的地塞米松可抑制 IL-4 和抗 CD40 诱导的活化诱导性胞苷脱氨酶表达，该酶是免疫球蛋白基因体细胞高频突变和 B 淋巴细胞类别转换重组的主要调节因子[108]。该结果可以解释为什么糖皮质激素可抑制 IgG 和 IgA 水平，但对 IgM 水平没有影响。而 IgE 水平可能升高，这是由于糖皮质激素可促进 IL-4 诱导的 B 淋巴细胞 IgE 同种型转换[109]。糖皮质激素还会增加免疫球蛋白分解代谢。

较大剂量糖皮质激素可因以下联合作用而使大多数循环中的 T 淋巴细胞迅速减少：

（1）促使 T 淋巴细胞迁移出循环系统[99]。

（2）抑制 IL-2 及 IL-2 信号转导；IL-2 是一种主要的 T 淋巴细胞生长因子[110]。

（3）淋巴组织释放 T 淋巴细胞的能力下降。

（4）诱导细胞凋亡。

糖皮质激素还可抑制活化 T 淋巴细胞急性产生 Th1 和 Th2 衍生的细胞因子，

但对 Th1 细胞因子表达的抑制效应似乎更强。因此，糖皮质激素治疗可能引起 Th2 细胞因子相对于 Th1 细胞因子表达增多[111, 112]。糖皮质激素还可直接或通过阻碍 IL-5 的合成来促使嗜酸性粒细胞凋亡，与此同时由于 CXC 趋化因子受体 4 优先上调，使嗜酸性粒细胞滞留在血管外组织，从而导致循环中嗜酸性粒细胞的水平急剧下降。糖皮质激素对嗜酸性粒细胞脱颗粒还具有不同程度的抑制作用，这取决于激活配体和所用的糖皮质激素类型。糖皮质激素诱导组织中驻留的树突状细胞和（或）CD34+ 前体细胞衍生的 CD14+ 树突状细胞发生凋亡，可使人体循环中的树突状细胞明显减少。鉴于树突状细胞在刺激初始 T 淋巴细胞过程中发挥核心的抗原提呈功能，糖皮质激素治疗可能使机体对新遇到的抗原难以产生免疫应答。

四、糖皮质激素对代谢的影响

糖皮质激素对代谢的影响广泛而复杂，且随剂量不同而不同，它可干扰各种代谢过程如糖、脂肪、蛋白质、水电解质、骨及核酸代谢等。

（一）糖代谢

糖皮质激素是调节机体糖代谢的重要激素之一，能增加肝糖原和肌糖原含量并升高血糖，其主要机制如下：

（1）促进肝脏糖原异生，糖皮质激素与其受体结合，在过氧化物酶体增殖物激活受体 γ 共激活因子 -1α（PGC-1α）等转录共激活因子的正调控下，与过氧化物酶体增殖物激活受体 α（PPARα）、肝细胞核因子 1（HNF1）、肝细胞核因子 4（HNF4）、叉头转录因子 O1（FoxO1）[113] 等因子配合，上调磷酸烯醇丙酮酸羧化激酶（PEPCK）、葡萄糖 -6- 磷酸酶（G6Pase）等糖异生关键酶的表达[114]，加速以内源性氨基酸、游离脂肪酸等为原料的糖异生过程，增加了肝葡萄糖的输出；同时，糖皮质激素可增强肝脏糖原合酶的活性（在骨骼肌中抑制糖原合酶的活性[115]），从而增加肝糖原的储量。

（2）糖皮质激素是体内重要的胰岛素拮抗激素。糖皮质激素增高可诱导胰岛素抵抗和干扰骨骼肌细胞对葡萄糖的摄取和利用，抑制脂肪细胞的糖转运活性，从而抑制脂肪细胞对葡萄糖的摄取，并可通过调节脂肪细胞因子如脂联素、抵抗素、瘦素的分泌，影响胰岛素的敏感性。此外还可以直接抑制胰岛 B 细胞的功能，使胰岛素分泌减少，并触发 B 细胞凋亡，最终导致血糖升高[115]。

（3）对胰高血糖素、肾上腺素、生长激素的升糖效应表现为"允许"和"协同"作用。

（4）抑制葡萄糖在骨骼肌中氧化，糖皮质激素上调丙酮酸脱氢酶激酶4（Pdk4），抑制葡萄糖氧化[116]，降低了外周组织对葡萄糖的利用；同时，有利于中间代谢产物如丙酮酸和乳酸等在肝脏和肾脏再合成葡萄糖，从而增加血糖。另外，根据"葡萄糖－脂肪酸循环[117]"学说，葡萄糖和脂肪酸在骨骼肌的氧化供能上存在相互竞争，即高浓度游离脂肪酸（FFA）优先氧化供能，致使血糖水平持续升高。

（二）蛋白质代谢

糖皮质激素对肝内和肝外组织细胞的蛋白质代谢影响不同。长期使用糖皮质激素可引起淋巴结及胸腺萎缩、生长迟缓、肌肉萎缩、皮肤变薄、骨质疏松、伤口愈合延缓等[118]。为减少这些不良反应，用药期间提倡高蛋白饮食并减少糖类的摄入；在严重损失蛋白质的肾病患者及多种影响蛋白质代谢的疾病中，采用糖皮质激素治疗（尤其长疗程者）时，须合用蛋白同化类激素。

（1）糖皮质激素能加速胸腺、淋巴结、肌肉、皮肤、骨等肝外组织细胞内蛋白质分解，大剂量时还可抑制蛋白质合成，使血清氨基酸和尿中氮的排泄量增加，造成负氮平衡。以骨骼肌为例，糖皮质激素可以在多个级别上抵消胰岛素／胰岛素样生长因子-1（IGF-1）/PI3K/蛋白激酶B（PKB，亦称Akt）信号转导，抑制哺乳动物雷帕霉素靶蛋白（mTOR）途径，导致其下游的p70核糖体蛋白S6-激酶及真核起始因子4E（eIF4E）-结合蛋白1的磷酸化减少，从而引起蛋白质合成障碍。另外，糖皮质激素通过抑制Akt磷酸化来积极调节泛素连接酶E3的表达，激活FoxO1和FoxO3，进一步诱导骨骼肌肌肉萎缩盒F基因（atrogin-1）和肌肉环状指基因1（MuRF-1）的表达[115, 119]，通过泛素－蛋白酶体途径、自噬－溶酶体途径增强蛋白质的降解[119]。此外，糖皮质激素还可通过上调CCAAT-增强子结合蛋白β（C/EBPβ）激活肌生成抑制蛋白的转录，后者既可以抑制蛋白质合成，又可以增强体内骨骼肌中atrogin-1和MuRF-1的表达而促进蛋白质分解[115, 119]。

（2）糖皮质激素能促进肝外组织产生的氨基酸转运入肝，并提高肝内蛋白质合成酶的活性，使肝内蛋白质合成明显增加，血浆蛋白也相应增加[118]。进入肝脏的氨基酸同时也为肝糖原异生提供了原料。

（三）脂肪代谢

调控细胞内脂肪分解的酶主要包括激素敏感性脂肪酶（hormone-sensitive lipase，HSL）和脂肪组织甘油三酯水解酶（adipose triglyceride lipase，ATGL）。

脂滴包被蛋白（perilipin）是脂肪细胞脂滴表面主要蛋白，和脂肪分解调控密切相关。细胞外甘油三酯的分解主要受脂蛋白脂肪酶（LPL）调控，其活性在脂肪组织最高[117]。短期小剂量应用糖皮质激素对脂肪代谢影响微弱，而大剂量或长期应用可增加血浆胆固醇，激活四肢皮下的酯酶；促使皮下脂肪分解，还使脂肪重新分布于面部、胸、背及臀部，形成向心性肥胖，表现为满月脸、水牛背，呈现面圆、背厚、躯干部发胖而四肢消瘦的特殊体型[118]。主要的机制如下：

1. 促进脂肪分解　糖皮质激素可通过下调磷酸二酯酶 3B 的表达，增加细胞内 cAMP 浓度，从而增强 HSL 及 ATGL 的活性，直接刺激脂肪分解。糖皮质激素亦可显著增加脂滴包被蛋白磷酸化，甚至下调其蛋白表达，从而促进脂肪的分解[117]。另一种可能的机制在于糖皮质激素直接诱导血管生成素样因子 4（Angptl4）以增加脂肪细胞的脂解作用[116]。值得一提的是，脂肪分解可导致循环中游离脂肪酸含量明显增高，脂肪酸可迅速进入细胞内氧化供能，同时又可转移至肝脏作为糖异生的原料。因此，当机体处于饥饿或其他应激状况时，上述效应可使细胞功能从糖代谢向脂代谢发生转变，从而保证了心、脑等重要脏器的功能活动[114, 115, 118]。

2. "允许"作用　糖皮质激素可增强儿茶酚胺、胰高血糖素、促肾上腺皮质激素等激素的促脂解效应，进一步促进脂肪的分解[117]。

3. 促进脂肪重新分布　脂肪细胞长期暴露于糖皮质激素会同时增加参与脂质存储和动员的基因表达，并存在库依赖性，从而导致向心性肥胖。在外围脂肪库，糖皮质激素通过抑制 LPL 减少游离脂肪酸（FFA）的摄取，同时增强 HSL、抑制 PEPCK 的活性（PEPCK 增强组织中 FFA 的再酯化作用而导致脂肪增多），促进脂肪的分解；相反，在腹部/中部脂肪库，糖皮质激素特异性增强自身受体和 11β-HSD1 的表达，提高局部脂肪组织中皮质醇浓度，同时诱导 LPL 的表达，协同 PPARγ、CCAAT- 增强子结合蛋白（C/EBP）等转录因子，促进了局部脂肪细胞的肥大与分化[115, 120]。另有报道显示，非基因组机制涉及储库特异性的糖皮质激素介导的腺苷一磷酸活化蛋白激酶（AMPK）活化的抑制，为这种向心性肥胖提供了另一种解释[116]。

4. 导致血脂异常　主要与外周脂肪大量分解及肝脏中甘油三酯合成有关。在肝脏，糖皮质激素可通过脂肪酸合酶（FAS）和乙酰辅酶 A 羧化酶（ACC）促进极低密度脂蛋白及甘油三酯的合成与分泌[115]。糖皮质激素亦可通过干扰酰基辅酶 A 脱氢酶的活性来抑制 FFA 氧化作用，引起血脂升高。大量 FFA 及脂质代谢中间体甘油二酯、神经酰胺等，易在肝脏、骨骼肌、脂肪组织中异常堆积，从而触发外周胰岛素抵抗[114]。

（四）水和电解质代谢

糖皮质激素有较弱的盐皮质激素的作用，能保钠排钾。长期大量使用时导致高血压、低血钾和水肿。糖皮质激素还能增加肾小球滤过率和拮抗抗利尿激素，有利尿作用。此外，长期用药将可造成骨质脱钙。具体机制如下：

1. 钠、钾代谢　糖皮质激素可与醛固酮受体（MR）结合，产生与醛固酮类似的保钠排钾作用，但生理情况下，这种作用仅为醛固酮的 1/500[118]，主要是由 11β-HSD2 将皮质醇转化为无活性的皮质素，从而阻止了醛固酮受体的激活。长期大量给药时，11β-HSD2 达到饱和状态，过量的皮质醇便可与醛固酮受体结合[121]，使血清/糖皮质激素调节激酶1（SKG-1）磷酸化，促进远端小管、集合管中醛固酮敏感的钠通道对 Na^+ 的重吸收，增加 K^+ 和 H^+ 的排出，引起高血压、低血钾和水肿。

2. 水平衡　糖皮质激素降低入球小动脉的血流阻力，增加肾血浆流量和肾小球滤过率；同时拮抗抗利尿激素的作用，减少肾小管对水的重吸收，有利尿作用。当肾上腺皮质功能减退时，可发生肾排水障碍，甚至引起"水中毒"，补充糖皮质激素后，症状可明显缓解[118]。

3. 钙代谢　糖皮质激素通过调节十二指肠及肾脏中 1, 25- 二羟维生素 D_3 受体（VDR）的转录，下调钙结合蛋白（CaBP-9k）和上皮钙通道（TRPV6）[123]的表达，进而减少小肠黏膜对钙的吸收，抑制近端小管对钙的重吸收，使尿钙排泄增加，造成钙的负平衡。因此，糖皮质激素过多时，可引起低血钙及骨质疏松；而肾上腺皮质功能不全导致糖皮质激素分泌减少时，常伴有高血钙。

（五）骨代谢

糖皮质激素诱导的骨质疏松症（GIO）是骨质疏松症最常见的继发性原因[123]。

1. 直接作用　骨质疏松症的主要特征表现为骨形成减少，再加上早期短暂的骨吸收增加，导致骨质的快速流失[123]。糖皮质激素影响骨形成主要通过上调 PPARγ2，促使多能干细胞优先分化为脂肪组织，导致成骨细胞数量减少。另外，糖皮质激素诱导骨硬化蛋白过表达，抑制 Wnt 信号转导通路，从而使成骨细胞前体细胞向成熟细胞的分化减少，成骨细胞和骨细胞的凋亡增加。糖皮质激素影响骨吸收则主要表现为增加巨噬细胞集落刺激因子（M-CSF）、NF-κB 受体激活蛋白配体（RANKL）的产生，同时抑制护骨因子（osteoprotegerin, OPG）的生成。

2. 间接作用　糖皮质激素可拮抗性腺功能并抑制性激素的促骨合成作用。糖皮质激素使尿钙排泄增加及肠道对钙吸收减少，导致钙的负平衡，会促进继发性甲状旁腺功能增加，引起甲状旁腺激素（PTH）分泌增加。糖皮质激素抑制生长激素、IGF-1 和 IGF-1 结合蛋白（IGF-BP）的产生，使骨成熟障碍。

（六）核酸代谢

糖皮质激素对各种代谢的影响主要是通过影响敏感组织中的核酸代谢来实现的。这一过程主要通过糖皮质激素与特定的细胞内糖皮质激素受体结合来介导。当糖皮质激素进入细胞质时，可使糖皮质激素受体从含有 HSP90 的无活性复合物中释放出来，并转移到细胞核中，成为一段 DNA 序列，特异性转录调节不同的糖皮质激素反应性靶基因；另外，糖皮质激素的大部分作用还取决于与其他转录调节因子之间的直接相互作用，以及随后对靶基因不同子集的调控[115]。有实验显示，氢化可的松可诱导合成某种特殊的 mRNA，表达一种抑制细胞膜转运功能的蛋白质，从而抑制细胞对葡萄糖、氨基酸等能源物质的摄取，以致细胞合成代谢（包括 RNA 合成）受到抑制，而分解代谢增强。糖皮质激素还能促进肝细胞中其他多种 RNA 及某些酶蛋白的合成，进而影响多种物质的代谢。

参 考 文 献

[1] Jenkins EP，Hsieh CL，Milatovich A，et al. Characterization and chromosomal mapping of a human steroid 5 alpha-reductase gene and pseudogene and mapping of the mouse homologue［J］. Genomics，1991，11（4）：1102-1112.

[2] Thigpen AE，Russell DW. Four-amino acid segment in steroid 5 alpha-reductase 1 confers sensitivity to finasteride，a competitive inhibitor［J］. J Biol Chem，1992，267（12）：8577-8583.

[3] Thigpen AE，Silver RI，Guileyardo JM，et al. Tissue distribution and ontogeny of steroid 5 alpha-reductase isozyme expression［J］. J Clin Invest，1993，92（2）：903-910.

[4] Wake DJ，Strand M，Rask E，et al. Intra-adipose sex steroid metabolism and body fat distribution in idiopathic human obesity［J］. Clin Endocrinol（Oxf），2007，66（3）：440-446.

[5] Napolitano A，Voice MW，Edwards CR，et al. 11beta-hydroxysteroid dehydrogenase 1 in adipocytes：expression is differentiation-dependent and hormonally regulated［J］. J Steroid Biochem Mol Biol，1998，64（5-6）：251-260.

[6] Pagé N，Warriar N，Govindan MV. 11 beta-hydroxysteroid dehydrogenase activity in human lung cells and transcription regulation by glucocorticoids［J］. Am J Physiol，1994，267（4 Pt 1）：L464-L474.

［7］Cooper MS，Stewart PM. 11beta-hydroxysteroid dehydrogenase type 1 and its role in the hypothalamus-pituitary-adrenal axis，metabolic syndrome，and inflammation［J］. J Clin Endocrinol Metab，2009，94（12）：4645-4654.

［8］Sandberg AA，Chang E，Slaunwhite WR Jr. The conversion of 4-C14-cortisol to C14-17-ketosteroids［J］. J Clin Endocrinol Metab，1957，17（3）：437-440.

［9］Shackleton CH，Neres MS，Hughes BA，et al. 17-hydroxylase/C17, 20-lyase（CYP17）is not the enzyme responsible for side-chain cleavage of cortisol and its metabolites［J］. Steroids，2008，73（6）：652-656.

［10］Voccia E，Saenger P，Peterson RE，et al. 6 beta-hydroxycortisol excretion in hypercortisolemic states［J］. J Clin Endocrinol Metab，1979，48（3）：467-671.

［11］Gibson GG，Plant NJ，Swales KE，et al. Receptor-dependent transcriptional activation of cytochrome P4503A genes：induction mechanisms，species differences and interindividual variation in man［J］. Xenobiotica，2002，32（3）：165-206.

［12］Siest G，Antoine B，Fournel S，et al. The glucuronosyltransferases：what progress can pharmacologists expect from molecular biology and cellular enzymology［J］. Biochem Pharmacol，1987，36（7）：983-989.

［13］Falany CN，Green MD，Swain E，et al. Substrate specificity and characterization of rat liver p-nitrophenol，3 alpha-hydroxysteroid and 17 beta-hydroxysteroid UDP-glucuronosyltransferases［J］. Biochem J，1986，238（1）：65-73.

［14］Falany CN，Green MD，Tephly TR. The enzymatic mechanism of glucuronidation catalyzed by two purified rat liver steroid UDP-glucuronosyltransferases［J］. J Biol Chem，1987，262（3）：1218-1222.

［15］Strott CA. Steroid sulfotransferases［J］. Endocr Rev，1996，17（6）：670-697.

［16］Jin Y，Duan L，Lee SH，et al. Human cytosolic hydroxysteroid dehydrogenases of the aldo-ketoreductase superfamily catalyze reduction of conjugated steroids：implications for phase I and phase II steroid hormone metabolism［J］. J Biol Chem，2009，284（15）：10013-10022.

［17］Whitworth JA，Stewart PM，Burt D，et al. The kidney is the major site of cortisone production in man［J］. Clin Endocrinol（Oxf），1989，31（3）：355-361.

［18］Albiston AL，Obeyesekere VR，Smith RE，et al. Cloning and tissue distribution of the human 11 beta-hydroxysteroid dehydrogenase type 2 enzyme［J］. Mol Cell Endocrinol，1994，105（2）：R11-R17.

［19］Agarwal AK，Rogerson FM，Mune T，et al. Gene structure and chromosomal localization of the human HSD11K gene encoding the kidney（type 2）isozyme of 11 beta-hydroxysteroid dehydrogenase [J]. Genomics, 1995, 29 (1): 195-199.

[20] Edwards CR, Stewart PM, Burt D, et al. Localisation of 11 beta-hydroxysteroid dehydrogenase—tissue specific protector of the mineralocorticoid receptor [J]. Lancet, 1988, 2 (8618): 986-989.

[21] Seckl JR, Walker BR. Minireview: 11beta-hydroxysteroid dehydrogenase type 1- a tissue-specific amplifier of glucocorticoid action [J]. Endocrinology, 2001, 142 (4): 1371-1376.

[22] Morgan SA, McCabe EL, Gathercole LL, et al. 11β-HSD1 is the major regulator of the tissue-specific effects of circulating glucocorticoid excess [J]. Proc Natl Acad Sci U S A, 2014, 111 (24): E2482-E2491.

[23] Masuzaki H, Paterson J, Shinyama H, et al. A transgenic model of visceral obesity and the metabolic syndrome [J]. Science, 2001, 294 (5549): 2166-2170.

[24] Doig CL, Fletcher RS, Morgan SA, et al. 11β-HSD1 modulates the set point of brown adipose tissue response to glucocorticoids in male mice[J]. Endocrinology, 2017, 158(6): 1964-1976.

[25] Basu R, Basu A, Grudzien M, et al. Liver is the site of splanchnic cortisol production in obese nondiabetic humans [J]. Diabetes, 2009, 58 (1): 39-45.

[26] Simonyte K, Olsson T, Näslund I, et al. Weight loss after gastric bypass surgery in women is followed by a metabolically favorable decrease in 11beta-hydroxysteroid dehydrogenase 1 expression in subcutaneous adipose tissue [J]. J Clin Endocrinol Metab, 2010, 95 (7): 3527-3531.

[27] Tiganescu A, Tahrani AA, Morgan SA, et al. 11β-hydroxysteroid dehydrogenase blockade prevents age-induced skin structure and function defects[J]. J Clin Invest, 2013, 123(7): 3051-3060.

[28] Boudon SM, Vuorinen A, Geotti-Bianchini P, et al. Novel 11β-hydroxysteroid dehydrogenase 1 inhibitors reduce cortisol levels in keratinocytes and improve dermal collagen content in human *ex vivo* skin after exposure to cortisone and UV [J]. PLoS One, 2017, 12 (2): e0171079.

[29] Nuotio-Antar AM, Hasty AH, Kovacs WJ. Quantitation and cellular localization of 11beta-HSD1 expression in murine thymus [J]. J Steroid Biochem Mol Biol, 2006, 99 (2-3): 93-99.

[30] Thieringer R, Le Grand CB, Carbin L, et al. 11beta-hydroxysteroid dehydrogenase type 1 is induced in human monocytes upon differentiation to macrophages [J]. J Immunol, 2001, 167 (1): 30-35.

[31] Gray GA, White CI, Castellan RF, et al. Getting to the heart of intracellular glucocorticoid regeneration: 11β-HSD1 in the myocardium [J]. J Mol Endocrinol, 2017, 58 (1): R1-R13.

[32] White CI, Jansen MA, McGregor K, et al. Cardiomyocyte and vascular smooth muscle-independent 11β-hydroxysteroid dehydrogenase 1 amplifies infarct expansion, hypertrophy, and the development of heart failure after myocardial infarction in male mice [J]. Endocrinology, 2016, 157 (1): 346-357.

[33] Seckl JR, Walker BR. 11beta-hydroxysteroid dehydrogenase type 1 as a modulator of glucocorticoid action: from metabolism to memory [J]. Trends Endocrinol Metab, 2004, 15 (9): 418-424.

[34] Sooy K, Noble J, McBride A, et al. Cognitive and disease-modifying effects of 11β-hydroxysteroid dehydrogenase type 1 inhibition in male Tg2576 mice, a model of Alzheimer's disease [J]. Endocrinology, 2015, 156 (12): 4592-4603.

[35] Puigoriol-Illamola D, Griñán-Ferré C, Vasilopoulou F, et al. 11β-HSD1 inhibition by RL-118 promotes autophagy and correlates with reduced oxidative stress and inflammation, enhancing cognitive performance in SAMP8 mouse model [J]. Mol Neurobiol, 2018, 55 (12): 8904-8915.

[36] Webster SP, McBride A, Binnie M, et al. Selection and early clinical evaluation of the brain-penetrant 11β-hydroxysteroid dehydrogenase type 1 (11β-HSD1) inhibitor UE2343 (Xanamem) [J]. Br J Pharmacol, 2017, 174 (5): 396-408.

[37] Peterson RE. The influence of the thyroid on adrenal cortical function [J]. J Clin Invest, 1958, 37 (5): 736-743.

[38] McGuire JS Jr, Tomkins GM. The effects of thyroxin administration on the enzymic reduction of delta 4-3-ketosteroids [J]. J Biol Chem, 1959, 234 (4): 791-794.

[39] Peterson RE. Metabolism of adrenal cortical steroids [M] // Christy NP. The Human Adrenal Cortex. New York: Harper and Row, 1971: 87.

[40] Voice MW, Seckl JR, Edwards CR, et al. 11 beta-hydroxysteroid dehydrogenase type 1 expression in 2S FAZA hepatoma cells is hormonally regulated: a model system for the study of hepatic glucocorticoid metabolism [J]. Biochem J, 1996, 317 (Pt 2): 621-625.

[41] Tomlinson JW, Finney J, Gay C, et al. Impaired glucose tolerance and insulin resistance are associated with increased adipose 11beta-hydroxysteroid dehydrogenase type 1 expression and elevated hepatic 5alpha-reductase activity [J]. Diabetes, 2008, 57 (10): 2652-2660.

[42] Tomlinson JW, Finney J, Hughes BA, et al. Reduced glucocorticoid production rate,

decreased 5alpha-reductase activity, and adipose tissue insulin sensitization after weight loss [J] . Diabetes, 2008, 57（6）: 1536-1543.

[43] West CD, Brown H, Simons EL, et al. Adrenocortical function and cortisol metabolism in old age [J] . J Clin Endocrinol Metab, 1961, 21（5）: 1197-1207.

[44] Migeon CJ, Green OC, Eckert JP. Study of adrenocortical function in obesity [J] . Metabolism, 1963, 12（8）: 718-739.

[45] Andrew R, Phillips DI, Walker BR. Obesity and gender influence cortisol secretion and metabolism in man [J] . J Clin Endocrinol Metab, 1998, 83（5）: 1806-1809.

[46] Peterson RE. Adrenocortical steroid metabolism and adrenal cortical function in liver disease [J] . J Clin Invest, 1960, 39: 320-331.

[47] Stimson RH, Johnstone AM, Homer NZ, et al. Dietary macronutrient content alters cortisol metabolism independently of body weight changes in obese men [J] . J Clin Endocrinol Metab, 2007, 92（11）: 4480-4484.

[48] Mortimer O, Grettve L, Lindström B, et al. Bioavailability of prednisolone in asthmatic patients with a poor response to steroid treatment [J] . Eur J Respir Dis, 1987, 71（5）: 372-379.

[49] Dove AM, Szefler SJ, Hill MR, et al. Altered prednisolone pharmacokinetics in patients with cystic fibrosis [J] . J Pediatr, 1992, 120（5）: 789-794.

[50] Sherlock JE, Letteri JM. Effect of hemodialysis on methylprednisolone plasma levels [J] . Nephron, 1977, 18（4）: 208-211.

[51] Zager PG, Spalding CT, Frey HJ, et al. Dialysance of adrenocorticoids during continuous ambulatory peritoneal dialysis [J] . J Clin Endocrinol Metab, 1988, 67（1）: 110-115.

[52] Renner E, Horber FF, Jost G, et al. Effect of liver function on the metabolism of prednisone and prednisolone in humans [J] . Gastroenterology, 1986, 90（4）: 819-828.

[53] Westerbacka J, Yki-Järvinen H, Vehkavaara S, et al. Body fat distribution and cortisol metabolism in healthy men: enhanced 5beta-reductase and lower cortisol/cortisone metabolite ratios in men with fatty liver [J] . J Clin Endocrinol Metab, 2003, 88（10）: 4924-4931.

[54] Charlton M. Management of recurrence of hepatitis C infection following liver transplantation [J] . Minerva Chir, 2003, 58（5）: 717-724.

[55] Frey FJ, Horber FF, Frey BM. Altered metabolism and decreased efficacy of prednisolone and prednisone in patients with hyperthyroidism [J] . Clin Pharmacol Ther, 1988, 44（5）: 510-521.

[56] Stewart PM, Shackleton CH, Beastall GH, et al. 5alpha-reductase activity in polycystic ovary syndrome [J] . Lancet, 1990, 335（8687）: 431-433.

[57] Olivesi A. Modified elimination of prednisolone in epileptic patients on carbamazepine monotherapy, and in women using low-dose oral contraceptives [J]. Biomed Pharmacother, 1986, 40 (8): 301-308.

[58] Boekenoogen SJ, Szefler SJ, Jusko WJ. Prednisolone disposition and protein binding in oral contraceptive users [J]. J Clin Endocrinol Metab, 1983, 56 (4): 702-709.

[59] LaForce CF, Szefler SJ, Miller MF, et al. Inhibition of methylprednisolone elimination in the presence of erythromycin therapy [J]. J Allergy Clin Immunol, 1983, 72 (1): 34-39.

[60] Szefler SJ, Brenner M, Jusko WJ, et al. Dose- and time-related effect of troleandomycin on methylprednisolone elimination [J]. Clin Pharmacol Ther, 1982, 32 (2): 166-171.

[61] Szefler SJ, Ellis EF, Brenner M, et al. Steroid-specific and anticonvulsant interaction aspects of troleandomycin-steroid therapy [J]. J Allergy Clin Immunol, 1982, 69 (5): 455-460.

[62] Zürcher RM, Frey BM, Frey FJ. Impact of ketoconazole on the metabolism of prednisolone [J]. Clin Pharmacol Ther, 1989, 45 (4): 366-372.

[63] Yamashita SK, Ludwig EA, Middleton E Jr, et al. Lack of pharmacokinetic and pharmacodynamic interactions between ketoconazole and prednisolone [J]. Clin Pharmacol Ther, 1991, 49 (5): 558-570.

[64] Tanner AR, Caffin JA, Halliday JW, et al. Concurrent administration of antacids and prednisone: effect on serum levels of prednisolone [J]. Br J Clin Pharmacol, 1979, 7 (4): 397-400.

[65] Uribe M, Casian C, Rojas S, et al. Decreased bioavailability of prednisone due to antacids in patients with chronic active liver disease and in healthy volunteers [J]. Gastroenterology, 1981, 80 (4): 661-665.

[66] Stjernholm MR, Katz FH. Effects of diphenylhydantoin, phenobarbital, and diazepam on the metabolism of methylprednisolone and its sodium succinate [J]. J Clin Endocrinol Metab, 1975, 41 (5): 887-893.

[67] Frey FJ, Frey BM. Urinary 6 beta-hydroxyprednisolone excretion indicates enhanced prednisolone catabolism [J]. J Lab Clin Med, 1983, 101 (4): 593-604.

[68] Brooks SM, Werk EE, Ackerman SJ, et al. Adverse effects of phenobarbital on corticosteroid metabolism in patients with bronchial asthma [J]. N Engl J Med, 1972, 286 (21): 1125-1128.

[69] Frey BM, Frey FJ. Phenytoin modulates the pharmacokinetics of prednisolone and the pharmacodynamics of prednisolone as assessed by the inhibition of the mixed lymphocyte reaction in humans [J]. Eur J Clin Invest, 1984, 14 (1): 1-6.

［70］Evans PJ，Walker RF，Peters JR，et al. Anticonvulsant therapy and cortisol elimination［J］. Br J Clin Pharmacol，1985，20（2）：129-132.

［71］Petereit LB，Meikle AW. Effectiveness of prednisolone during phenytoin therapy［J］. Clin Pharmacol Ther，1977，22（6）：912-916.

［72］Frey FJ，Lozada F，Guentert T，et al. A single dose of azathioprine does not affect the pharmacokinetics of prednisolone following oral prednisone［J］. Eur J Clin Pharmacol，1981，19（3）：209-212.

［73］Frey FJ，Schnetzer A，Horber FF，et al. Evidence that cyclosporine does not affect the metabolism of prednisolone after renal transplantation［J］. Transplantation，1987，43（4）：494-498.

［74］Glynn-Barnhart AM，Erzurum SC，Leff JA，et al. Effect of low-dose methotrexate on the disposition of glucocorticoids and theophylline［J］. J Allergy Clin Immunol，1991，88（2）：180-186.

［75］Sirgo MA，Rocci ML Jr，Ferguson RK，et al. Effects of cimetidine and ranitidine on the conversion of prednisone to prednisolone［J］. Clin Pharmacol Ther，1985，37（5）：534-538.

［76］Brooks SM，SholitonL J，Werk EE Jr，et al. The effects of ephedrine and theophylline on dexamethasone metabolism in bronchial asthma［J］. J Clin Pharmacol，1977，17（5-6）：308-318.

［77］Meffin PJ，Wing LM，Sallustio BC，et al. Alterations in prednisolone disposition as a result of oral contraceptive use and dose［J］. Br J Clin Pharmacol，1984，17（6）：655-664.

［78］Fisher LE，Ludwig EA，Wald JA，et al. Pharmacokinetics and pharmacodynamics of methylprednisolone when administered at 8 am versus 4 pm［J］. Clin Pharmacol Ther，1992，51（6）：677-688.

［79］Reinberg A，Gervais P，Chaussade M，et al. Circadian changes in effectiveness of corticosteroids in eight patients with allergic asthma［J］. J Allergy Clin Immunol，1983，71（4）：425-433.

［80］Rose JQ，Yurchak AM，Jusko WJ. Dose dependent pharmacokinetics of prednisone and prednisolone in man［J］. J Pharmacokinet Biopharm，1981，9（4）：389-417.

［81］Legler UF，Frey FJ，Benet LZ. Prednisolone clearance at steady state in man［J］. J Clin Endocrinol Metab，1982，55（4）：762-767.

［82］Wald JA，Law RM，Ludwig EA，et al. Evaluation of dose-related pharmacokinetics and pharmacodynamics of prednisolone in man［J］. J Pharmacokinet Biopharm，1992，20（6）：567-589.

［83］Zhang G，Zhang L，Duff GW. A negative regulatory region containing a glucocorticosteroid response element（nGRE）in the human interleukin-1beta gene［J］. DNA Cell Biol，1997，16（2）：145-152.

［84］Scheinman RI，Cogswell PC，Lofquist AK，et al. Role of transcriptional activation of I kappa B alpha in mediation of immunosuppression by glucocorticoids［J］. Science，1995，270（5234）：283-286.

［85］Almawi WY，Beyhum HN，Rahme AA，et al. Regulation of cytokine and cytokine receptor expression by glucocorticoids［J］. J Leukoc Biol，1996，60（5）：563-572.

［86］Auphan N，DiDonato JA，Rosette C，et al. Immunosuppression by glucocorticoids：inhibition of NF-kappa B activity through induction of I kappa B synthesis［J］. Science，1995，270（5234）：286-290.

［87］Göttlicher M，Heck S，Herrlich P. Transcriptional cross-talk，the second mode of steroid hormone receptor action［J］. J Mol Med（Berl），1998，76（7）：480-489.

［88］Karin M，Liu Zg，Zandi E. AP-1 function and regulation［J］. Curr Opin Cell Biol，1997，9（2）：240-246.

［89］Rhen T，Cidlowski JA. Antiinflammatory action of glucocorticoids—new mechanisms for old drugs［J］. N Engl J Med，2005，353（16）：1711-1723.

［90］Tobler A，Meier R，Seitz M，et al. Glucocorticoids downregulate gene expression of GM-CSF，NAP-1/IL-8，and IL-6，but not of M-CSF in human fibroblasts［J］. Blood，1992，79（1）：45-51.

［91］Borson DB，Gruenert DC. Glucocorticoids induce neutral endopeptidase in transformed human tracheal epithelial cells［J］. Am J Physiol，1991，260（2 Pt 1）：L83-L89.

［92］Flower RJ，Blackwell GJ. Anti-inflammatory steroids induce biosynthesis of a phospholipase A2 inhibitor which prevents prostaglandin generation［J］. Nature，1979，278（5703）：456-459.

［93］Blackwell GJ，Carnuccio R，Di Rosa M，et al. Macrocortin：a polypeptide causing the anti-phospholipase effect of glucocorticoids［J］. Nature，1980，287（5778）：147-149.

［94］Hirata F，Schiffmann E，Venkatasubramanian K，et al. A phospholipase A2 inhibitory protein in rabbit neutrophils induced by glucocorticoids［J］. Proc Natl Acad Sci U S A，1980，77（5）：2533-2536.

［95］Kim SW，Rhee HJ，Ko J，et al. Inhibition of cytosolic phospholipase A2 by annexin I . Specific interaction model and mapping of the interaction site［J］. J Biol Chem，2001，276（19）：15712-15719.

［96］Lew W，Oppenheim JJ，Matsushima K. Analysis of the suppression of IL-1 alpha and IL-1 beta production in human peripheral blood mononuclear adherent cells by a glucocorticoid hormone [J]. J Immunol, 1988, 140 (6): 1895-1902.

[97] Chen CC, SunYT, Chen JJ, et al. TNF-alpha-induced cyclooxygenase-2 expression in human lung epithelial cells: involvement of the phospholipase C-gamma 2, protein kinase C-alpha, tyrosine kinase, NF-kappa B-inducing kinase, and I-kappa B kinase 1/2 pathway [J]. J Immunol, 2000, 165 (5): 2719-2728.

[98] Fan PT, Yu DT, Clements PJ, et al. Effect of corticosteroids on the human immune response: comparison of one and three daily 1 gm intravenous pulses of methylprednisolone [J]. J Lab Clin Med, 1978, 91 (4): 625-634.

[99] Olnes MJ, Kotliarov Y, Biancotto A, et al. Effects of systemically administered hydrocortisone on the human immunome [J]. Sci Rep, 2016, 6: 23002.

[100] Haynes BF, Fauci AS. The differential effect of in vivo hydrocortisone on the kinetics of subpopulations of human peripheral blood thymus-derived lymphocytes [J]. J Clin Invest, 1978, 61 (3): 703-707.

[101] Mathian A, Jouenne R, Chader D, et al. Regulatory T cell responses to high-dose methylprednisolone in active systemic lupus erythematosus [J]. PLoS One, 2015, 10 (12): e0143689.

[102] Huang H, Lu Z, Jiang C, et al. Imbalance between Th17 and regulatory T-cells in sarcoidosis [J]. Int J Mol Sci, 2013, 14 (11): 21463-21473.

[103] Slade JD, Hepburn B. Prednisone-induced alterations of circulating human lymphocyte subsets [J]. J Lab Clin Med, 1983, 101 (3): 479-487.

[104] Settipane GA, Pudupakkam RK, McGowan JH. Corticosteroid effect on immunoglobulins [J]. J Allergy Clin Immunol, 1978, 62 (3): 162-166.

[1065] Lack G, Ochs HD, Gelfand EW. Humoral immunity in steroid-dependent children with asthma and hypogammaglobulinemia [J]. J Pediatr, 1996, 129 (6): 898-903.

[106] Posey WC, Nelson HS, Branch B, et al. The effects of acute corticosteroid therapy for asthma on serum immunoglobulin levels [J]. J Allergy Clin Immunol, 1978, 62 (6): 340-348.

[107] Fedor ME, Rubinstein A. Effects of long-term low-dose corticosteroid therapy on humoral immunity [J]. Ann Allergy Asthma Immunol, 2006, 97 (1): 113-116.

[108] Benko AL, Olsen NJ, Kovacs WJ. Glucocorticoid inhibition of activation-induced cytidine deaminase expression in human B lymphocytes [J]. Mol Cell Endocrinol, 2014, 382 (2): 881-887.

[109] Abara HH, Ahern DJ, VercelliD, et al. Hydrocortisone and IL-4 induce IgE isotype

switching in human B cells [J]. J Immunol, 1991, 147 (5): 1557-1560.

[110] Paliogianni F, Ahuja SS, Balow JP, et al. Novel mechanism for inhibition of human T cells by glucocorticoids. Glucocorticoids inhibit signal transduction through IL-2 receptor [J]. J Immunol, 1993, 151 (8): 4081-4089.

[111] Ashwell JD, Lu FW, Vacchio MS. Glucocorticoids in T cell development and function [J]. Annu Rev Immunol, 2000, 18: 309-345.

[112] Visser J, van Boxel-Dezaire A, Methorst D, et al. Differential regulation of interleukin-10 (IL-10) and IL-12 by glucocorticoids in vitro [J]. Blood, 1998, 91 (11): 4255-4264.

[113] Puigserver P, Rhee J, Donovan J, et al. Insulin-regulated hepatic gluconeogenesis through FOXO1–PGC-1α interaction [J]. Nature, 2003, 423 (6939): 550-555.

[114] Akalestou E, Genser L, Rutter GA. Glucocorticoid metabolism in obesity and following weight loss [J]. Front Endocrinol, 2020, 11 (51): 1-9.

[115] Vegiopoulos A, Herzig S. Glucocorticoids, metabolism and metabolic diseases [J]. Mol Cell Endocrinol, 2007, 275 (1-2), 43-61.

[116] Scaroni C, Zilio M, Foti M, et al. Glucose metabolism abnormalities in Cushing syndrome: from molecular basis to clinical management [J]. Endocr Rev, 2017, 38 (3), 189-219.

[117] 徐冲, 徐国恒. 糖皮质激素与脂肪代谢和胰岛素抵抗 [J]. 生理科学进展, 2009, 40 (1): 19-23.

[118] 王庭槐. 生理学. 第9版 [M]. 北京: 人民卫生出版社, 2018: 393-394.

[119] 首健, 陈佩杰, 肖卫华. 糖皮质激素对骨骼肌代谢的调控及其机制 [J]. 中国药理通报, 2019, 35 (5): 602-606.

[120] Lee MJ, Pramyothin P, Karastergiou K, et al. Deconstructing the roles of glucocorticoids in adipose tissue biology and the development of central obesity [J]. Biochim Biophys Acta, 2014, 1842 (3): 473-481.

[121] Smets P, Meyer E, Maddens B, et al. Cushing's syndrome, glucocorticoids and the kidney [J]. Gen Comp Endocrinol, 2010, 169 (1): 1-10.

[122] Kim M H, Lee GS, Jung EM, et al. The negative effect of dexamethasone on calcium-processing gene expressions is associated with a glucocorticoid-induced calcium-absorbing disorder [J]. Life Sci, 2009, 85 (3-4): 146-152.

[123] Compston J. Glucocorticoid-induced osteoporosis: an update [J]. Endocrine, 2018, 61 (1): 7-16.

第4章 糖皮质激素的系统使用原则及注意事项

糖皮质激素的生物学作用广泛，在皮肤科应用于多种疾病的治疗。正确选择适用人群，合理规避禁忌证，规范使用糖皮质激素可使多种皮肤病患者受益。

一、系统使用糖皮质激素的适应证

1. 较佳适应证

（1）结缔组织病：系统性红斑狼疮、皮肌炎及多发性肌炎、原发性干燥综合征、系统性硬化病进展期、混合结缔组织病、成人 Still 病、复发性多软骨炎等。

（2）自身免疫性大疱性皮肤病：如天疱疮、疱疹样天疱疮、大疱性类天疱疮、妊娠疱疹等。

（3）变态反应性疾病：变应性接触性皮炎、急性重症荨麻疹、急性血管性水肿、过敏性休克、重症药疹等。

（4）各种类型的血管炎，过敏性紫癜、变应性血管炎、荨麻疹性血管炎、结节性多动脉炎、急性发热性嗜中性皮肤病、嗜酸性血管炎、肉芽肿性血管炎、结节性血管炎等。

（5）急性移植物抗宿主病。

（6）坏疽性脓皮病等。

2. 相对适应证

（1）无菌性脓疱性皮肤病：疱疹样脓疱病和嗜酸性脓疱性毛囊炎等。

（2）皮肤附属器疾病：特殊型痤疮如高雄激素性痤疮、暴发性痤疮、反常性痤疮等；快速进展的斑秃。

（3）色素障碍性疾病：进展期白癜风。

（4）非感染性肉芽肿性疾病：结节病、环状肉芽肿、类脂质渐进性坏死等。

（5）丘疹鳞屑性疾病：银屑病仅在一些特殊情况下，如其他药物禁忌或无效时，可慎重考虑系统使用糖皮质激素。

（6）代谢性皮肤病：皮肤淀粉样变、胫前黏液性水肿等。

（7）皮肤肿瘤：皮肤 T 细胞淋巴瘤。

（一）结缔组织病

多种结缔组织病可选系统使用糖皮质激素，可能延缓其发展，也可能阻止或逆转病情。需根据病情选择糖皮质激素的剂量及用法。

1. 系统性红斑狼疮 糖皮质激素是现有治疗系统性红斑狼疮（SLE）最重要的药物，剂量视病情轻重而异。轻型病例泼尼松（或相当的药物），每日 < 0.5mg/kg，一般为 20 ～ 40mg/d，病情中等者 1.0mg/kg，一般为每日 60 ～ 80mg，理想的给药方法是 8 点顿服，这样可以减少对 HPA 轴的抑制，病情得不到控制及一次口服剂量过大时，可将剂量分为每天 2 ～ 3 次口服。病情重者用大剂量，必要时用琥珀酸氢化可的松、甲泼尼龙琥珀酸钠或地塞米松静脉滴注，每日相当泼尼松 2 ～ 3mg/kg，对于弥漫增殖性狼疮性肾炎、中枢性狼疮脑病、重症溶血性贫血及血小板减少等症状迅速恶化病例，可使用大剂量甲泼尼龙静脉冲击疗法，治疗剂量为 1g/d（或 15mg/kg）琥珀酸钠甲泼尼龙静脉注射（应在 30 分钟内注射完毕），连续使用 3 天，然后迅速减至常规量或用泼尼松 3mg/kg，维持 2 ～ 3天。糖皮质激素治疗中应注意：原则上应早期、足量和持续用药。病情越重，早期使用剂量越大，以迅速控制病情，抢救生命，避免重要器官受损或发生不可逆损害，如不规则服药或突然停药，可影响病程和预后。若糖皮质激素初始量足够，则在 1 ～ 2 天退热、关节疼痛消失及一些急性活动症状得到良好控制，一般情况好转。若 2 天内上述症状不好转，应立刻将原剂量再增加 25% ～ 50%。一般经 2 ～ 3周病情得到最大限度控制后，逐渐减量，开始时每周减泼尼松 10mg 或相当剂量其他制剂，同时密切注意疾病活动情况。当减至 30mg/d 时，递减应缓慢，每周减 2.5 ～ 5mg。如有活动倾向，应立即在先前剂量上增加 5 ～ 10mg/d。最低维持量患者间差异较大，一般泼尼松每日 7.5 ～ 20mg。也有在泼尼松剂量减至 30mg/d时，采用每周隔日减少 5mg 的方法，直到患者每隔一天早晨服泼尼松 30mg 维持。糖皮质激素治疗后，最快消失的症状是发热、关节痛和浆膜炎等。皮疹和心、肾及神经、精神损害恢复较慢。应预防和及时处理糖皮质激素的不良反应。当患者遇到应激情况如手术、感染、精神创伤时，必须加大剂量直至应激结束，以免发生急性肾上腺皮质功能不足。糖皮质激素减量指标主要根据临床症状的改善和有关实验室指标。血清补体主要是 C3、C4 与疾病活动有重要联系。氯喹或羟氯喹有抗光敏和稳定溶酶体膜的作用，对控制皮疹和轻度关节症状十分有效，用于病情较轻或皮肤损害明显者，糖皮质激素减量过程中也可加用。当系统性红斑狼疮

患者单独使用糖皮质激素无效，或者对长期大剂量糖皮质激素治疗不能耐受时，可以联合使用免疫抑制剂。对于中、大剂量糖皮质激素不能控制的狼疮性肾炎和神经精神性狼疮，可以使用环磷酰胺，方法为每月静脉滴注 1 次，$0.5 \sim 0.75 g/m^2$ 体表面积，要求 60 分钟内注射完毕，随后 24 小时内多饮水。根据病情可重复 6 次，以后可改为每 3 个月 1 次。

　　用于系统性红斑狼疮的常用免疫抑制剂还有硫唑嘌呤、环孢素、吗替麦考酚酯等。

　　2. 皮肌炎及多发性肌炎　皮肌炎是以红斑、水肿为皮损特点，伴有肌无力和肌肉炎症变性的疾病，常伴有关节、心肌等多器官损害，各年龄组均可发生。糖皮质激素可以减轻皮肌炎患者的肌肉炎症，缩短肌肉各种酶活性恢复正常的时间。治疗多选用泼尼松，剂量取决于疾病活动程度，一般开始用量较大。急性期一般用泼尼松每日 $1 \sim 2 mg/kg$，待病情控制后逐渐减量，以临床表现的改善和肌力测定与有关血清肌酸激酶水平下降三项评定疗效，临床表现的改善比后两项检查指标更为重要，减量过快或骤然停药，可致血清肌酸激酶反复升高和症状再现。一般维持量为每日 $7.5 \sim 20 mg$，维持数月到数年。对于病情严重的患者，可给予甲泼尼龙琥珀酸钠冲击治疗（1g/d，持续 3 日）。约有 3/4 的患者对单用糖皮质激素的临床反应好。儿童需大剂量糖皮质激素才能缓解，开始剂量为 $1.5 \sim 2 mg/kg$，病情改善后逐步减量。对于无肌病的皮肌炎治疗，目前仍有不同的看法，有部分患者皮损有自愈倾向。关于糖皮质激素的使用有人主张开始使用小剂量（20mg/d），有人倾向用较大剂量（$40 \sim 60 mg/d$）泼尼松。肌肉症状的改善多半迟于各种实验室检测。值得注意，肌无力也可由糖皮质激素使用中发生的低钾血症所致，应做常规电解质测定，补充钾盐。对糖皮质激素无效或因并发症不能耐受大剂量的患者，可加用一种免疫抑制剂，用硫唑嘌呤 $50 \sim 100 mg/d$，每日 1 次或甲氨蝶呤每周 15mg，可根据病情逐渐增加剂量至每周 25mg。环磷酰胺和苯丁酸氮芥也均有用。

　　3. 原发性干燥综合征　90% 以上患者为女性，多发生于 $30 \sim 50$ 岁，约半数病例在 40 岁以前发病。原发性干燥综合征不伴有其他疾病作为一种原发性疾病单独存在，但有时也可累及腺体外器官，如皮肤、肾脏、肝脏、肺和神经系统。腺体外器官被累及的患者常需用糖皮质激素治疗，小剂量泼尼松可减轻症状，较大剂量对肺纤维化或周围神经病变等合并症有效。急性腮腺肿胀应用糖皮质激素亦有帮助。有些病例用免疫制剂有一定疗效。慢性腮腺肥大禁用外科手术或 X 线治疗。

　　4. 系统性硬化病进展期　对重度或进展性的弥漫性皮肤受累、间质性肺疾病、心肌炎、重度炎性肌病和（或）关节炎患者，可谨慎系统使用糖皮质激素，一般常先用泼尼松 30mg/d，连用数周逐渐减为维持量 5～10mg/d，能改善关节症状，减轻皮肤水肿、硬化及全身的一般症状，对间质性肺炎和心肌病变有一定的疗效。但糖皮质激素由于应用价值可疑，皮肤变软在治疗数月后才明显，而且会导致不良反应，因此不用于肢端硬化病，对肺纤维化或者有肾损害者，则应限制或不使用糖皮质激素。

5. 混合结缔组织病　指临床上具有 SLE、系统性硬化病和多发性肌炎等特征，血清中有高滴度的核糖核蛋白（RNP）抗体，对糖皮质激素反应良好的一组疾病。目前被认为是一种独立的疾病，好发于女性。目前尚无统一的诊断标准，根据雷诺现象，手肿胀，手指腊肠样，皮肤硬化，高滴度 RNP 抗体，排除 SLE、系统性硬化病和多发性肌炎后则可做出诊断。

混合结缔组织病的许多严重临床表现往往是间歇性的，包括无菌性脑膜炎、肌炎、胸膜炎、心包炎和心肌炎，对糖皮质激素治疗如泼尼松 0.5～1.0mg/（kg·d）有反应。相比之下，肾病综合征、雷诺现象、致畸性关节病、肢端硬化病和周围神经病变通常对糖皮质激素抵抗。在需要长期糖皮质激素治疗的患者中，使用抗疟药（羟氯喹 400mg/d）或甲氨蝶呤（每周 7.5～15mg）可使糖皮质激素的累积剂量最小化。泼尼松可能在治疗混合结缔组织病患者食管受累时有效。一项纳入 10 例混合结缔组织病患者的纵向研究评估了泼尼松（平均剂量为 25mg/d）治疗食管动力障碍效果，研究发现泼尼松可显著改善食管下段括约肌压力，且近端食管蠕动波也有改善的趋势[1]。

6. 成人 Still 病　根据不规则高热持续 2 周以上，以弛张热为主，反复发作一过性皮疹，关节疼痛伴有或无肿胀，血白细胞计数增高伴核左移，红细胞沉降率（ESR）增速，血培养阴性，抗生素治疗无效，糖皮质激素可以缓解症状，在排除其他可能的疾病后方可诊断成人 Still 病。对于病情轻，仅表现为发热和皮疹，以及关节痛或轻度关节炎的患者，单用非甾体抗炎药（NSAID）有效，但大多数此类患者需要小剂量的糖皮质激素来控制炎症反应及疾病的症状和体征。对于出现高热、影响日常活动的关节症状，或者并不危及生命或并不严重的内脏器官受累患者，经过数周 NSAID 治疗但疾病仍持续存在的，可系统使用糖皮质激素来控制疾病的症状和体征。根据疾病的严重程度给予泼尼松 0.5～1mg/（kg·d）[2]，甲泼尼龙静脉冲击治疗仅用于病情非常严重或危及生命的患者[2-5]。通常在数小时至数日内对糖皮质激素产生反应，但有些则需要更长的治疗时间[6,7]，约 70%的患者对单用糖皮质激素治疗或对尝试 NSAID 后使用糖皮质激素有反应[8,9]。一旦控制症状至少 1 个月且实验室指标恢复正常，糖皮质激素应迅速减至低维持剂量并持续 2～3 个月，以维持对疾病体征和症状的控制。例如，若患者最初接受 60mg/d 的泼尼松，每周降低糖皮质激素的日剂量，在 8 周内将泼尼松剂量降到 10mg/d 以下，3 个月内停用糖皮质激素。若患者的糖皮质激素剂量不能逐渐减少到可接受的水平（如低于 10mg/d 的泼尼松），应开始传统的改善病情的抗风湿药（DMARD）治疗，预防关节和其他器官损伤，以及治疗难治性炎症。对于存在危及生命的器官受累和（或）疾病，如严重的肝脏受累、心脏压塞和（或）弥散性血管内凝血的患者，需要大剂量或冲击式糖皮质激素治疗如甲泼尼龙冲击 1g/d，静脉给予，连用 3 日。多项纳入有严重疾病表现患者的病例报告和病例系列研究表明这种方法有效，但目前仍没有针对严重 Still 病患者使用糖皮质激素冲击治疗的随机试验[2-5, 8, 10, 11]。大剂量糖皮质激素静脉冲击后，紧接着首先进行口服糖皮质激素如泼尼松 60mg/d，并在开始 DMARD 治疗 2～4 个月后逐渐降低泼尼松的日剂量。根据耐受情况逐渐降低泼尼松的日剂量，目标是在 2～4 个月后停用糖皮质激素。

7. 复发性多软骨炎　多见于 30～40 岁女性，但也可见于婴儿或老年人。发病部位大多在 3 处以上（早期可仅有 1～2 处），其中见于外耳、鼻、关节或喉部软骨者约占 80%，也可侵犯气管或肋软骨，甲状腺软骨被侵犯较少。在急性期，患者患区红肿、触痛以后变松软。耳部受累时呈牛肉样红色，仅限于耳廓而耳垂正常，可由软骨肿胀及阻塞导致传导性耳聋病，由于软骨病变发生双耳松软。鼻中隔被侵犯时可出现鼻塞、鼻出血和鼻炎，以及形成鞍鼻。本病反复发作，但复发的频度、每次发作的持续时间和严重程度及预后都因人而异，有些患者可连续频繁发作达 20 年以上，也有短期后静止不发的。氨苯砜对本病治疗有效，剂量开始用 50mg/d，后改为 100mg，每天 1 次或 2 次治疗，2～3 周后皮损消退后，再维持 4～6 个月。在急性期及活动期，可系统使用糖皮质激素，初始剂量取决于疾病严重程度[12, 13]，治疗剂量为泼尼松 30～60mg/d，分次给药对大多数患者有效，缓解后逐渐减量至停药。部分 SAPHO 综合征也可酌用糖皮质激素。

（二）自身免疫性大疱性皮肤病

各种类型的自身免疫性大疱性皮肤病，如天疱疮、疱疹样天疱疮、大疱性类天疱疮、妊娠疱疹等，首选系统使用糖皮质激素，根据病情及疾病的发展选择和调整糖皮质激素的使用剂量。IgA 天疱疮一般首选氨苯砜，但也可单独或与氨苯砜联合系统使用糖皮质激素。

1. 天疱疮　糖皮质激素是治疗天疱疮最有效的药物，应尽量做到及时治疗、足量控制、正确减量、最小量维持。一般使用剂量是泼尼松 0.5～2mg/（kg·d），高剂量组（大于 120mg/d）比低剂量组（60mg/d）除控制症状较快外，在防止复发上并无不同。根据新起水疱数或皮损占体表面积、糜烂愈合速度、尼科利斯基征转阴和天疱疮抗体滴度等来判断疗效。治疗 1 周后如无效，剂量要增加原用量的 1/3 ～ 1/2，但要排除继发感染，否则即使使用大剂量糖皮质激素也不容易控制。皮疹控制后应继续用 2 ～ 3 周后再减量。口腔病变往往不易短期消退，不一定作为减量标准。开始减量可快些、多些，以后要慢些、少些。一般维持量为 10 ～ 15mg/d，当每日服用量为 20 ～ 30mg 时，可改为隔日服药，以减少对 HPA 轴的抑制，多数患者需使用维持量数年，少数患者糖皮质激素可以完全停药。病情严重者亦可采用糖皮质激素冲击疗法，如每日甲泼尼龙琥珀酸钠 500 ～ 1000mg 静脉滴注，连续 3 ～ 5 天，15 ～ 30 天后再次冲击治疗，此法见效快。糖皮质激素常与免疫抑制剂联合使用，可降低糖皮质激素的控制量和维持量。硫唑嘌呤每日 2.5mg/kg 与糖皮质激素联合使用较单纯使用糖皮质激素更有效，对轻症病例单独应用可达到治疗效果。单独应用环磷酰胺对天疱疮无效，但 1 ～ 3mg/（kg·d）的环磷酰胺联合糖皮质激素较单用糖皮质激素效果更好。病情缓解后可口服小剂量的环磷酰胺维持。环孢素对急性天疱疮有疗效，但患者有血液学异常时，可选择糖皮质激素和环孢素 5mg/（kg·d）联合使用。对严重的口腔天疱疮可用环孢素漱口。免疫抑制剂在治疗天疱疮时，常在使用 1 个月后出现疗效，出现效果后，一般先减少糖皮质激素的用量，再减少免疫抑制剂用量至维持量，可以将几种免疫抑制剂交替使用，以减少不良反应。

2. 疱疹样天疱疮　好发于胸、腹、背及四肢近端，为环形或多环形红斑，有针头至绿豆大小水疱，疱壁紧张，尼科利斯基征阴性，偶有大疱及丘疹。黏膜损害偶见，皮损剧痒，类似疱疹样皮炎。组织病理表现为表皮内水疱、海绵形成和嗜酸性粒细胞浸润，表皮内细胞间 IgG 沉积，有低滴度的循环抗表皮细胞间物质抗体。糖皮质激素和氨苯砜联合使用疗效较好，泼尼松每日 20 ～ 60mg，氨苯砜每日 100mg。轻症患者可以单独使用氨苯砜。泼尼松也可与环磷酰胺或硫唑嘌呤合用。皮损控制后泼尼松要小剂量维持。

3. 大疱性类天疱疮　是一种表皮下水疱性疾病，好发于老人，以紧张性大疱为特征，免疫病理发现基底膜带有 IgG 和补体 C3 沉积，多无黏膜损害，小部分患者在口腔上出现非瘢痕性水疱和糜烂。对于大疱性类天疱疮的治疗目的是用最小剂量的药物抑制病情活动。大疱性类天疱疮患者多为老年人，对药物的不良反应敏感。对于局限性大疱性类天疱疮，可首先外用强效的糖皮质激素。局部使用糖皮质激素，还可以减少系统使用糖皮质激素的用量。对于轻症患者，推荐泼尼松起始量为 20mg/d 或每天 0.3mg/kg，中度病例起始量为轻度的

2 倍，严重的患者推荐量为 50 ～ 70mg/d 或每天 0.75 ～ 1mg/kg。在开始使用糖皮质激素时就要采取措施预防骨质疏松等不良反应。几周后糖皮质激素减到每天10 ～ 20mg，以后更加缓慢减量。不推荐大疱性类天疱疮患者单独使用免疫抑制剂，但在糖皮质激素剂量不能减至可接受水平时，可使用。免疫抑制剂常用硫唑嘌呤，当患者同时存在银屑病时，可用甲氨蝶呤。

4. 妊娠疱疹 发生在妊娠或产褥期，是以水疱为主的剧烈瘙痒性大疱性自身免疫性皮肤病，分娩后可自行缓解，再次妊娠时可复发。对于妊娠疱疹，主要是局部用中效或强效的糖皮质激素，外用治疗轻症患者常同时口服抗组胺药，一旦有水疱出现，则需要系统使用糖皮质激素。中度患者可每日口服泼尼松20 ～ 40mg，而重度患者则需要 40 ～ 80mg，症状控制后减量维持，直到分娩。

5. IgA 天疱疮 发于皱褶部位，主要表现为水疱、脓疱，尼科利斯基征一般阴性，有时可阳性。病理上表皮内或角层下有单房性脓疱，伴棘层松解细胞，表皮类细胞间有 IgA 呈网状沉积。氨苯砜为本病首选治疗药物，对多数患者有效，50mg，每日 2 次，有效后用维持量，每日 25 ～ 75mg，每周口服 2 天，或与泼尼松每日 10 ～ 20mg 联合应用。单独系统使用泼尼松或泼尼松龙 40mg/d，治疗有效，但减量后易复发，可与氨苯砜和硫唑嘌呤联合使用。

（三）无菌性脓疱性皮肤病

疱疹样脓疱病和嗜酸性脓疱性毛囊炎可选择系统使用糖皮质激素，病情控制后逐渐减量。连续性肢端皮炎、掌跖脓疱病一般不建议系统使用糖皮质激素，建议外用糖皮质激素，尤其是封包治疗。

1. 疱疹样脓疱病 是一种少见的急性重症皮肤病，多见于中年孕妇的妊娠中期前后，在男性及幼儿也有报道。皮疹常先发于腹股沟、腋窝、乳房下、脐部等处，以后泛发于全身。早期皮肤上出现红斑，表面很快出现针尖或绿豆大小脓疱。向周围扩展，排列成环形、多环形。有时互相融合成脓湖。数日后脓疱干燥形成暗褐色痂皮，周围又出现新脓疱。在摩擦部位，糜烂面肉芽增殖，隆起于皮面，表面有黄绿色痂皮，类似增生型天疱疮。皮损消退后留下棕红色色素沉着。皮疹除轻度瘙痒外，可有灼热、痛感。多伴有高热、畏寒、呕吐、腹泻等症状，病情严重时可伴发高热、谵妄、昏迷、呼吸困难。常出现骨质软化及手足抽搐。孕妇常发生流产、死胎，或婴幼儿出生数日后死亡。疱疹样脓疱病一般要注意支持治疗，补充钙剂、维生素 D，对症处理。严重病例可以考虑终止妊娠。可系统使用糖皮质激素治疗，开始每日用泼尼松 30 ～ 60mg，病情控制后减量维持，停药后容易复发。

2. 嗜酸性脓疱性毛囊炎 好发于青壮年男性，脂溢部位有毛囊性丘疹、脓疱，皮损向四周扩展而中心消退。患者有轻度瘙痒，一般无全身症状，血嗜酸性粒细胞增加，毛囊内形成脓肿，含有较多的嗜酸性粒细胞。本病在周期性加重后可缓解。本病慢性经过，反复发作，一般不影响健康。一般系统使用低于 30mg/d（以泼尼松为例）糖皮质激素治疗有效，症状缓解后逐渐减量至停药。

（四）荨麻疹、皮炎湿疹类等变应性皮肤病

1. 荨麻疹 急性重症荨麻疹、血管神经性水肿伴喉头水肿或急性过敏症伴过敏性休克时，可短期系统使用糖皮质激素，症状控制后直接停药，无须减量或缓慢减量。糖皮质激素在荨麻疹诊疗指南中属于三线或二线治疗。慢性特发性荨麻疹一般不系统使用糖皮质激素，除非其他治疗效果差。

2. 变应性接触性皮炎（allergic contact dermatitis，ACD） 是针对半抗原发生的由 T 细胞介导的Ⅳ型变态反应，最常见的临床表现是与接触部位一致、边界清楚的红斑、丘疹、水疱，可为轻至重度、急性、一过性，若反复接触，则可成为慢性。对于 ACD 的治疗首先需识别致病变应原并避免接触，恢复皮肤屏障及对症治疗皮肤炎症。ACD 的治疗遵循湿疹治疗的一般原则，包括外用糖皮质激素和外用钙调磷酸酶抑制剂。外用糖皮质激素是局部 ACD 的一线治疗方法。但对于急性，或累及面部、手部、足部或生殖器部位且要快速缓解症状的急性 ACD 患者，可系统使用糖皮质激素。初始用泼尼松（或等效剂量的其他全身用糖皮质激素）30～40mg/d，皮疹控制后逐日递减，在 7～10 天后可停药。

3. 药疹 是常见的药物不良反应，指药物通过注射、口服、吸入等途径进入人体后引起的皮肤、黏膜反应。发疹型药疹亦称麻疹样或斑丘疹型药疹，是最常见的药疹形式。其特征是开始药物治疗后 1 周左右出现弥漫性、对称性红斑疹或小丘疹，而之前已致敏的个体最早可在开始药物治疗后 1～2 天发生。重型可能累及黏膜和皮肤附属器。诱发发疹型药疹的常见药物有青霉素类、头孢菌素类、大环内酯类、喹诺酮类、抗结核药物、钙拮抗剂、质子泵抑制剂和含巯基的药物等。药物还可引起苔藓样疹、剥脱性皮炎、荨麻疹/血管性水肿、全身性过敏反应或皮肤小血管炎，偶尔发生可能危及生命的重度反应，包括史－约综合征（Stevens-Johnson syndrome，SJS）/中毒性表皮坏死松解症（toxic epidermal necrolysis，TEN）、伴嗜酸性粒细胞增多和系统症状的药物反应（DRESS），以及急性泛发性发疹性脓疱病（AGEP）。SJS/TEN 和 DRESS 最常涉及的药物包括芳香族抗癫痫药（卡马西平、苯妥英、拉莫三嗪、奥卡西平和苯巴比妥）、别嘌醇及磺胺类。大多数 AGEP 病例与抗生素相关。还有不常见的药疹包括光毒性反应和光变态反应、大疱性疹（如天疱疮、大疱性类天疱疮、假卟啉病）、皮肤假性淋巴瘤和药物性狼疮。

药疹的治疗首先是停用致敏药物，包括可疑致敏药物，加速药物的排出，尽快消除药物反应；慎用与致敏药物结构相近的药物；防止和及时治疗并发症。

大多数的药疹表现比较轻微，可以通过停药和进行相应治疗好转。轻型药疹可给予抗组胺药、维生素 C 等药物，必要时给予中等剂量泼尼松，等到皮损停止发展后可逐渐减量直至停药。

重症药疹病情危重，可能危及生命。早期诊断和停止致敏药物对改善患者的预后至关重要。近年来有研究支持早期中等剂量的系统性糖皮质激素使用可显著改善临床症状，1.0mg/（kg·d）泼尼松或同等剂量其他激素开始，如果患者口服激素症状无改善或加重，可考虑静脉使用 0.5 ～ 1.0g/d 甲泼尼龙，连续冲击治疗 3 天。糖皮质激素停用或减量太快会导致疾病的反复，需在临床和实验室指标稳定后开始逐渐减量，疗程需适当延长至数周以减少疾病的反复。对伴有免疫低下或重症感染而不宜采用糖皮质激素冲击疗法的病例及糖皮质激素冲击疗法无效的重症患者，可考虑系统使用静脉注射免疫球蛋白（IVIG）疗法，一般用量为 0.2 ～ 0.4g/（kg·d），静脉滴注 3 天；如果效果不明显，剂量可增至 0.6 ～ 0.8g/（kg·d）。联用糖皮质激素优于单用免疫球蛋白大剂量冲击疗法。有研究显示环孢素、TNF-α 拮抗剂用于重症药疹的治疗取得良好疗效，至少可以减少糖皮质激素的使用剂量和时间等。

4. 特应性皮炎 是一种慢性、瘙痒性、炎症性皮肤病，最常累及儿童，但也可累及成人。特应性皮炎的临床特征包括皮肤干燥、红斑、渗出和结痂，以及苔藓样变。特应性皮炎的治疗目的是缓解或消除临床症状，消除诱发和（或）加重因素，减少和预防复发，减少或减轻合并症，提高患者的生活质量。目前可使用特应性皮炎积分指数（scoring atopic dermatitis index，SCORAD）评分、湿疹面积及严重程度指数（eczema area and severity index，EASI）评分、研究者整体评估（investigator global assessment，IGA）、瘙痒程度视觉模拟评分法（visual analogue scale，VAS）等根据特应性皮炎的严重程度进行评估，再根据疾病严重度评估来制订治疗方案。目前主要根据 SCORAD 评分，将病情分为轻度（SCORAD：0 ～ 24 分）、中度（SCORAD：25 ～ 50 分）、重度（SCORAD：> 50 分）。国内外的指南都推荐按照疾病严重程度进行阶梯治疗，具体如下：

（1）基础治疗：健康教育，使用保湿润肤剂，寻找并避免或回避诱发因素（非特异因素、变应原回避等）。

（2）轻度患者：根据皮损及部位选择外用糖皮质激素（topical corticosteroid，

TCS）/外用钙调磷酸酶抑制剂（topical calcineurin inhibitor，TCI）对症治疗，必要时口服抗组胺药治疗合并过敏症（荨麻疹、过敏性鼻炎）或止痒；对症抗感染治疗。

（3）中度患者：根据皮损及部位选择TCS/TCI控制症状，必要时湿包治疗控制急性症状；TCS/TCI主动维持治疗，窄谱中波紫外线（narrow-band bound ultraviolet B，NB-UVB）或长波紫外线A1（ultraviolet A1，UVA1）治疗。

（4）重度患者：住院治疗，系统用免疫抑制剂，如环孢素、甲氨蝶呤、硫唑嘌呤、吗替麦考酚酯，短期用糖皮质激素（控制急性严重顽固性皮损）、白细胞介素4（IL-4）/13受体α链的全人源单克隆抗体dupilumab、UVA1或NB-UVB治疗。

对于特应性皮炎患者原则上尽量不用或少系统使用糖皮质激素。但对病情严重、其他药物难以控制的急性发作期患者可短期使用，2014版美国特应性皮炎治疗指南推荐用药剂量为0.5～1.0mg/（kg·d）[14]。考虑到我国的实际用药情况，推荐剂量0.5mg/（kg·d）（以甲泼尼龙计），病情好转后及时减量停药，对于较顽固病例，可先用糖皮质激素治疗，之后逐渐过渡到免疫抑制剂或紫外线疗法[15]。应避免长期应用糖皮质激素，以防止或减少不良反应的发生。

5. 湿疹 是由多种内外因素引起的一种具有明显渗出倾向的皮肤炎症反应。皮疹呈多样性，慢性期则有局限的浸润和肥厚，瘙痒剧烈，易复发。由于湿疹的原因比较复杂，临床形态和部位又各有其特点，所以湿疹的治疗大多为对症治疗，主要有以下几个方面：

（1）一般防治原则：尽可能寻找本病的原因，故需对患者的工作环境、生活习惯、饮食、嗜好等做深入了解，并对全身情况进行全面的检查，明确有无慢性疾病及内脏疾病，以去除可能的致病因素。避免各种外界的刺激，避免易致敏和有刺激的食物。对患者仔细交代防护要点，指导用药。

（2）系统治疗：可以选用抗组胺药物止痒，必要时可两种配合或交替使用，或配合服镇静药。一般不系统使用糖皮质激素，但是对于面积较大、渗出比较明显的急性湿疹，可以短期系统使用中小剂量的糖皮质激素，症状控制后迅速减药停药。

（3）外用治疗：应根据皮损的情况选择适当的剂型和药物。

（五）血管炎

各种类型的血管炎，如过敏性紫癜、变应性血管炎、荨麻疹性血管炎、结节性多动脉炎、急性发热性嗜中性皮肤病、嗜酸性血管炎、肉芽肿性血管炎、结节性血管炎等，可根据病情选择糖皮质激素的剂量，可加用免疫抑制剂。

1. 过敏性紫癜（Henoch-Schönlein purpura, HSP）　现被称为 IgA 血管炎（IgA vasculitis, IgAV），是最常见的儿童期系统性血管炎，90% 的病例都是儿童。IgAV（HSP）通常具有自限性，临床表现为以下四联征，这些临床表现存在与否及出现顺序不一。

（1）既无血小板减少又无凝血病的患者出现可触性紫癜。

（2）关节痛和（或）关节炎。

（3）腹痛。

（4）肾脏病。

过敏性紫癜的诊断是临床诊断，血管周围有 IgA 的沉积是本病的特征。IgAV（HSP）的治疗措施包括支持治疗、对症治疗，以及旨在降低并发症发生风险的针对性治疗。绝大多数患者可自行恢复，因此主要给予支持治疗，包括充分补液、休息及缓解疼痛症状。大部分研究表明糖皮质激素治疗可缩短 IgAV（HSP）患者的腹痛持续时间[16-20]，但糖皮质激素不会影响临床病程[21, 22]。因此，建议只对以下患者采用泼尼松 [1 ～ 2mg/（kg·d），最大剂量 60 ～ 80mg/d] 治疗：症状严重以致影响经口摄食、影响离床活动能力和日常生活和（或）需要住院治疗的患者。对于不能耐受口服药物的患者，建议静脉给予等效剂量的甲泼尼龙琥珀酸钠 0.8 ～ 1.6mg/（kg·d）。当患者有活动性消化道疾病时，在病程早期静脉使用甲泼尼龙可能更有益，因为黏膜下水肿和出血会改变口服药物的吸收。使用糖皮质激素治疗 IgAV（HSP）时，需注意糖皮质激素虽可减轻炎症，但本病的病理生理可能并不受影响。因此，糖皮质激素减量时必须缓慢，通常需要 4 ～ 8 周，以免减量过快而诱发疾病发作。此外，使用糖皮质激素可能会掩盖 IgAV（HSP）相关腹部严重事件的症状和体征，所以对采用此类药物治疗重度腹痛的患者需保持高度警觉。

2. 变应性血管炎　主要累及毛细血管、微静脉、微动脉的小血管坏死性（白细胞碎裂性）血管炎，是皮肤科最常见的血管炎，儿童和成人均可累及，以青年女性多见。临床最常见的特征是可触及性紫癜（紫癜性斑丘疹），紫癜及紫癜性斑丘疹上可发生血疱、脓疱、坏死及溃疡。皮疹为针尖大小到数厘米。有时可有多形红斑样皮损，有的表现为红斑边缘形成一圈环状紫癜。此外，还可出现荨麻疹样皮疹，较通常的风团不易消退，呈鲜红色至紫红色，压之不退色。本病可侵及黏膜，发生鼻出血、咯血、便血。除了皮肤黏膜症状外，2/3 的病例可出现发热及关节肿痛，可有肌痛、全身不适等症状。1/3 的病例有肾脏累及，主要为肾小球肾炎；如侵犯胃肠道，可发生食欲减退、恶心、呕吐、腹泻、呕血和便血等；侵犯心脏可发生充血性心力衰竭；侵犯视网膜可引起视网膜出血；有的病例

X线检查有肺部弥漫性或结节样的浸润性损害；有的可侵犯周围或中枢神经系统。本病分为皮肤型和系统型。皮肤型仅有皮肤症状，系统型常常有明显的系统症状。大部分患者找不到病因。本病的发病机制是Ⅲ型变态反应，能诱导免疫复合物形成的抗原很多，约60%与药物、食物、感染等有关。

变应性血管炎治疗原则：仅有皮损时，用支持治疗，可选用抗组胺药、非甾体抗炎药、己酮可可碱、秋水仙碱和氨苯砜；仅有溃疡性皮损可选用沙利度胺，每周低剂量甲氨蝶呤和泼尼松治疗；有系统累及时，可选用泼尼松、硫唑嘌呤、环磷酰胺、环孢素等。有系统累及或有溃疡的患者，可系统使用糖皮质激素治疗，如泼尼松每日 30 ～ 40mg，常可有效控制症状，尤其对有疼痛的皮损，发热及关节痛也可以得到改善，可使皮疹停止发展，在病情稳定后糖皮质激素可逐渐减量至维持量。

3. 荨麻疹性血管炎（urticarial vasculitis，UV） 是临床出现荨麻疹样风团的表现和组织病理显示为小血管皮肤白细胞破碎性血管炎（leukocytoclastic vasculitis，LCV）的疾病，主要累及毛细血管后微静脉。UV 主要发生于 30 ～ 40 岁女性。起病时常伴有不规则发热，可达 38 ～ 39℃。躯干或四肢近端有风团性皮损，像荨麻疹，但风团持续的时间长，往往为 24 ～ 72 小时，甚至数天不消失。风团触之有浸润，有时风团内可见紫癜性损害。少数病例可有血管性水肿、红斑，也可有网状青斑、结节和大疱，但无坏死。损害消退后遗留色素沉着或脱屑，自觉有痒感或烧灼感。UV 可主要累及皮肤，也可侵犯其他器官系统。部分患者补体水平较低，与病情严重和全身受累有关。有低补体血症的患者可能存在广泛性血管炎和全身性症状，主要累及肌肉骨骼系统、呼吸系统、泌尿系统和（或）消化系统。虽然 UV 多为特发性，但也可能和自身免疫性疾病、药物反应、感染或恶性肿瘤有关。UV 包括一系列病变，轻者表现为荨麻疹伴轻微血管炎，重者可表现为危及生命或器官的全身性血管炎伴轻微荨麻疹。

UV 通常很难治疗，且没有标准疗法。应以临床表现指导治疗，根据疾病的严重程度和有无全身性受累选择药物。轻症 UV 一般对症治疗，常见症状包括风团或风团样损害及关节痛或关节炎，抗组胺药可能有助于缓解风团样损害和瘙痒。当瘙痒仍得不到控制时，可加用镇静类抗组胺药，如苯海拉明、氯苯那敏、多塞平、羟嗪或异丙嗪等。非甾体抗炎药（nonsteroidal anti-inflammatory drug，NSAID）常用于治疗 UV 患者的关节痛和关节炎，取得良好效果的概率可达 50%。抗组胺药和 NSAID 对 UV 无效时，需系统使用糖皮质激素，可联用或不联用氨苯砜、秋水仙碱或羟氯喹。系统使用糖皮质激素用于治疗病情严重或全身受累患者，大多数伴低补体血症的患者需要通过该疗法来控制病情[23，24]。糖皮质激素有多种给药方案，常根据全身性疾病的严重程度而定。一般以 0.5 ～ 1.0mg/（kg·d）的剂量开始治疗，治疗通常在 1 ～ 2 天见效，一般至少要在用药 1 周后评估临床效果。极少数患者可能需要 1.5mg/（kg·d）的剂量。确定病情得到控制后，应逐周减少糖皮质激素剂量，直至能够控制病情的最小剂量。部分患者可以逐渐减停糖皮质激素，但许多患者不能停药，需要长期应用。长期系统使用糖皮质激素治疗可引起大量的不良反应，因此应尽量寻求可降低长期糖皮质激素剂量的辅助疗法。如患者具有难治性症状或具有危及器官/生命的疾病表现，可与其他药物联用，如吗替麦考酚酯、甲氨蝶呤、硫唑嘌呤和环孢素。随着新药的不断增多，利妥昔单抗、阿那白滞素、卡那单抗和奥马珠单抗可能会成为治疗选择。

4. 结节性多动脉炎　主要侵犯小、中等大肌性动脉的节段性坏死性血管炎，而不侵犯静脉或淋巴管，血清抗中性粒细胞胞质抗体（antineutrophil cytoplasmic antibody，ANCA）一般呈阴性。本病有两种类型：皮肤型和系统型。多数病例有系统性病变，20% ～ 25% 的病例仅表现有皮肤症状，可因血管炎而发生缺血、梗死和出血，出现终末器官的损伤，好发于中年男性。皮肤型结节性动脉炎表现为真皮或皮下结节，常位于足、踝部附近及小腿，并向心性地发展至大腿、臀部、上肢和手部，偶发于躯干、面部、头皮及肩；两侧发生，但不对称；直径在 0.5 ～ 2cm，一般比其他下肢结节性疾病的结节小，数目不定。结节单个或成群发生，成群的结节多在网状青斑处发生。结节硬，易触及，表面淡红色或鲜红色，常有触痛或自发痛，沿血管发生，持续 1 周或更久而消失。由于侵犯局部血管，局部组织缺血，产生瘀斑、坏死或溃疡，边缘不整，周围常有网状青斑围绕。可有肌痛，特别是夜间显著。系统型结节性多动脉炎的皮肤症状与皮肤型没有差别，但皮疹急性发生，有出血、大疱、急性栓塞及溃疡，表现为明显的急性炎症。具有诊断价值的损害是直径 5 ～ 10mm 的皮下结节，单个或成群沿血管分布。伴全身不适、乏力、高血压、心动过速、发热、水肿、体重减轻是本病的主要表现。肝大、黄疸、淋巴结肿大、血尿和白细胞数升高也是常见的表现，还可有关节痛、心肌梗死、心包炎、心包积血、充血性心力衰竭、急性主动脉炎、肾小球硬化等。常表现为足下垂的多发性单神经炎，这是本病的重要特征。对于系统型结节性多动脉炎，系统使用糖皮质激素仍然是主要的治疗方法，可改善五年存活率（从 10% ～ 13% 升到 48% ～ 57%），每日使用泼尼松或泼尼松龙 60 ～ 100mg[1 ～ 2mg/（kg·d）]，症状改善后，逐渐减量至维持量（每日 10 ～ 20mg）。经过 3 ～ 6 个月的治疗后，病情缓解，可逐渐减量至停用。环磷酰胺可与糖皮质激素合用。非甾体抗炎药对皮肤型结节性多动脉炎的症状治疗有效，但有些病例需要大剂量糖皮质激素，症状改善后逐渐减量。

5. 急性发热性嗜中性皮肤病　又称 Sweet 综合征，本病主要表现为发热，四肢、面部、颈部有疼痛性红色丘疹、斑块或结节。末梢血中中性粒细胞增多，组织病理学真皮有密集的中性粒细胞浸润。本病病因尚不明确，50% 的患者与潜在的疾病相关，可能与以下因素有关：①感染；②药物；③肿瘤；④与其他疾病伴发，如白塞综合征、结节性红斑、结节病、类风湿关节炎和甲状腺疾病；⑤也有发生于皮外伤后的。本病的致病机制不明，可能机制是对细菌、病毒、药物或肿瘤抗原等的变态反应。多见于 40 ～ 70 岁女性，但也可发生于婴儿甚至新生儿。对于急性发热性嗜中性皮肤病的治疗，首先是积极寻找各种原因，排除感染、药物及肿瘤等。通常用抗生素治疗效果不好，系统使用糖皮质激素疗效好。泼尼松开始用量为每日 30mg（40 ～ 60mg/d），几天内发热及皮损即可消退，以后减量至停药。一般疗程需要 4 ～ 6 周，但有时需要用低剂量长期维持，以防止复发。碘化钾、秋水仙碱和雷公藤制剂也可以获得比较好的疗效，可以作为轻型的一线治疗药物。

（六）丘疹鳞屑性疾病

在银屑病的主要治疗指南中，一般不主张系统使用糖皮质激素，临床医师需了解滥用糖皮质激素的危险。仅在一些特殊情况下，如其他药物禁忌或无效时，可慎重考虑系统使用糖皮质激素。

1. 泛发性脓疱型银屑病（GPP）　通常不推荐系统使用糖皮质激素作为 GPP 的一线治疗，但如 GPP 患者高热不退，其他药物治疗无效或合并急性呼吸窘迫综合征，短期可系统使用泼尼松 20 ～ 40mg/d 或氢化可的松 150 ～ 200mg/d，但减量时容易复发。因此，建议与 MTX 或阿维 A 等联合治疗，以减少 GPP 在糖皮质激素逐渐减量和停药时反跳的可能性。但随着生物制剂的研发，肿瘤坏死因子 α（TNF-α）抑制剂：依那西普（etanercept）、英夫利西单抗（inflaximab）、阿达木单抗（adalimumab）可试用于 GPP 的治疗[25]，亦可与糖皮质激素联合使用。

2. 关节病型银屑病（PsA）　PsA 一般应避免系统使用糖皮质激素，对于严重发作，且经传统系统治疗或抗风湿药物治疗无效的患者，可低剂量、短时间使用系统用糖皮质激素，如用泼尼松 40mg/d 治疗可能造成不可逆关节损伤的超急性多发性关节炎。目前 TNF-α 抑制剂：依那西普、英夫利西单抗、阿达木单抗有较好效果；白细胞介素 12/23（IL-12/23）抑制剂：乌司奴单抗（ustekinumab）等可慎用于 PsA[25]。

3. 红皮病型银屑病　不推荐糖皮质激素作为红皮病型银屑病的常规治疗，但如患者症状严重危及生命，可谨慎给予糖皮质激素，如泼尼松 40 ~ 60mg/d，在病情控制后逐渐缓慢减量至停用。目前 TNF-α 抑制剂：依那西普、英夫利西单抗、阿达木单抗有用于红皮病型银屑病的治疗的报道[25]。

4. 妊娠期脓疱型银屑病　通常不推荐系统用糖皮质激素治疗银屑病，但对于妊娠期脓疱型银屑病，系统性糖皮质激素是主要的治疗药物。治疗前应做组织病理学检查确诊，建议选用可被胎盘 2 型 11- 羟类固醇脱氢酶降解的泼尼松，常用剂量为 40～60mg/d，每天最高可达 60～80mg。妊娠中晚期患者使用有促胎肺成熟作用的地塞米松。若系统性糖皮质激素治疗无效，可选择使用 3～5mg/（kg·d）环孢素。如环孢素和（或）系统糖皮质激素治疗无效，且患者和胎儿的生命处于危险时，可考虑使用 TNF-α 抑制剂[25]。

5. 寻常型银屑病合并其他疾病的情况　寻常型银屑病合并天疱疮或合并系统性红斑狼疮等，优先考虑天疱疮或 SLE 是否需要系统使用糖皮质激素治疗。

（七）皮肤附属器疾病

痤疮中的一些类型，如高雄激素性痤疮、暴发性痤疮、反常性痤疮，在炎症反应明显且单用抗生素效果欠佳时，可在与抗生素联用的情况下，短期系统使用糖皮质激素。对于迅速而广泛的脱发如全秃和普秃患者可系统使用糖皮质激素治疗。

1. 高雄激素性痤疮　包括多囊卵巢综合征性痤疮、月经前加重性痤疮、迟发性或持久性痤疮。这类痤疮患者血清睾酮明显升高，而雌二醇和黄体生成素明显下降，并持续至 30～40 岁或更久，对痤疮的常规治疗通常无效。临床表现为皮肤面部皮脂分泌多，皮肤粗糙、毛孔粗大，以炎性丘疹为主，伴有结节、囊肿、破溃及瘢痕形成，有时有多毛、雄激素性脱发、月经周期紊乱、鼻唇沟及鼻翼两侧持续性油腻性红斑。除按照寻常痤疮的分级选择治疗药物外，可再选择抗雄激素治疗。抗雄激素治疗包括三个方面：抑制卵巢分泌雄激素、抑制肾上腺分泌雄激素和抑制外周抗雄激素。可系统使用糖皮质激素，如泼尼松 5～10mg 或地塞米松 0.375～0.75mg，每晚 1 次口服，可抑制促肾上腺皮质激素的高分泌，从而抑制肾上腺和卵巢产生雄激素，对女性高雄激素性痤疮和严重痤疮有效。Fisher使月经前加重性痤疮患者在月经来潮前 10 天开始每日口服泼尼松 5mg 至月经来潮时为止，有效率为 100%。由此 Fisher 认为小剂量泼尼松具有抗雄激素作用，且不良反应少。

2. 暴发性痤疮　病因和发病机制尚不清楚。本病相对少见，临床特点是发病突然，皮损以胸背部为主，也可以出现在面颈部。皮损呈痤疮样，多发且集簇成片。结节和囊肿性皮损较少，多为毛囊性炎性丘疹、脓疱，有剧烈的炎症反应，局部疼痛明显，易形成糜烂、溃疡，愈后易留有浅表瘢痕，常伴有发热，体温可高达39℃以上。关节痛通常是多发性的，以胸骨和胸锁关节为好发部位，患者往往有倦怠、食欲减退、肌肉疼痛及头痛等全身症状。对于暴发性痤疮，系统使用糖皮质激素可作为首选，对皮损、发热、关节痛及骨病均有良好的效果，以泼尼松为例，初始剂量以 0.5 ～ 1mg/（kg·d）为宜，症状控制后再逐渐减量至停药，至少需要 2 ～ 4 个月，减量过快可导致复发。通常在愈后 1 年以上即不易再发。对复发患者糖皮质激素疗效不佳时，可合用硫唑嘌呤 50mg，每日 2 次，并将糖皮质激素逐渐减量。

3. 反常性痤疮　是指聚合性痤疮、化脓性汗腺炎和头部脓肿性穿掘性毛囊周围炎存在于同一个患者身上，又称为毛囊闭锁三联征。本病确切的病因及发病机制尚不清楚，目前认为由毛囊闭锁、遗传因素、激素水平变化及外因刺激等多种因素共同作用引起发病。反常性痤疮多见于青壮年，男女均可受累。与寻常痤疮不同，反常性痤疮主要发生在腋窝、腹股沟、肛门、外生殖器周围，头皮及臀部等毛囊皮脂腺、大汗腺较丰富的部位。女性患者乳房部位也可以受累。早期皮损为粉刺、丘疹、结节，以簇及较大的黑头粉刺为特征，继而形成囊肿、脓肿、窦道，有异常臭味的脓液流出，最终形成瘢痕。新皮损不断发生、发展，故在同一患者可见到多种皮损的同时存在。很难自然缓解，长期迁延不愈，慢性溃疡者可继发鳞状细胞癌。反常性痤疮对抗生素治疗的反应欠佳，但对急性炎症反应明显的皮损，减少脓性分泌物排出和缓解疼痛仍有疗效。早期皮损炎症反应明显时，在使用敏感抗生素的同时，可口服泼尼松 20 ～ 30mg/d，1 ～ 2 周，有助于炎症的消退和组织的破坏。有报道称 TNF-α 抑制剂英夫利西单抗和依那西普对本病的治疗效果满意。

4. 斑秃　是免疫介导性慢性复发性炎症疾病，累及毛囊，导致非瘢痕性脱发。本病严重程度不一，从任何有毛发区域的小斑块性脱发，到头发、眉毛、睫毛和体毛全部脱落都有发生。多达 50% 的斑秃患者会在 1 年内出现自发性毛发再生，但多数患者会在缓解数月或数年后复发。斑秃的治疗包括解决患者的心理需求及外用、病灶内使用和全身性药物及物理治疗，但疗效个体差异大。对于局限的脱发面积＜ 25% 的斑片状斑秃患者，病灶内用和外用糖皮质激素是优选的初始治疗。广泛性脱发患者需系统使用糖皮质激素来暂时减缓快速进展，局部可联合外用糖皮质激素。一般用法是成人 40 ～ 60mg/d 或儿童 1mg/（kg·d），病情控制后逐渐减量至停用，但多数患者停用糖皮质激素后脱发复发[26,27]。一项前瞻性研究探讨泼尼松逐渐减量至停药方案的效果，该研究纳入 32 例斑秃儿童和成人，其中 16 例全秃或普秃患者。6 周后，13 例患者出现至少 50% 的毛发再生，其中有 4 例患者基线时毛发丢失达 75% ～ 99% 及 4 例普秃患者，2 例患者在泼尼松治疗期间病情加重[28]。对于系统使用糖皮质激素治疗严重斑秃患者，如系统使用 3 个月无效，则应停用。目前 Janus 抑制剂（Janus kinase，JAK）显示出治疗斑秃的前景，托法替布似乎能诱导难治性复发性斑秃患者的毛发生长，但还需进一步确定其安全性和有效性。

（八）色素障碍性疾病

白癜风是一种由皮肤色素沉着异常引起的相对常见的获得性慢性病，以表皮黑素细胞丧失导致皮肤出现白色斑疹为特征。色素脱失区域常对称，其大小通常随时间的推移而增加。虽然目前白癜风无法被完全治愈，但现有治疗可使停止进展并使皮肤有不同程度的复色。应根据患者的年龄和皮肤类型、受累范围、部位、疾病活动程度及疾病对患者生存质量的影响等来制订治疗方案。在疾病快速进展阶段，短期系统使用糖皮质激素可降低特异性自身免疫反应，阻断"氧化应激—黑素细胞破坏—自身免疫反应—黑素细胞破坏"的"瀑布效应"的环路。如何最大限度发挥糖皮质激素的治疗作用，减少其不良反应，国内外专家进行了卓有成效的尝试，治疗方法包括低剂量每日口服疗法、间歇疗法、长效糖皮质激素注射。在临床应用中需综合考虑患者个体因素，白癜风类型、发展阶段等因素。当患者处于快速进展期，可系统使用糖皮质激素，以泼尼松为例，剂量为 0.3mg/（kg·d），连续服用 1 ～ 3 个月，见效后每 2 ～ 4 周递减 5mg 至隔日 5mg，维持 3 ～ 6 个月。快速进展期的儿童白癜风，推荐口服泼尼松每天 5 ～ 10mg，连用 2 ～ 3 周，如有必要，可以在 4 ～ 6 周后再重复治疗 1 次。国外使用口服倍他米松 5mg，每周周末连用 2 日疗法，有人对白癜风疾病活动度评分（vitiligo disease activity index，VIDA）＜ 3 分的活动期患者、VIDA 为 4 分但面积小于 1% 的患者给予复方倍他米松 1ml 肌内注射，通常只需 1 次，即可使病情获得有效控制。复方倍他米松需臀部注射，不提倡连续超过 6 次，禁用于 14 岁以下的儿童。

（九）感染性皮肤病

感染性皮肤病使用糖皮质激素需谨慎，必须在抗感染的基础上使用。

1. 带状疱疹和带状疱疹后遗神经痛　　带状疱疹是否系统使用糖皮质激素有争议，早期试验表明糖皮质激素对少数临床结局有轻度益处[29-32]。糖皮质激素常与足量抗病毒药联合用于治疗无并发症的带状疱疹患者，以改善生活质量、缩短皮损愈合的时间和减少带状疱疹后遗神经痛（PHN）的发病率。有 Meta 分析纳入 5 项安慰剂对照试验，比较了阿昔洛韦单用与联合糖皮质激素的效果，结果并未发现联合治疗对生活质量或带状疱疹后遗神经痛的发病率有益处[29]。而且，糖皮质激素还可能增加继发皮肤细菌感染，某些免疫功能低下的带状疱疹患者会出现眼部、耳部或神经系统表现，导致需要长期抗病毒治疗。但在某些情况下辅助性给予糖皮质激素可能有帮助，如眼带状疱疹患者发生结膜炎、表层巩膜炎、角膜炎和（或）虹膜炎，尤其是出现急性视网膜坏死，有报道给予静脉滴注阿昔洛韦治疗（10mg/kg，每8小时给药1次，持续10～14日），之后给予口服伐昔洛韦（1g，每日3次，持续大约6周）或等效剂量的其他药物，此外还经验性给予系统性糖皮质激素，有利于患者的恢复。在一项研究中，口服泼尼松龙的给药方案为1mg/（kg·d），每5日减量10mg，患者症状缓解迅速[33]。有研究发现，给予肌阵挛性小脑协调障碍综合征患者伐昔洛韦（1g，每日3次，持续7～10日）和泼尼松（1mg/kg，持续5日，不减量），有利于患者恢复，但目前可用于指导这类并发症治疗决策的资料很少。

2. 葡萄球菌烫伤样皮肤综合征（SSSS） 由凝固酶阳性的噬菌体Ⅱ组71型金黄色葡萄球菌所致，Ⅰ组或Ⅲ组某些葡萄球菌也可产生表皮松解毒素，此毒素在血清中含量增高而引起皮肤损害和剥脱。本病多发生于出生后1～5周的婴儿，偶发于成年人。发病突然，初在口周或眼睑四周发生红斑，后迅速蔓延到躯干和四肢近端，甚至泛发全身，皮损处有明显的触痛。在红斑基础上发生松弛性大疱，1～2日在口周和眼睑四周出现渗出结痂，可有大片痂皮脱落，在口周留有放射状皲裂。其他部位的表皮浅层起皱，稍用力摩擦，即有大片表皮剥脱，露出鲜红水肿糜烂面，即尼科利斯基征阳性，类似烫伤。在糜烂处的边缘表皮松弛卷曲，手足皮肤可呈手套或袜套样剥脱，以后剥脱处由鲜红色逐渐变为紫红色、暗红色，不再剥脱，出现糠状脱屑，经过7～14日痊愈。口腔、鼻腔黏膜和眼结膜均可受累，出现口炎、鼻炎和角膜溃疡等。患者常伴有发热、厌食、呕吐、腹泻等全身症状。有的因继发支气管肺炎、败血症、脓肿或坏疽等而死亡，多发于婴幼儿，经过急剧，死亡率较高。发生于成年人的SSSS多见于患有肾炎、尿毒症、免疫功能缺陷或有严重的葡萄球菌败血症者。单独使用糖皮质激素治疗SSSS的皮损有害无益，是否使用糖皮质激素有争议。目前主张在使用足量高效的抗生素基础上谨慎使用糖皮质激素，以减少患者的炎症反应，但目前无糖皮质激素使用的统一方案。

3. 传染性单核细胞增多症 原发性EB病毒感染极少需要除支持治疗以外的其他治疗。使用糖皮质激素治疗EB病毒诱导的传染性单核细胞增多症一直存在争议。在一项纳入94例急性传染性单核细胞增多症患者的多中心、安慰剂对照研究中，阿昔洛韦和泼尼松龙联用可减少口咽部的病毒排出，但不影响症状持续时间，也不能使患者更早返回学校或工作[34]。一般不推荐将糖皮质激素治疗用于常规传染性单核细胞增多症病例，但对于即将发生气道梗阻（临床表现为呼吸困难或卧位时呼吸困难）的患者，需要给予糖皮质激素并与耳鼻喉科医师进行紧急会诊。关于糖皮质激素治疗的给药方案及持续时间的数据并不充分。有病例系列报告描述了采用大剂量糖皮质激素（如地塞米松，每次 0.25mg/kg，每 6 小时 1 次）成功治疗了即将发生气道闭塞的儿童，但是没有给出治疗持续时间[35]。一旦达到临床改善，缓慢逐渐减少糖皮质激素的剂量至停药（如持续 7 ～ 14 日）。对于发生严重、来势汹汹的致命性感染或其他并发症（如严重溶血性贫血或再生障碍性贫血）的患者，也应考虑系统使用糖皮质激素治疗，但目前没有治疗获益的数据。

4. 毛囊炎　系统性糖皮质激素治疗偶尔可用于重度的毛囊炎，如秃发性毛囊炎、颈部瘢痕疙瘩性毛囊炎、头部脓肿性穿掘性毛囊炎，可在疾病发作时缓解炎症。但不推荐长期系统使用糖皮质激素，因为存在治疗相关不良反应。关于系统使用糖皮质激素治疗毛囊炎的用法用量，目前尚无指南。一般短疗程口服泼尼松（1mg/kg，在 2 ～ 3 周内逐渐减量至停药）与抗生素联合使用以控制疾病。

5. 癣菌疹　由皮肤癣菌或其代谢产物作为抗原进入血液循环，然后到达皮肤，引发的速发型（Ⅰ型）或迟发型（Ⅳ型）变态反应性皮疹。本病皮疹中无真菌。癣菌疹的发生与原发性癣病的炎症程度有密切关系，癣病越活跃，炎症越重，癣菌疹越易发生。亲动物性的癣菌（如犬小孢子菌、石膏样小孢子菌）较亲人性的癣菌（如红色毛癣菌）更易引起癣菌疹。治疗癣病时，外用刺激性过强的药也可诱发癣菌疹。应积极治疗原发性癣病，必要时口服或注射抗真菌药物。全身症状明显者可考虑短期系统应用中等以下剂量糖皮质激素（以泼尼松为例，30mg/d 以下）。原发性癣病有继发细菌感染时，须加用抗生素。

6. 麻风反应　Ⅰ型麻风反应属Ⅳ型变态反应，主要发生于结核样型麻风及界线类麻风。其临床表现为原有皮损加剧扩大，并出现新的红斑、斑块和结节。浅神经干表现为突然粗大、疼痛，尤以夜间为甚。原有麻木区扩大，又出现新的麻木区。旧的畸形加重，又可发生新的畸形。Ⅱ型麻风反应是抗原抗体复合物变态反应，即血管炎性反应，发生于瘤型麻风和界线类偏瘤型麻风。反应发生较快，组织损伤亦较严重，其常见临床表现为红斑，严重时可出现坏死性红斑或多形红斑，常伴有明显的全身症状如畏寒、发热等。此外，尚可发生神经炎、关节炎、淋巴结炎、鼻炎、虹膜睫状体炎、睾丸附睾炎、胫骨骨膜炎、肾炎及肝脾大等多组织器官受累症状。

轻症的Ⅰ型麻风反应无并发症的患者使用对症支持治疗，但严重Ⅰ型麻风反应伴神经炎的患者为避免神经损伤，可使用泼尼松 40 ～ 60mg/d，当症状控制后逐渐减量至停药（一般 3 ～ 9 个月），但偶尔有严重的延迟反应，患者需要使用糖皮质激素的时间更长。有报道，长程大剂量较短程小剂量的糖皮质激素治疗在改善疼痛和炎症反应上取得了更好的疗效。但也有综述显示，长程大剂量使用糖皮质激素对神经恢复并无益，预防性地使用糖皮质激素可阻止Ⅰ型麻风反应。严重的伴有并发症的Ⅱ型麻风反应患者，应立刻使用糖皮质激素如泼尼松40～60mg/d，但当症状控制后应迅速减药，一般为2周。短程治疗一般安全有效，但有效患者在1年内会复发和反复。如有些患者的确需要长期使用糖皮质激素，将糖皮质激素过渡到隔日疗法可减少糖皮质激素的不良反应。

7. 化脓性汗腺炎（HS） 是一种累及毛囊皮脂腺单位（FPSU）的慢性、疼痛性毛囊闭塞性疾病，主要累及（但不限于）间擦部位，如腋下、腹股沟、肛周、会阴、生殖器和乳房下皮肤。临床病程差异很大，轻重不一，病情相对轻者的特点为反复出现丘疹、脓疱和少量炎性结节，而重度病例则出现深部波动性脓肿、引流窦道和重度绳状瘢痕。HS具有多方面的临床特征且其病程不可预知，因此很难采用统一的疗法。对于中至重度HS，即伴有炎性结节和窦道形成或瘢痕形成的HS，治疗方案包括药物和手术干预。对于中至重度HS，即伴有炎性结节和窦道形成或瘢痕形成的HS，治疗方案包括药物和手术干预，亦可使用40～60mg/d泼尼松治疗3～4日，并在随后7～10日逐渐减量，不建议长期使用，这种方法通常可迅速处理炎症，但关于这些疗法对HS的疗效证据较为有限。

8. 性传播疾病 青霉素治疗梅毒的过程中，患者可能出现吉海反应，表现为治疗开始24小时内出现急性发热反应，常伴有头痛和肌痛。最常见于早期梅毒患者，一般用解热药进行对症治疗。但为保护重要生命器官，准备对神经梅毒和心血管梅毒进行驱梅治疗时，一般建议治疗前短期使用糖皮质激素，如泼尼松20～40mg/d，分次使用，治疗2～4日后停用。

9. 衣原体及立克次体感染性皮肤病 衣原体及立克次体感染性皮肤病有流行性斑疹伤寒、散发性斑疹伤寒、丛林斑疹伤寒、地方性斑疹伤寒、立克次体痘、Reiter综合征等，一般原则上不系统使用糖皮质激素。但Reiter综合征严重者眼部受累、影响视力，可系统使用糖皮质激素，如泼尼松40～60mg/d，症状控制后需减药停药。

10. 皮肤结核 是相对不常见的结核病表现，仅见于1%～2%的患者。其临床表现各异，可能出现炎性丘疹、疣状斑块、化脓性结节、慢性溃疡或其他皮损。多种因素能够影响皮肤结核病的形态学表现，如细菌进入皮肤的途径、宿主免疫状态及结核分枝杆菌是否使宿主致敏。皮肤结核包括以下几种：

（1）外源性接种：原发性接种性结核病和疣状皮肤结核。

（2）邻近播散：瘰疬性皮肤结核、腔口部皮肤结核和寻常狼疮。

（3）血行播散：结核性树胶肿（迁徙性结核性溃疡）、急性粟粒性结核和寻常狼疮。

（4）结核疹：丘疹坏死性结核疹、瘰疬性苔藓和 Bazin 硬红斑等。

对于皮肤结核的治疗，原则上一般不系统使用糖皮质激素。对部分结核疹如 Bazin 硬红斑，早期炎症较重、皮损广泛的患者短时使用，可缓解症状，一般采用泼尼松 20mg/d，但需谨慎使用。

（十）非感染性肉芽肿性疾病

1. 结节病　是一种肉芽肿性疾病，其特征为器官和组织出现非干酪样肉芽肿，如皮肤、肺、淋巴结、眼部、关节、脑部、肾脏和心脏。皮肤损害可表现为多种形态，包括丘疹、结节、斑块和浸润性瘢痕。对于结节病的治疗，长期系统使用糖皮质激素治疗可能有严重不良反应，因此单纯皮肤结节病患者大多不系统使用糖皮质激素。迅速进展性或逐渐毁容性结节病首选系统使用糖皮质激素，可能诱导快速改善，可联合使用糖皮质激素助减剂，以尽量减少糖皮质激素用量。系统使用糖皮质激素的最佳方案尚不确定，各种方案均有报道[36, 37]。一般从泼尼松 0.5mg/（kg·d）开始用药，有临床意义的改善通常在 2 周内出现，而明显改善预计在 3～4 周出现。若 0.5mg/（kg·d）起始剂量效果良好，可以每周 5mg 的速度逐渐减量泼尼松。若疾病再次活动，则重启最低有效剂量的泼尼松，并在再次减量前加用糖皮质激素助减剂，通常用羟氯喹或甲氨蝶呤。若泼尼松 0.5mg/（kg·d）治疗 2 周后没有明显的有临床意义的改善，可加量至 1mg/（kg·d）并同时启用糖皮质激素助减剂（一般是羟氯喹或甲氨蝶呤），预计可在 3～4 周出现改善，如改善可以每周 10mg 的速度逐渐减量泼尼松。对于接受长期糖皮质激素治疗的患者，一般推荐钙和维生素 D 补充剂以预防骨质疏松，但结节病患者可能存在相关高钙血症，因此应谨慎处理。一项回顾性研究纳入了 54 例冻疮样狼疮的结节病患者，发现单用糖皮质激素，20% 的患者冻疮样狼疮皮损获得完全或近乎完全缓解，72% 的患者皮损获得部分改善[38]。另有研究显示，接受泼尼松单药治疗的 16 例溃疡性结节病患者，有 12 例患者的皮损消退[39]。小型回顾性研究和病例系列研究也报道了系统使用糖皮质激素对结节病有改善作用[40, 41]。

2. 环状肉芽肿（GA）　是一种相对常见的、通常为自限性的疾病，可见于儿童和成人。局限型 GA，典型表现为肢体远端出现无鳞屑环形红斑，是 GA 最常见的临床表现。泛发型 GA 约占 GA 病例数的 15%，典型表现为躯干和四肢出现大量红斑性丘疹和斑块。较少见的 GA 类型包括皮下型、穿通型和斑片变异型。GA 多在数年内自行消退。局限型 GA 通常无症状，多数患者无须进行治疗。但因病损可能持续 2 年或更长时间，并可影响美观或偶有症状，部分患者仍希望得到治疗。局限型 GA 一线治疗为：外用强效糖皮质激素或病损内注射糖皮质激素。尽管有关这些药物疗效的证据主要局限于临床经验记录，但因为给药方便，且使用得当的情况下相对安全，糖皮质激素目前被用作一线干预药物。有病例报告证实了外用或病损内注射糖皮质激素的疗效，但患者的治疗反应存在差异。一项回顾性研究报道外用糖皮质激素治疗 34 例 GA 患者，8 例有效，26 例无效，但并未说明所使用的外用糖皮质激素类型和效力。该研究也注意到，病损内注射糖皮质激素治疗的成功率更高。在 14 例接受病损内注射的患者中，有 11 例（79%）患者的治疗有效[42]。在儿童和部分成年人中，与病损内注射相关的不适可能成为这种疗法的一项阻碍。对于拒绝病损内注射的患者，可外用超强糖皮质激素，每日 2 次，为提高疗效可封包治疗。泛发型 GA 的治疗选择包括局部治疗、光疗和全身性药物治疗。系统用药最常使用羟氯喹、异维 A 酸或氨苯砜，因为这些药物有效且相对安全，其中首选羟氯喹。尽管有报道系统使用糖皮质激素治疗泛发型 GA，但未给出具体的用法用量，且效果不明确。一般不提倡系统使用糖皮质激素治疗本病。

3. 类脂质渐进性坏死 是一种原因不明的罕见皮肤病，多见于 30 ～ 40 岁女性。在糖尿病患者中的发生率为 0.3% ～ 0.7%，大约 25% 的患者在糖尿病诊断之前已经出现病灶。临床上以胫前出现大片黄色硬皮样斑块，可伴中央性萎缩及毛细血管扩张，边界呈紫罗兰色，可出现溃疡，往往由创伤导致。通常无临床症状，仅在出现溃疡时有疼痛。罕见情况下会进展成鳞状细胞癌，多见于老年人溃疡病变。本病目前尚无确切的治疗方案，有报道，早期外用或皮损内注射糖皮质激素可缓解病情，少数病例报告显示短期系统使用糖皮质激素有效。有报道，6 例非溃疡性类脂质渐进性坏死患者口服甲泼尼龙 1mg/（kg·d）治疗持续 1 周，40mg/d 持续 4 周，随后用 2 周时间快速减停，在治疗的最初几周即获得显著改善。所有患者的红斑和肉芽肿性浸润临床迹象都完全消退，并在 4 ～ 10 个月的随访中未见复发[43]。系统使用糖皮质激素治疗可能引起血糖水平升高，在合并糖尿病的患者中应谨慎使用[44]。

（十一）代谢性皮肤病

对瘙痒剧烈的代谢性皮肤病，可尝试小剂量短程系统使用糖皮质激素。

1. 皮肤淀粉样变性 皮肤淀粉样变可以是局限于皮肤的疾病，也可以是系统性淀粉样变性的皮肤表现，最常见的是免疫球蛋白轻链 (AL) 淀粉样变性。由 β折叠的蛋白构成的不可溶性原纤维在细胞外组织中的异常沉积，在显微镜下表现为嗜酸性、均匀、透明的球状物质。对于局限性斑状和苔藓样皮肤淀粉样变不累及内脏,虽已经采用过多种治疗方法,但有效的资料有限,缺乏高质量的随机试验,因此最佳治疗方法尚不清楚。临床经验表明,打破"瘙痒-搔抓"循环可能有用。应鼓励患者不要搔抓或摩擦患区,可酌情使用封闭敷料。此外,可每日使用1~2次的强效外用糖皮质激素。对于肥厚斑块状的苔藓样淀粉样变性,封包外用糖皮质激素可以加强药物渗透。如果1个月后没有改善,应停止外用糖皮质激素治疗,该治疗可能导致皮肤萎缩。皮损内注射糖皮质激素(如曲安奈德10mg/ml)可替代外用糖皮质激素,用于小面积局限性苔藓样淀粉样变,与外用糖皮质激素一样,该治疗也有皮肤萎缩的风险。对于瘙痒剧烈的患者,可短期系统使用小剂量糖皮质激素,但疗效并不稳定。

2. 胫前黏液性水肿 是 Graves 病的不常见表现,见于5%的 Graves 病患者。极少数情况下,胫前黏液性水肿也见于既往或当前无甲状腺功能异常的患者,以及自身免疫性甲状腺炎(桥本甲状腺炎)患者。由于病变范围有限、无症状,初始药物治疗一般是中至强效外用糖皮质激素(封包或不封包),或者使用皮损内注射糖皮质激素。一项早期前瞻性研究中,9例胫前黏液性水肿患者接受了病灶内注射曲安奈德治疗,其中7例患者获得完全缓解,该方案通常能使病变消退,尤其是发病不超过数月的病变。一旦病变消退,即可减少糖皮质激素使用频率。难治性病变可能需要系统使用糖皮质激素治疗,但无统一的用法用量。

(十二)移植物抗宿主病

急性和慢性移植物抗宿主病(GVHD)是多系统疾病,为造血干细胞移植(HCT)的并发症。GVHD 常累及皮肤,也可能出现黏膜、毛发或指(趾)甲异常。由于移植物抗宿主病与多种其他皮肤病具有相同的临床和组织病理学特征,在造血干细胞移植后出现提示皮肤 GVHD 病变的患者时,必须全面地考虑鉴别诊断。

急性 GVHD 的皮肤表现常以耳、手掌或足底的红斑状、按压时红色会消失的斑疹为初始表现。颈外侧、面颊和上背部是早期受累的其他常见部位,某些患者可表现为滤泡性皮损。随着急性皮肤 GVHD 的进展,损伤变得广泛,皮疹通常呈麻疹样外观,此后可出现光滑的或过度角化的丘疹及炎症后色素沉着过度。严重者出现泛发性红皮病、大疱或大面积皮肤脱落。有皮肤瘙痒和烧灼感,有些患者在可见的皮损发生前有皮肤疼痛或瘙痒。急性 GVHD 患者通常需要全身治疗,可系统使用糖皮质激素。最常用的糖皮质激素为甲泼尼龙,最广泛应用的方案是甲泼尼龙 2mg/（kg·d），分次给药，症状缓解后持续使用数周，然后在数月内逐渐减量[45]。治疗 5 日内出现疾病进展或 7 日内未起效的患者，视为糖皮质激素抵抗。糖皮质激素治疗急性 GVHD 的缓解率为 25%～40%[46-49]。目前有多种不同的糖皮质激素方案对急性 GVHD 有疗效。大剂量甲泼尼龙（如 10～20mg/kg）静脉快速注射[50,51]，有高缓解率，但伴有机会性感染、间质性肺炎，以及减量过程中 GVHD 复发。中等剂量的甲泼尼龙（1.5～2.0mg/kg）治疗，结果显示总体缓解率较好，但对于严重的 GVHD 结局较差[52,53]。一项多中心试验将 95 例急性 GVHD 患者随机分配至低剂量 2mg/（kg·d）或大剂量 10mg/（kg·d）甲泼尼龙组，治疗 5 日时，低剂量组几乎有一半患者因治疗无效或疾病进展而改用更大剂量治疗。就本治疗方案而言，两组的平均缓解率和三年存活率无差异（63% vs. 62%）。目前尚不清楚是否可用更低的剂量治疗不严重的 GVHD。一项回顾性研究纳入 733 例接受急性 GVHD 初始治疗的患者，这些患者接受标准剂量泼尼松等效剂量［2mg/（kg·d）］或低剂量泼尼松等效剂量［1mg/（kg·d）］的糖皮质激素治疗，发现低剂量糖皮质激素初始治疗Ⅰ～Ⅱ级急性 GVHD 不会对疾病控制或死亡率产生不利影响，并能缩短住院时间，降低侵袭性真菌感染和革兰氏阴性菌菌血症的发生率[54]。外用强效糖皮质激素可使无内部受累的局限性皮肤病患者好转。外用糖皮质激素及外用钙调磷酸酶抑制剂可能对局限性非硬化性慢性 GVHD 患者有益。

慢性 GVHD 皮肤表现包括扁平苔藓样病变、皮肤硬化表现和皮肤异色样改变。扁平苔藓样慢性 GVHD 表现为红斑状至紫色丘疹或斑块，好发于手足背侧、前臂和躯干，可能存在细薄鳞屑，病变类似于扁平苔藓，可有瘙痒。扁平苔藓样慢性 GVHD 也可呈现类似毛周角化病外观。据报道，病变可发生于带状疱疹瘢痕部位，也可沿 Blaschko 线分布。皮肤硬化表现也是慢性 GVHD 的常见表现，可出现在扁平苔藓样病变缓解的部位或先前正常的皮肤，病变可发生在任何部位，表现为色素沉着过度、色素沉着减少或皮色的硬质斑块。受累皮肤通常光滑发亮，提示有附件结构消失的毛发脱落。皮肤硬化症发生部位的深度决定了其临床表现。表皮受累的活动性皮损（如扁平苔藓样皮损）患者可将中强效外用糖皮质激素，如 0.1% 曲安西龙乳膏或软膏涂抹于躯干和四肢。使用外用糖皮质激素（尤其是强效制剂）时，应监测患者有无皮肤萎缩的征象。系统使用糖皮质激素是中至重度慢性 GVHD 患者的首选初始全身性治疗，可能需要延长疗程（2～3年），部分病例需要终生使用最低可接受剂量，目的是控制症状。泼尼松起始剂量通常为 1mg/（kg·d）[55]。如果 2 周后症状稳定或改善，泼尼松可逐渐减量，每周减量 25%，直至达目标剂量，即隔日 1mg/kg。一旦症状完全缓解，泼尼松可进一步逐渐减量。如果治疗 2 周时症状恶化或 4 ～ 6 周时改善不明显，应将治疗升级。

（十三）皮肤肿瘤

对于肥大性瘢痕和瘢痕疙瘩、皮肤 T 细胞淋巴瘤、肥大细胞增生病等，可皮损内注射糖皮质激素，皮肤 T 细胞淋巴瘤化疗时，抗肿瘤化疗药可与系统性糖皮质激素联合使用，糖皮质激素起始剂量一般为 40mg/d，待病情缓解后逐渐减量至维持量。淋巴瘤样丘疹病患者可外用或系统使用糖皮质激素，如口服泼尼松 20mg/d，2 ～ 3 周后逐渐减量。皮肤肿瘤化疗期间使用糖皮质激素，应参考具体的化疗方案，如 CHOP。

二、系统使用糖皮质激素的禁忌证

糖皮质激素治疗属于对症治疗，使用糖皮质激素前一定要权衡治疗风险和疗效获益。系统使用糖皮质激素的禁忌证分绝对禁忌证和相对禁忌证。

（一）绝对禁忌证

1. 对糖皮质激素药物过敏。
2. 严重的精神病。
3. 严重的控制不佳的高血压病。
4. 严重的活动性消化性溃疡及消化道出血。
5. 严重的控制不佳的糖尿病。
6. 不能控制的各种严重感染，如活动性结核、系统性真菌感染等。
7. 肾上腺皮质功能亢进。
8. 严重的青光眼。
9. 重症的骨质疏松。

（二）相对禁忌证

1. 轻中度的骨质疏松。
2. 病理性骨折。
3. 青光眼和白内障。
4. 高血压。
5. 糖尿病。

6. 情绪不稳定或精神性疾病倾向。

7. 消化性溃疡及出血。

8. 妊娠及哺乳期。

9. 心脏病及急性心力衰竭。

10. 伤口愈合不良。

11. 各类感染性疾病。

三、系统使用糖皮质激素的注意事项

糖皮质激素有众多的生物学活性，临床应用广泛，但长期使用会带来许多不良反应。科学地使用糖皮质激素，应注意以下事项。

（一）严格掌握使用的适应证和禁忌证

糖皮质激素药物不是病因学治疗，基本上属对症治疗范畴，所以应严格掌握使用的适应证和禁忌证。

（二）合理选择和制订治疗方案

应根据病情和不同糖皮质激素药物的药代动力学特点选择药物和制订治疗方案。例如，泼尼松是短程或长期治疗常选用的中效糖皮质激素，一般采取晨间单次给药，以最大限度减少对 HPA 轴的抑制。但对于一些严重的急性皮肤病如泛发性变应性接触性皮炎或其他急性湿疹性疾病，常选择短程使用糖皮质激素治疗，可将每日剂量分 2 次给药，但应尽快改换为晨间单次给药。如果皮肤病需要更长时间的治疗，则应考虑添加糖皮质激素助减剂，以协助减少糖皮质激素的使用剂量和缩短疗程。此外，如要避免盐皮质激素作用，可选择甲泼尼龙。短期治疗时，糖皮质激素剂量一般不须逐渐减量。但当治疗时间超过 3 ～ 4 周，特别是剂量超过 20mg/d 时，逐渐减量对肾上腺皮质功能恢复很重要。

如果小剂量糖皮质激素作为抗雄治疗，应每晚单剂口服。

（三）密切关注治疗期间的不良反应

糖皮质激素可引起多种毒性或不良反应，但有时并不能确定毒性或不良反应是由糖皮质激素单独所致，还是合并其他可能造成这些不良反应的因素，包括所治疗的基础疾病的性质和严重程度，以及同时使用的其他药物所致。糖皮质激素的作用由生物利用度、磷酸化作用激活受体、激素受体转移进入细胞核及基因表

达的抑制 / 激活等方面的差异所介导。因此，糖皮质激素和（或）个体间的差异可以造成疗效和毒性的不同，不同患者对治疗的抵抗和毒性反应存在差异。在糖皮质激素治疗前应常规询问患者有无糖皮质激素治疗相关的不良反应。糖皮质激素治疗期间，根据个体危险因素，如糖皮质激素使用剂量和持续时间、正在使用的其他药物及共存疾病，应特别关注下列情况：骨质疏松、感染、糖尿病或糖耐量异常、白内障或青光眼。长期应用中到大剂量糖皮质激素治疗的患者，应定期接受眼科医师的检查，以便及早发现白内障和青光眼。对于糖皮质激素诱导的有症状糖尿病或无症状但有临床意义的高血糖，其药物治疗方法通常与未接受糖皮质激素治疗的情况下发生糖尿病或糖耐量异常的患者相同。糖皮质激素诱导的高血糖可随着糖皮质激素减量而改善，在激素停药后通常可以逆转，但有一些患者会发生持续性糖尿病。

（四）注意糖皮质激素药物与其他同时使用的药物间的相互作用

糖皮质激素在肝脏及其他组织内经 CYP3A4 和其他转化过程代谢。体外研究数据表明，地塞米松、甲泼尼龙和泼尼松龙是 P- 糖蛋白细胞膜外排转运体的底物，能够明显抑制或诱导 CYP3A4 和（或）P- 糖蛋白转运体的药物可能会显著改变血清糖皮质激素浓度。雌激素衍生物、克拉霉素、利托那韦、替拉瑞韦、泰利霉素等抗生素，泊沙康唑、伏立康唑等抗真菌药能够增加全身性糖皮质激素浓度。含镁 / 铝抗酸剂、卡马西平、苯巴比妥、苯妥英钠和利福平等 CYP3A4 的强效诱导剂可降低全身性糖皮质激素浓度。硫唑嘌呤、甲氨蝶呤、H_2 受体拮抗剂如法莫替丁、西咪替丁、雷尼替丁，质子泵抑制剂如奥美拉唑、泮托拉唑、雷贝拉唑和地西泮常与糖皮质激素联用，但不与之发生明显相互作用。

（五）使用辅助手段减少糖皮质激素的不良反应

为了减少糖皮质激素的不良反应，除了将糖皮质激素的使用量降至最低外，还可以采取以下措施：加强锻炼可降低肌病和骨质疏松的风险；进食高钾低钠高蛋白食物；加服预防消化性溃疡或出血等不良反应的药物。锻炼、补钙、补充维生素 D、应用双膦酸盐类及绝经后妇女采用雌激素治疗，都可尽量减少糖皮质激素诱导的腰椎骨矿物质丢失。如有感染，应加用抗生素以防止感染扩散和病情加重。

可以借助辅助检查预警糖皮质激素的某些副作用。例如，基因检测有助于筛查股骨头坏死的高危人群，骨密度和骨代谢检测有助于避免系统使用糖皮质激素带来的骨质疏松。

（六）注意停药反应和反跳现象

当使用糖皮质激素治疗疾病时，病情得到控制后应尽快将糖皮质激素减量至停药。减量的过程必须要谨慎，既要避免基础疾病的活动性复发，也要避免糖皮质激素治疗期间 HPA 轴受到抑制而可能引起的糖皮质激素缺乏。糖皮质激素的停药指征如下：已达到了最大的期待治疗效益；经过充分试用后，达到的治疗效益仍不足；糖皮质激素的不良作用变得很严重或药物无法控制，如骨质疏松或高血压。另外，如果患者发生以下两种并发症，需要立即停用或者迅速大量减量，而不是逐渐减量。一种是糖皮质激素引发的急性精神病症状，并且抗精神病药物无效；另一种是疱疹病毒引起的角膜溃疡，这种溃疡可快速引起角膜穿孔，并可能导致永久失明。如果不可能立即停用糖皮质激素（如因为重要的临床需求而无法停用），则强烈建议使用最低的必需剂量，随后尽快停用糖皮质激素。

1. 停药反应　长期中或大剂量使用糖皮质激素时，如减量过快或突然停用可出现肾上腺皮质功能减退样症状，轻者表现为精神萎靡、乏力、食欲减退、关节和肌肉疼痛，重者可出现发热、恶心、呕吐、低血压等，危重者甚至发生肾上腺皮质危象，需及时抢救。

2. 反跳现象　在长期使用糖皮质激素时，减量过快或突然停用可使原发病复发或加重，此时应恢复糖皮质激素治疗并常需加大剂量，稳定后再慢慢减量。

参 考 文 献

［1］Pope JE. Other manifestations of mixed connective tissue disease［J］. Rheum Dis Clin North Am，2005，31（3）：519-533.

［2］Fautrel B. Adult-onset Still disease［J］. Best Pract Res Clin Rheumatol，2008，22（5）：773-792.

［3］Khraishi M，Fam AG. Treatment of fulminant adult Still's disease with intravenous pulse methylprednisolone therapy［J］. J Rheumatol，1991，18（7）：1088-1090.

［4］Bisagni-Faure A，Job-Deslandre C，Menkes CJ. Intravenous methylprednisolone pulse therapy in Still's disease［J］. J Rheumatol，1992，19（9）：1487-1488.

［5］Iglesias J，Sathiraju S，Marik PE. Severe systemic inflammatory response syndrome with shock and ARDS resulting from Still's disease：clinical response with high-dose pulse methylprednisolone therapy［J］. Chest，1999，115（6）：1738-1740.

［6］Pouchot J，Sampalis JS，Beaudet F，et al. Adult Still's disease：manifestations，disease course，and outcome in 62 patients［J］. Medicine，1991，70（2）：118-136.

［7］Reginato AJ，Schumacher HR Jr，Baker DG，et al. Adult onset Still's disease：experience in 23 patients and literature review with emphasis on organ failure [J]. Semin Arthritis Rheum, 1987, 17 (1): 39-57.

[8] Franchini S, Dagna L, Salvo F, et al. Efficacy of traditional and biologic agents in different clinical phenotypes of adult-onset Still's disease [J]. Arthritis Rheum, 2010, 62 (8): 2530-2535.

[9] Wouters JM, van de Putte LB. Adult-onset Still's disease: clinical and laboratory features, treatment and progress of 45 cases [J]. Q J Med, 1986, 61 (235): 1055-1065.

[10] Hot A, Toh ML, Coppéré B, et al. Reactive hemophagocytic syndrome in adult-onset Still disease: clinical features and long-term outcome: a case-control study of 8 patients [J]. Medicine (Baltimore), 2010, 89 (1): 37-46.

[11] Bürgi U, Mendez A, Hasler P, et al. Hemophagocytic syndrome in adult-onset Still's disease (AOSD): a must for biologics?—Case report and brief review of the literature [J]. Rheumatol Int, 2012, 32 (10): 3269-3272.

[12] Damiani JM, Levine HL. Relapsing polychondritis—report of ten cases [J]. Laryngoscope, 1979, 89 (6 Pt1): 929-946.

[13] Dolan DL, Lemmon GB Jr, Teitelbaum SL. Relapsing polychondritis. Analytical literature review and studies on pathogenesis [J]. Am J Med, 1966, 41 (2): 285-299.

[14] Sidbury R, Davis DM, Cohen DE, et al. Guidelines of care forthe management of atopic dermatitis: section 3. Management and treatment with phototherapy and systemic agents[J]. J Am Acad Dermatol, 2014, 71 (2): 327-349.

[15] 中华医学会皮肤性病学分会免疫学组, 特应性皮炎协作研究中心. 中国特应性皮炎诊疗指南 (2020 版) [J]. 中华皮肤科杂志, 2020, 53 (2): 81-88.

[16] Weiss PF, Feinstein JA, Luan X, et al. Effects of corticosteroid on Henoch-Schönlein purpura: a systematic review [J]. Pediatrics. 2007, 120 (5): 1079-1087.

[17] Rosenblum ND, Winter HS. Steroid effects on the course of abdominal pain in children with Henoch-Schonlein purpura [J]. Pediatrics. 1987, 79 (6): 1018-1021.

[18] Leung SP. Use of intravenous hydrocortisone in Henoch-Schonlein purpura [J]. J Paediatr Child Health, 2001, 37 (3): 309-310.

[19] Allen DM, Diamond LK, Howell DA. Anaphylactoid purpura in children (Schonlein-Henoch syndrome): review with a follow-up of the renal complications [J]. AMA J Dis Child, 1960, 99: 833-854.

[20] Szer IS. Gastrointestinal and renal involvement in vasculitis: management strategies in Henoch-Schönlein purpura [J]. Cleve Clin J Med, 1999, 66 (5): 312-317.

[21] Dudley J, Smith G, Llewelyn-Edwards A, et al. Randomised, double-blind, placebo-

controlled trial to determine whether steroids reduce the incidence and severity of nephropathy in Henoch-Schonlein purpura（HSP）［J］. Arch Dis Child，2013，98（10）：756-763.

［22］Davin JC，Coppo R. Pitfalls in recommending evidence-based guidelines for a protean disease like Henoch-Schönlein purpura nephritis［J］. Pediatr Nephrol，2013，28（10）：1897-1903.

［23］Monroe EW. Urticarialvasculitis：an updated review［J］. J Am Acad Dermatol，1981，5（1）：88-95.

［24］Mehregan DR，Hall MJ，Gibson LE. Urticarial vasculitis：a histopa-thologic and clinical review of 72 cases［J］. J Am Acad Dermatol，1992，26（3 Pt 2）：441-448.

［25］中华医学会皮肤性病学分会，中国医师协会皮肤科医师分会，中国中西医结合学会皮肤性病专业委员会. 中国银屑病生物治疗专家共识（2019）［J］. 中华皮肤科杂志，2019，52（12）：863-871.

［26］Winter RJ，Kern F，Blizzard RM. Prednisone therapy for alopecia areata. A follow-up report［J］. Arch Dermatol，1976，112（11）：1549-1552.

［27］Alabdulkareem AS，Abahussein AA，Okoro A. Severe alopecia areata treated with systemic corticosteroids［J］. Int J Dermatol，1998，37（8）：622-624.

［28］Olsen EA，Carson SC，Turney EA. Systemic steroids with or without 2% topical minoxidil in the treatment of alopecia areata［J］. Arch Dermatol，1992，128（11）：1467-1473.

［29］He L，Zhang D，Zhou M，et al. Corticosteroids for preventing posther-petic neuralgia［J］. Cochrane Database Syst Rev，2008，23（1）：CD005582.

［30］Wood MJ，Johnson RW，McKendrick MW，et al. A randomized trial of acyclovir for 7 days or 21 days with and without prednisolone for treatment of acute herpes zoster［J］. N Engl J Med，1994，330（13）：896-900.

［31］Esmann V，Geil JP，Kroon S，et al. Prednisolone does not prevent post-herpetic neuralgia［J］. Lancet，1987，2（8551）：126-129.

［32］Benoldi D，Mirizzi S，Zucchi A，et al. Prevention of post-herpetic neuralgia. Evaluation of treatment with oral prednisone，oral acyclovir，and radiotherapy［J］. Int J Dermatol，1991，30（4）：288-290.

［33］Lau CH，Missotten T，Salzmann J，et al. Acute retinal necrosis features，management，and outcomes［J］. Ophthalmology，2007，114（4）：756-762.

［34］Tynell E，Aurelius E，Brandell A，et al. Acyclovir and prednisolone treatment of acute infectious mononucleosis：a multicenter，double-blind，placebo-controlled study［J］. J Infect Dis，1996，174（2）：324-331.

［35］Wohl DL，Isaacson JE. Airway obstruction in children with infectious mononucleosis［J］.

Ear Nose Throat J, 1995, 74 (9): 630-638.

[36] Badgwell C, Rosen T. Cutaneous sarcoidosis therapy updated [J]. J Am Acad Dermatol, 2007, 56 (1): 69-83.

[37] Rose AS, Tielker MA, Knox KS. Hepatic, ocular, and cutaneous sarcoidosis [J]. Clin Chest Med, 2008, 29 (3): 509-524.

[38] Stagaki E, Mountford WK, Lackland DT, et al. The treatment of lupus pernio: results of 116 treatment courses in 54 patients [J]. Chest, 2009, 135 (2): 468-476.

[39] Albertini JG, Tyler W, Miller OF 3rd. Ulcerative sarcoidosis. Case report and review of the literature [J]. Arch Dermatol, 1997, 133 (2): 215-219.

[40] Marcoval J, Maña J, Moreno A, et al. Subcutaneous sarcoidosis—clinicopathological study of 10 cases [J]. Br J Dermatol, 2005, 153 (4): 790-794.

[41] Ahmed I, Harshad SR. Subcutaneous sarcoidosis: is it a specific subset of cutaneous sarcoidosis frequently associated with systemic disease [J]. J Am Acad Dermatol, 2006, 54 (1): 55-60.

[42] Dabski K, Winkelmann RK. Generalized granuloma annulare: clinical and laboratory findings in 100 patients [J]. J Am Acad Dermatol, 1989, 20 (1): 39-47.

[43] Petzelbauer P, Wolff K, Tappeiner G. Necrobiosislipoidica: treatment with systemic corticosteroids [J]. Br J Dermatol, 1992, 126 (6): 542-545.

[44] Taniguchi Y, Sakamoto T, Shimizu M. A case of necrobiosis lipoidica treated with systemic corticosteroid [J]. J Dermatol, 1993, 20 (5): 304-307.

[45] Deeg HJ. How I treat refractory acute GVHD [J]. Blood, 2007, 109 (10): 4119-4126.

[46] Hings IM, Severson R, Filipovich AH, et al. Treatment of moderate and severe acute GVHD after allogeneic bone marrow transplantation [J]. Transplantation, 1994, 58 (4): 437-442.

[47] Lee SJ, Zahrieh D, Agura E, et al. Effect of up-front daclizumab when combined with steroids for the treatment of acute graft-versus-host disease: results of a randomized trial [J]. Blood, 2004, 104 (5): 1559-1564.

[48] Levine JE, Paczesny S, Mineishi S, et al. Etanercept plus methylpre-dnisolone as initial therapy for acute graft-versus-host disease [J]. Blood, 2008, 111 (4): 2470-2475.

[49] MacMillan ML, Weisdorf DJ, Wagner JE, et al. Response of 443 patients to steroids as primary therapy for acute graft-versus-host disease: comparison of grading systems [J]. Biol Blood Marrow Transplant, 2002, 8 (7): 387-394.

[50] Bacigalupo A, van Lint MT, Frassoni F, et al. High dose bolus methylprednisolone for the treatment of acute graft versus host disease [J]. Blut, 1983, 46 (3): 125-132.

［51］Kanojia MD，Anagnostou AA，Zander AR，et al. High-dose methylpre-dnisolone treatment for acute graft-versus-host disease after bone marrow transplantation in adults［J］. Transplantation，1984，37（3）：246-249.

［52］Neudorf S，Filipovich A，Ramsay N，et al. Prevention and treatment of acute graft-versus-host disease［J］. Semin Hematol，1984，21（2）：91-100.

［53］Storb R，Deeg HJ，Whitehead J，et al. Methotrexate and cyclosporine compared with cyclosporine alone for prophylaxis of acute graft versus host disease after marrow transplantation for leukemia［J］. N Engl J Med，1986，314（12）：729-735.

［54］Mielcarek M，Storer BE，Boeckh M，et al. Initial therapy of acute graft-versus-host disease with low-dose prednisone does not compromise patient outcomes［J］. Blood，2009，113（13）：2888-2894.

［55］Lee SJ，Vogelsang G，Flowers ME. Chronic graft-versus-host disease［J］. Biol Blood Marrow Transplant，2003，9（4）：215-233.

第5章 系统使用糖皮质激素的用法

一、系统使用糖皮质激素的药物选择

常用的系统使用糖皮质激素类药物有以下几种：

（1）短效制剂：可的松和氢化可的松。

（2）中效制剂：泼尼松、泼尼松龙、甲泼尼龙、曲安西龙。

（3）长效制剂：地塞米松和倍他米松。

它们的常用剂量、效力、作用时间和血浆半衰期见表5-1。

表5-1 各种常用的系统使用糖皮质激素作用比较

类别	药物	对糖皮质激素受体的亲和力	水盐代谢（比值）	糖代谢（比值）	抗炎作用（比值）	等效剂量（mg）	血浆半衰期（min）	作用持续时间（h）
短效	氢化可的松	1.00	1.0	1.0	1.0	20.00	90	8～12
	可的松	0.01	0.8	0.8	0.8	25.00	30	8～12
中效	泼尼松	0.05	0.8	4.0	3.5	5.00	60	12～36
	泼尼松龙	2.20	0.8	4.0	4.0	5.00	200	12～36
	甲泼尼龙	11.90	0.5	5.0	5.0	4.00	180	12～36
	曲安西龙	1.90	0	5.0	5.0	4.00	＞200	12～36
长效	地塞米松	7.10	0	20.0～30.0	30.0	0.75	100～300	36～54
	倍他米松	5.40	0	20.0～30.0	25.0～35.0	0.60	100～300	36～54

注：表中水盐代谢、糖代谢、抗炎作用的比值均以氢化可的松为1计；等效剂量以氢化可的松为标准计。

（一）可的松（cortisone）

具体结构见图5-1。

可的松分子量是360，可的松是肾上腺皮质分泌的糖皮质激素。用途与氢化可的松相似，但疗效较差，不良反应较大，故临床上目前使用较少，主要用于肾上腺皮质功能减退症的替代治疗。醋酸可的松口服易从胃肠道吸收，约1小时血

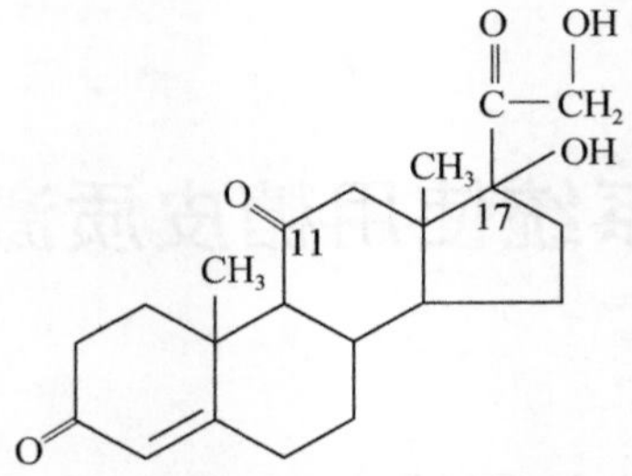

图 5-1　可的松的化学结构式

浓达峰值。可的松在肝内迅速代谢成有活性的氢化可的松，其血浆生物学作用的半衰期仅 30 分钟。其混悬剂肌注吸收较口服慢得多。常用的制剂和规格：片剂，5mg/片、10mg/片、25mg/片；注射剂（混悬液），125mg/5ml。目前临床使用较少，基本被氢化可的松替代。

1. 适应证　主要用于治疗原发性或继发性肾上腺皮质功能减退症，以及合成糖皮质激素所需酶系缺陷所致的各型先天性肾上腺增生症，必要时也可利用其药理作用治疗多种疾病。皮肤科适应证：自身免疫性疾病，如系统性红斑狼疮、血管炎、多肌炎、皮肌炎、Still 病；各种类型的大疱性皮肤病等；过敏性疾病，如过敏性休克、药物性皮炎、特应性皮炎等。

2. 用法用量　宜结合患者的诊断、病情性质、阶段、严重程度和合并情况，具体遵照说明书执行，也可参考指南和专家共识。

（二）氢化可的松（hydrocortisone）

具体结构见图 5-2。

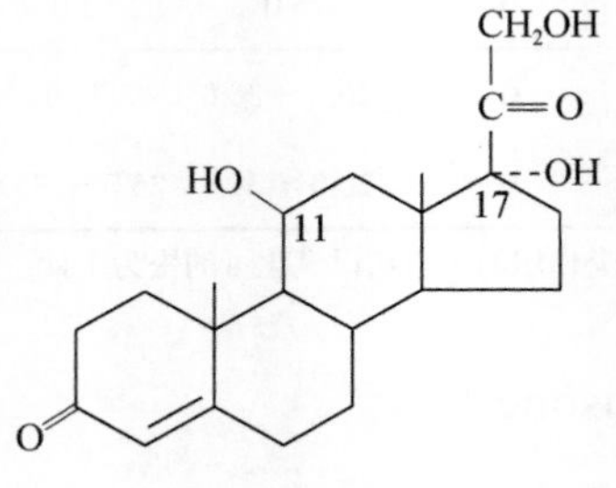

图 5-2　氢化可的松的化学结构式

氢化可的松分子量是 484.52，中文别名皮质醇。氢化可的松是天然短效糖皮质激素。氢化可的松抗炎作用为可的松的 1.25 倍，其水钠潴留活性较强。生物半衰期约为 100 分钟，血中 90% 以上的氢化可的松与血浆蛋白相结合，血浆浓度达峰时间为 1 ～ 2 小时，消除半衰期为 8 ～ 12 小时。主要经肝脏代谢，大多数代谢产物结合成葡萄醛酸酯，极少量以原形经尿排泄。氢化可的松在肝脏内无须转化即可直接发挥作用，故逐渐替代需在肝脏转化的可的松[1]。氢化可的松可通过弥散作用进入靶细胞，与其受体相结合，形成糖皮质激素 – 受体复合物。被激活的糖皮质激素 – 受体复合物作为基因转录的激活因子以二聚体的形式与 DNA 上的特异性序列（称为"激素应答元件"）相结合发挥调控基因转录的作用，增加 mRNA 的生成，以后者为模板合成相应的蛋白质（绝大多数是酶蛋白），在靶细胞内实现糖皮质激素的生理和药理效应。常用的制剂和规格：片剂，10mg/ 片、20mg/ 片；注射剂，稀乙醇溶液，10mg（2ml）、25mg（5ml）、50mg（10ml）、100mg（20ml），醋酸氢化可的松注射剂，125mg（5ml），注射用氢化可的松琥珀酸钠，50mg（按氢化可的松计算）、0.1g（按氢化可的松计算）。

1. 适应证　各种皮肤过敏性疾病都可以使用，一般用于急症。

2. 用法用量　宜结合患者的诊断、病情性质、阶段、严重程度和合并情况，具体遵照说明书执行，也可参考指南和专家共识。

（三）泼尼松（prednisone）

具体结构见图 5-3。

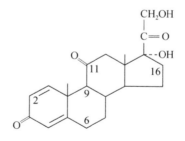

图 5-3　泼尼松的化学结构式

泼尼松分子量为 358.0，中文别名醋酸泼尼松、强的松、去氢可的松、去氢皮质素、1- 烯可的松。泼尼松须在肝内将 11 位酮基还原为 11 位羟基后显示药理活性，生理半衰期为 1 小时，血浆浓度达峰时间为 1 ～ 2 小时，消除半衰期为 2 ～ 3 小时。体内分布以肝中含量最高，依次为血浆、脑脊液、胸水、腹水、肾，在血中本品大部分与血浆蛋白结合，游离型和结合型代谢物自尿中排出，部分以原型排出，小部分可经乳汁排出。常用系统用药常用制剂和规格：片剂，醋酸泼尼松片，5mg/片。

1. 适应证 系统性红斑狼疮、皮肌炎、成人 Still 病、天疱疮等自身免疫性疾病，以及药物性皮炎、荨麻疹、接触性皮炎等过敏性疾病。

2. 用法用量 宜结合患者的诊断、病情性质、阶段、严重程度和合并情况，具体遵照说明书执行，也可参考指南和专家共识。

（四）泼尼松龙（prednisolone）

具体结构见图 5-4。

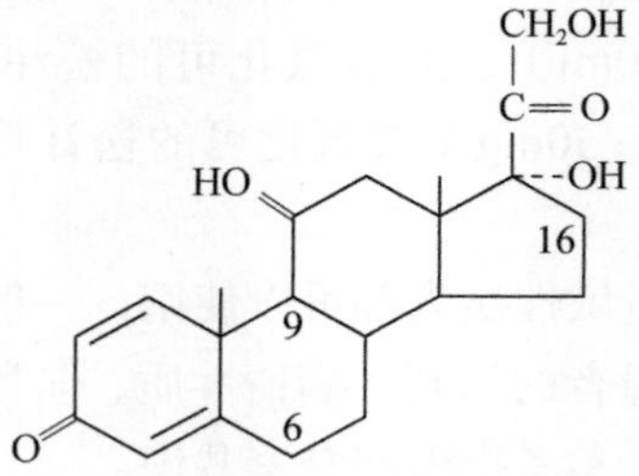

图 5-4 泼尼松龙的化学结构式

泼尼松龙分子量为 360.44，与泼尼松相当，抗炎作用较强、水盐代谢作用很弱，故不适用于原发性肾上腺皮质功能不全症者。由消化道吸收，泼尼松本身以活性形式存在，无须经肝脏转化即发挥其生物效应，故可用于肝功能不全者。口服后血浆血药浓度达峰值 1～2 小时，半衰期为 2～3 小时。在血中本品大部分与血浆蛋白结合（但结合率低于氢化可的松），游离型和结合型代谢物自尿中排出，部分以原型排出，小部分可经乳汁排出。常用的制剂和规格：醋酸泼尼松龙片，5mg/片；泼尼松龙磷酸钠注射液，20mg（1ml）；醋酸泼尼松龙注射液（混悬液），125mg。

1. 适应证 基本同泼尼松，可用于系统性红斑狼疮、皮肌炎、成人 Still 病、天疱疮等自身免疫性疾病，以及药物性皮炎、荨麻疹、接触性皮炎等过敏性疾病。

2. 用法用量 宜结合患者的诊断、病情性质、阶段、严重程度和合并情况，具体遵照说明书执行，也可参考指南和专家共识。

（五）甲泼尼龙（methylprednisolone）

具体结构见图 5-5。

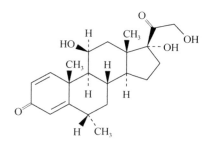

图 5-5　甲泼尼龙的化学结构式

甲泼尼龙分子量为 374.5，为中效糖皮质激素。作用与泼尼松龙相同，其抗炎作用为后者的 3 倍，糖代谢作用较氢化可的松强 10 倍，而水钠潴留作用较弱，无排钾的副作用。甲基泼尼松龙琥珀酸酯钠为水溶性泼尼松龙衍生物，在体内转化为甲基泼尼松龙，可以注射，具有速效作用，维持时间中等，是治疗炎症和变态反应的优选药。醋酸酯为混悬液，注射后起效慢，作用持久。其醋酸酯混悬液作肌内注射、关节腔内注射，分解和吸收缓慢，维持时间较久，肌内注射 6 ～ 8 小时后平均血药峰浓度为 14.8 μg/L，可维持 11 ～ 17 天。甲泼尼龙在体内与白蛋白和皮质素转运蛋白形成弱、可解离的结合。甲泼尼龙半衰期约为 2.5 小时，甲基泼尼松龙琥珀酸酯钠的血浆半衰期约 30 分钟。甲泼尼龙与可的松同样经肝脏代谢，这些代谢产物以葡萄糖醛酸盐、硫酸盐和非结合型化合物的形式随尿液排出。常用的制剂和规格：片剂，4mg/ 片；粉针剂，40mg/ 支；注射剂，20mg（1ml）/ 支、醋酸酯 40mg（1ml）/ 支、琥珀酸钠 40mg/ 支（以甲泼尼龙计），125mg/ 支（以甲泼尼龙计），500mg/ 支（以甲泼尼龙计）。

1. 适应证　用于危重疾病的急救，还可用于内分泌失调、风湿性疾病、免疫性疾病、皮肤疾病、过敏反应等。对于风湿性疾病，可作为辅助疗法短期使用（帮助患者度过急性期或危重期），用于银屑病性关节炎、类风湿关节炎（包括青少年类风湿关节炎，有些患者可能需要低剂量维持治疗）、强直性脊柱炎等。用于免疫性疾病危重期或作为下列疾病的维持治疗：系统性红斑狼疮、全身性皮肌炎（多肌炎）、风湿性多肌痛、巨细胞动脉炎等，以及重症皮肤病，如天疱疮、疱疹性皮炎、史 - 约综合征、剥脱性皮炎等。过敏性疾病：用于控制如下以足量常规治疗疗效不佳的严重或损伤机能的过敏性疾病，包括药物过敏反应、接触性皮炎、特应性皮炎等。

2. 用法用量　根据不同疾病的治疗需要，甲泼尼龙片的初始剂量可在每天 4 ～ 48mg 之间调整。症状较轻者，通常给予较低剂量即可；某些患者则可能需要较高的初始剂量。若经过一段时间的充分治疗后临床效果不佳，应停用甲泼尼龙片而改用其他合适的治疗方法。若经过长期治疗后需停药时，建议逐量递减，而不能突然撤药。当临床症状出现好转，应在适当的时段内逐量递减初始剂量，直至能维持已有临床效果的最低剂量，此剂量即为最佳维持剂量。应注意对药物剂量作持续的监测，当出现下列情况时可能需要调整剂量：病情减轻或加重，导致临床表现改变；患者对药物反应的个体差异；患者遇到与正在治疗的疾病无关的应激状况。在最后一种情况下，需根据患者的病情，在一段时间内加大甲泼尼龙片的剂量。甲泼尼龙剂量不是一成不变的，必须根据治疗的疾病和患者的反应作个体化调整。需长期服药的患者可采用隔日疗法，即在隔日早晨一次性给予2天的糖皮质激素总量以减少某些不良反应，如对HPA轴的抑制、库欣综合征、皮质激素撤药症状和对儿童生长的抑制等。甲泼尼松龙醋酸酯分解缓慢，作用较持久，肌内注射可达到较持久的全身效应，也可用于关节腔内注射。甲泼尼龙琥珀酸钠为水溶性，可供肌内注射，或溶于葡萄糖液中静脉滴注。初始剂量不等，依临床疾病而变化，最大剂量可用至3mg/kg（体重）。大剂量甲泼尼龙可用于短期内控制某些急性重症疾病，大剂量静脉输注时速度不应过快，一般控制在10～20分钟，因甲泼尼龙琥珀酸钠半衰期很短，故治疗严重休克时，应于4小时后重复给药。

（六）曲安西龙（triamcinolone）

具体结构见图5-6。

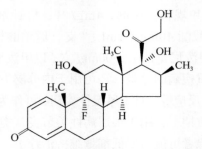

图5-6　曲安西龙的化学结构式

曲安西龙分子量为394.44，系统用药常用制剂和规格：片剂，每片4mg，其主要药理作用和醋酸泼尼松（强的松）相似。治疗剂量时潴钠、排钾作用甚微。

1. 适应证　具有较强的免疫抑制作用，可治疗各种变态反应性炎症、自身免疫性疾病。其主要药理作用和醋酸泼尼松（强的松）相同，故其适应证与强的松的基本相同，主要包括：系统性红斑狼疮等结缔组织病；肾病综合征等免疫性肾脏疾病；特发性血小板减少性紫癜等免疫性疾病；醋酸泼尼松所适用的其他疾病。

2. 用法用量　宜结合患者的诊断、病情性质、阶段、严重程度和合并情况，具体遵照说明书执行，也可参考指南和专家共识。

（七）地塞米松（dexamethasone）

具体结构见图 5-7。

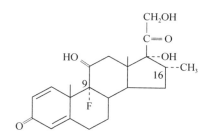

图 5-7　地塞米松的化学结构式

　　地塞米松的分子量为 392.46，中文别名氟美松、氟甲强的松龙、德沙美松。易自消化道吸收，其血浆半衰期为 190 分钟，组织半衰期为 3 天，肌注地塞米松磷酸钠或地塞米松醋酸酯后分别于 1 小时和 8 小时达血药浓度峰值。地塞米松血浆蛋白结合率较其他皮质激素类药物低，约为 77%，易于透过胎盘且几乎未被灭活。地塞米松 0.75mg 的抗炎活性相当于 5mg 泼尼松龙。抗炎、抗过敏和抗毒作用较泼尼松更强，水钠潴留和促排钾作用很轻，可肌注或静滴，对下丘脑－垂体－肾上腺轴抑制作用较强。常用的制剂和规格：片剂，地塞米松片 0.75mg/ 片；注射剂，地塞米松磷酸钠注射液 1ml/ 支（5mg），醋酸地塞米松注射液 0.5ml/ 支（2.5mg）、1ml/ 支（5mg）、5ml/ 支（25mg）。

　　1. 适应证　在皮肤科可用于多种过敏性疾病，如药物性皮炎、荨麻疹、过敏性紫癜、过敏性休克等，以及免疫性疾病，如系统性红斑狼疮、天疱疮、成人Still病、结节病等。

　　2. 用法用量　宜结合患者的诊断、病情性质、阶段、严重程度和合并情况，具体遵照说明书执行，也可参考指南和专家共识。

（八）倍他米松（betamethasone）

具体结构见图 5-8。

　　倍他米松分子量为 392.46，是地塞米松的同分异构体，作用与用途同醋酸地塞米松，其水钠潴留作用及剂量都比后者小。糖代谢及抗炎作用较氢化可的松强，为氢化可的松的 15 倍，但钠潴留作用为氢化可的松的 100 倍以上。倍他米

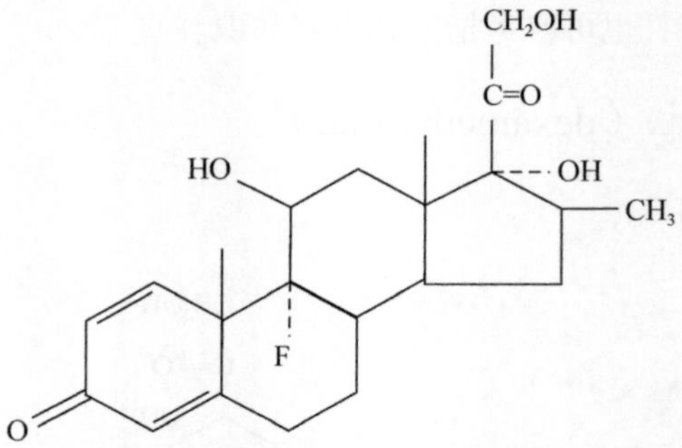

图 5-8　倍他米松的化学结构式

松片易由消化道吸收，其血浆半衰期为 190 分钟，组织半衰期为 3 天。倍他米松片血浆蛋白结合率较其他皮质激素类药物为低。常用的制剂和规格：倍他米松片，0.5mg/ 片；倍他米松磷酸钠注射液，1ml：5.26mg(相当于倍他米松 4mg)。

1. 适应证　主要用于过敏性与自身免疫性炎症性疾病。现多用于活动性风湿病、类风湿关节炎、系统性红斑狼疮、严重支气管哮喘、严重皮炎、急性白血病等，也用于某些感染的综合治疗。

2. 用法用量　宜结合患者的诊断、病情性质、阶段、严重程度和合并情况，具体遵照说明书执行，也可参考指南和专家共识。

（九）复方倍他米松注射液（compound betamethasone injection）

复方倍他米松注射液（商品名称：得宝松）为复方制剂，其组分为：二丙酸倍他米松和倍他米松磷酸钠的灭菌混悬注射液。每支（1ml）复方倍他米松注射液含二丙酸倍他米松（按倍他米松计）5mg 和倍他米松磷酸钠（按倍他米松计）2mg，并含有灭菌缓冲剂和防腐剂。二丙酸倍他米松和倍他米松磷酸钠在注射部位被吸收，并发挥治疗作用，以及其他局部和全身的药理作用。二丙酸倍他米松使药物可持久发挥作用。因该成分微溶，使吸收减慢，从而可长久地减轻症状。倍他米松磷酸钠可溶于水，在组织中代谢为倍他米松。2.63mg 倍他米松磷酸钠的皮质类固醇的生物效应与 2mg 倍他米松相当。肌内注射后，倍他米松磷酸钠在给药后 1 小时达血浆峰浓度，单剂量给药后的血浆半衰期为 3 ～ 5 小时，排泄24 小时，生物半衰期为 36 ～ 54 小时。二丙酸倍他米松吸收缓慢，逐渐代谢，排泄 10 天以上。倍他米松经肝脏代谢，主要与蛋白结合。在肝病患者中可能出现其清除率减慢及延迟。

1. 适应证　复方倍他米松注射液全身或局部用于对糖皮质激素敏感的急、慢性疾病时有效。可用于肌肉骨骼和软组织疾病、变态反应性疾病肿瘤、结缔组织病等。皮肤科的适应证：接触性皮炎、荨麻疹、药物反应、昆虫叮咬、特应性皮炎、神经性皮炎、重症日光性皮炎、肥大性扁平苔藓、糖尿病脂质渐进性坏死、盘状红斑狼疮、银屑病、瘢痕疙瘩、天疱疮、疱疹样皮炎、囊肿性痤疮、播散性红斑狼疮、硬皮病、皮肌炎、结节性血管炎等。

2. 用法用量　宜结合患者的诊断、病情性质、阶段、严重程度和合并情况，具体遵照说明书执行，也可参考指南和专家共识。每年给药次数不应超过 6 次。皮损内注射复方倍他米松注射液对皮肤病有效。一般不需要合用局麻药，如要合用，可将复方倍他米松注射液与 1% 或 2% 盐酸普鲁卡因或利多卡因在注射器内混合（不可在药瓶内混合），应使用不含尼泊尔金类防腐剂的制剂。需特别注意，此药不能精确定量。

二、系统使用糖皮质激素的给药途径

（一）口服治疗

口服是系统使用糖皮质激素的最常用给药途径，简单、方便，一般口服吸收良好，在需要调整剂量时可以迅速改变剂量，减量时可从小剂量开始。缺点是若患者依从性差，则不能保证服用足量药物。此外，若患者有消化道疾病（如胃炎或消化性溃疡），则影响药物吸收并有较明显的消化道不良反应。若患者肝功能受损，应给予泼尼松龙或甲泼尼龙片。口服给药的方式如下：

1. 分次给药　每日剂量分 2 ～ 3 次服用，治疗效果好，因为不符合糖皮质激素分泌的昼夜节律，长期使用时，对 HPA 轴的抑制最大。一般适用于急性炎症性皮肤病的均衡控制，一旦症状控制应尽快改换为晨间单次给药。

2. 晨间顿服　每日 8 点一次顿服全日量，一般用于糖皮质激素治疗的减量或维持阶段，因为符合糖皮质激素分泌的昼夜节律，所以对 HPA 轴的抑制小。

3. 隔日疗法　隔日 8 点一次顿服全日量，一般减量时应用。由于糖皮质激素的抗炎作用持续时间比对 HPA 轴的抑制时间长，故隔日给药仍可保证其抗炎作用，同时减少对 HPA 轴的抑制。

（二）肌内注射

肌内注射给药方便，可以保证患者的依从性。缺点是一旦给药，就不能迅速减药和停药，不利于不良反应的控制。此外，肌内注射的吸收程度依患者而不同，故每个人的疗效可能会有不同。肌内注射给药一般用于急性皮肤病的治疗。目前常用的肌内注射制剂有地塞米松和复方倍他米松。复方倍他米松有水溶性及脂溶性，作用持续 20 天左右，每年给药次数不应超过 4 ～ 6 次，需考虑药物对 HPA 轴的抑制作用。大多数情况下，复方倍他米松的作用时间在 3 ～ 4 周，需考虑药物对 HPA 轴的抑制作用。

（三）静脉用药

对于抢救或口服不便的患者，可以选择静脉用药。静脉用药的注射制剂一定为水溶性，混悬剂不能用于静脉滴注。常用的为地塞米松磷酸钠、琥珀酸氢化可的松、甲泼尼龙等。急性和危及生命的皮肤性疾病，如过敏性休克、急性荨麻疹伴喉头水肿，可先采用静脉内大剂量糖皮质激素治疗，使患者顺利度过危险期后逐渐减量。某些病情较重的急性自限性皮肤病，如史 - 约综合征（Stevens-Johnson syndrome，SJS）、重症药疹、急性放射性皮炎等，可静脉使用琥珀酸氢化可的松 200 ～ 300mg/d，或甲泼尼龙 100 ～ 200mg/d 或地塞米松 10 ～ 15mg/d，待症状控制后，逐渐减量至停药。静脉用药效价大于口服。

三、系统使用糖皮质激素的剂量

根据病情选择糖皮质激素的剂量，治疗剂量分为以下 5 种：

（1）生理剂量：相当于泼尼松 5 ～ 7.5mg/d，常用于肾上腺皮质功能减退的替代治疗。

（2）小剂量：相当于泼尼松 < 30mg/d 或每日泼尼松低于 0.5mg/kg。

（3）中等剂量：相当于泼尼松 30 ～ 60mg/d 或每日泼尼松 0.5 ～ 1.0mg/kg。

（4）大剂量：相当于泼尼松 > 60mg/d。

（5）冲击治疗剂量：最常用的是 0.5 ～ 1.0g 甲泼尼龙溶于 5% 葡萄糖溶液或生理盐水中，每日 1 次，连续 3 ～ 5 天。

病情轻者开始用量可选用小剂量；中度者可选用中等剂量；重度者可使用大剂量。如使用 2 ～ 3 天症状未能控制，则可将剂量增加 25% ～ 100%，以尽早控制病情，必要时可进行冲击治疗。当超大剂量使用时，一旦病情控制达到满意，应开始逐渐减量。

四、系统使用糖皮质激素的治疗疗程

根据治疗的时间，可将系统使用糖皮质激素的治疗疗程分为以下几种。

（一）急诊用药

用于急性危及生命的疾病，如过敏性休克、急性荨麻疹或血管神经性水肿，伴喉头水肿、呼吸困难、急性的重症虫咬伤等，可用大剂量糖皮质激素治疗，使患者顺利度过危险期。常用的是琥珀酸氢化可的松静脉滴注，初始剂量为 300 ～ 500mg/d，第 3 日改为 100 ～ 200mg/d，共 5 日左右；或甲泼尼龙 100 ～ 200mg/d 或地塞米松 10 ～ 15mg/d 静脉滴注，症状控制后逐渐减量至停药。

（二）短程疗法

糖皮质激素使用疗程在 3 周至 1 个月内时，对 HPA 轴的抑制较小，适用于短期可以迅速控制的疾病，如急性变应性接触性皮炎、急性荨麻疹，症状控制后可快速减药停药。

（三）中程疗法

糖皮质激素使用疗程在 1 个月至 3 个月时，对 HPA 轴有抑制作用，应缓慢减量。某些病情较重的急性自限性皮肤病，如重症药疹中的史 – 约综合征、中毒性表皮坏死松解症、急性放射性皮炎等，经中等或大剂量糖皮质激素控制症状后，可较快减量。如初始用氢化可的松、地塞米松或甲泼尼龙静脉滴注，症状控制后，每 3 ～ 5 天减量，每次减少 20% 左右，直至停药。

（四）长程疗法

糖皮质激素使用疗程在 3 个月以上，对 HPA 轴的抑制较大。对于亚急性或慢性皮肤病，病情严重需长期使用糖皮质激素，如系统性红斑狼疮、各型天疱疮、大疱性类天疱疮、皮肌炎、结节性多动脉炎等，初始用大剂量糖皮质激素控制症状，待出现满意疗效后，再逐渐减量，早期减量可快些，以后逐渐减慢，逐渐减少至最小维持量（一般在泼尼松 15mg/d 以下）。在减药的过程中，如出现病情反跳，需增至原有有效剂量，1 ～ 2 周后再减。对于重症疾病，应每 3 ～ 4 周减药一次。对于需长期系统使用糖皮质激素的患者，为了减轻其不良反应和对 HPA 轴的抑制，可采用隔日疗法，一般隔日早晨 8 点一次给药，其作用原理是基于糖皮质激素的抗炎作用，不取决于在血液中存在的时间，而取决于其半衰期，中效糖皮质激素如泼尼松的抗炎作用持续时间比对 HPA 轴抑制时间长，在糖皮质激素停用日可减轻对 HPA 轴的抑制作用。

（五）冲击疗法

对于某些严重的皮肤病，如系统性红斑狼疮的弥漫性增殖性肾小球肾炎、红斑狼疮脑病、病情严重不能控制的皮肌炎、大疱性皮肤病、史－约综合征及中毒性表皮坏死松解症等，当糖皮质激素每日剂量已经达 100mg 或更大剂量，但病情仍未控制时，可采取冲击疗法。冲击疗法的目的是在短时间内迅速控制疾病，然后快速恢复至常规剂量，以减少长期常规使用糖皮质激素的不良反应。实验发现，超大剂量冲击后，血液中中性粒细胞增多，单核巨噬细胞明显减少，T 细胞比 B 细胞减少更明显，血清中 IgG 浓度明显下降，IgA 和 IgM 也有一定影响，说明超大剂量的糖皮质激素不仅能产生强大的抗炎效力，而且对机体的免疫功能也有抑制作用[2]。

冲击疗法的条件：

（1）血、尿、粪常规，血电解质，血糖，肝肾功能，胸部 X 线片，心电图，血压等均正常。

（2）60 岁以下，60 岁以上需特别谨慎。

（3）无禁忌证，如消化性溃疡、糖尿病、青光眼、精神病、癫痫及对糖皮质激素过敏等。

冲击疗法最常用的是甲泼尼龙琥珀酸钠 0.5 ～ 1.0g，每日 1 次，连续 3 ～ 5 天，也可用氢化可的松琥珀酸钠 2 ～ 6g/d，分 3 ～ 4 次静脉滴注。在冲击治疗后恢复至冲击前剂量，以后视患者反应情况，冲击疗程可适当间隔重复多次。冲击疗法一般较长期大剂量口服糖皮质激素的不良反应少，但可发生一过性高血压、高血糖、急性胰腺炎、电解质紊乱、致死性心律失常或猝死。故应慎重选择病例，仔细观察病情变化，治疗期间及治疗后 24 小时内密切注意血压、血糖、电解质平衡及心电监护，服用利尿剂、低血钾症、水电解质紊乱者禁用。

（六）替代疗法

替代疗法适用于原发性或继发性肾上腺皮质功能减退症，如长期系统使用糖皮质激素的系统性红斑狼疮和各种自身免疫性大疱性疾病患者，由于长期系统使用糖皮质激素患者的肾上腺皮质功能减退，不能正常分泌生理量的糖皮质激素，患者长期小剂量（使用生理量的糖皮质激素）维持治疗作为替代治疗。

五、特殊人群系统使用糖皮质激素的注意事项

（一）妊娠期用药

糖皮质激素可以通过胎盘。动物试验证明，妊娠期给药可增加胚胎腭裂、胎盘功能不全、自发性流产和子宫内生长发育迟缓的发生率。人类使用药理剂量的糖皮质激素可增加胎盘功能不全、新生儿体重减轻或死胎的发生率。尚未证明对人类有致畸作用。妊娠期曾接受一定剂量糖皮质激素治疗的患者，所分娩新生儿需注意观察是否有肾上腺皮质功能减退的表现。对早产儿，为避免发生呼吸窘迫综合征，可在分娩前给母亲使用地塞米松以诱导早产儿肺表面活性蛋白的形成，由于仅为短期应用，对幼儿的生长和发育未见不良影响。大剂量使用糖皮质激素者短期内不宜怀孕[3]。孕妇慎用糖皮质激素，特殊情况下临床医师可根据情况决定糖皮质激素的使用，例如慢性肾上腺皮质功能减退症及先天性肾上腺皮质增生症患者妊娠期应坚持糖皮质激素的替代治疗，严重的妊娠疱疹、妊娠性类天疱疮等仍可考虑使用糖皮质激素。

（二）哺乳期用药

生理剂量或低剂量（可的松 25mg/d，或泼尼松 5mg/d，或更少）对婴儿一般无不良影响。若哺乳期妇女接受中等以上剂量、中程治疗方案的糖皮质激素时不应哺乳，以避免经乳汁分泌的糖皮质激素对婴儿造成不良影响。

（三）儿童用药

儿童如长期应用糖皮质激素更应严格掌握适应证，妥当选用治疗方法。应根据年龄、体重（体表面积更佳）、疾病严重程度和患儿对治疗的反应确定糖皮质激素治疗方案。因糖皮质激素可抑制儿童的生长和发育，如确有必要长期使用，应采用短效（如可的松）或中效制剂（如泼尼松），避免使用长效制剂（如地塞米松）。口服中效制剂隔日疗法可减轻对生长发育的抑制作用。儿童或青少年患者长期使用糖皮质激素可发生骨质疏松症、股骨头缺血性坏死、青光眼、白内障，必须密切观察。儿童使用糖皮质激素的剂量除了一般的按年龄和体重而定外，更应该按疾病的严重程度和患儿对治疗的反应而定。对于有肾上腺皮质功能减退患儿的治疗，其激素的用量应根据体表面积而定，如按体重而定则易出现过量，尤其是婴幼儿和矮小或肥胖的患儿。

（四）老年人用药

老年人长期系统使用糖皮质激素易诱发多种不良反应，如感染、糖尿病、高血压、骨质疏松、白内障、青光眼等，需特别谨慎。

参 考 文 献

［1］国家药典委员会.中华人民共和国药典临床用药须知：化学药和临床生物制品卷（2015年版）［M］.北京：中国医药科技出版社，2017：607-616.

［2］Fan PT, Yu DT, Targoff C, et al. Effect of corticosteroids on the human immune response. Suppression of mitogen-induced lymphocyte proliferation by "pulse" methylprednisolone. Transplantation, 1978, 26(4): 266-267.

［3］国家药典委员会.中华人民共和国药典临床用药须知：2015年版.化学药和临床生物制品［M］.北京：中国医药科技出版社，2017：650.

第6章 系统使用糖皮质激素的不良反应

糖皮质激素对很多炎症性、过敏性、免疫性和恶性疾病的治疗十分重要，糖皮质激素的不良反应是慢性炎症性疾病相关医源性疾病的最常见原因之一。糖皮质激素可引起多种不良反应，这些不良反应除了由糖皮质激素本身导致以外，与所治疗疾病的性质和严重程度及合并用药有关。由于很少有前瞻性试验探讨不良反应发生率和严重程度及可能导致这些不良反应的各种治疗剂量和持续时间，所以对这些问题的估计受到限制。

糖皮质激素的作用、副作用均由生物利用度、磷酸化作用激活受体、激素受体转移进入细胞核及基因表达的抑制/激活等方面的差异所介导，因此，不同种类糖皮质激素和（或）个体间的差异可造成其疗效和不良反应不同[1-4]。此外，糖皮质激素的作用、副作用还与糖皮质激素的非基因组效应、膜结合型糖皮质激素受体的特异性有关[2]。

长期应用糖皮质激素（即便是小剂量）是多种不良反应的显著独立预测因素[5-8]。一项纳入112例类风湿关节炎患者的研究显示，泼尼松平均日使用剂量最能预测可能由糖皮质激素治疗引起的不良反应[5～10mg对应的比值比（OR）为4.5，10～15mg对应的OR为32.3][6]。该分析统计的不良反应包括骨折、严重感染、消化道出血/溃疡，以及白内障。对重要的疾病严重程度因素（如类风湿结节和骨侵蚀）进行统计学校正之后，糖皮质激素与不良反应之间的关联依然存在。也有数据表明，糖皮质激素剂量很低时（如泼尼松＜5mg/d），不良反应较少[9, 10]。据报道，多种不良反应的剂量相关模式为线性模式和阈值模式。一项大型回顾性分析纳入了1066例使用糖皮质激素超过6个月的类风湿关节炎患者，观察到库欣综合征表现、瘀斑、下肢水肿、真菌病、羊皮纸样皮肤、呼吸急促及睡眠紊乱随剂量增加呈"线性"增加[5]。"阈值"模式是指剂量超过特定阈值后事件发生率增加，当泼尼松剂量超过7.5mg/d时，青光眼、抑郁和血压升高的发生率增加。另外，泼尼松剂量大于5mg/d时，体重增加和鼻出血的发生率增加。白内障更常见于使用糖皮质激素的患者，即使泼尼松剂量小于5mg/d也是如此。有研究表明，即使是短期使用糖皮质激素，也可能引起严重不良事件。一项回顾性队列研究及自身对照病例系列研究纳入了327 452例65岁以下、3年间至少接受过1次短疗程（＜30天）门诊糖皮质激素用药的成年患者，评估了脓毒症、静脉血栓栓塞症（VTE）和骨折 3 种不良反应的风险[11]。开始用药 30 天内，脓毒症（发病率比 5.30，95%CI 3.80 ～ 7.41）、VTE（发病率比 3.33，95%CI 2.78 ～ 3.00）和骨折（发病率比 1.887，95%CI 1.69 ～ 2.07）的发生率增加，但在随后 31 ～ 90 天逐渐下降。此外，有些随时间变化的因素，如既需要使用糖皮质激素，又会诱发以上 3 种结局之一的严重炎症性疾病发作，可能在危险期与基线期的分布不同。但各项不良反应的绝对风险都很低。只有 6.3% 的处方中糖皮质激素换算成泼尼松的等效剂量＜ 17.5mg/d，表明大多数使用剂量都相对较高。

系统使用糖皮质激素可以对多个器官系统造成不良反应，虽有些不良反应可能不一定严重，但困扰患者（如库欣综合征表现）；严重时则可危及生命（如严重感染）。有些不良反应，如骨密度下降加快或早发白内障，在出现需要就医的较晚期表现（如急性椎体压缩，需要手术摘除的白内障）之前可能基本无症状。各研究对特定不良反应发生率的估计不同，部分取决于治疗的具体疾病和使用的糖皮质激素治疗方案[12]。除了白内障、动脉粥样硬化性血管疾病可能加速出现和发展，以及对骨骼的影响（骨质疏松和骨质坏死）之外，其他的糖皮质激素不良反应在停药后至少部分可逐渐出现逆转。

系统使用糖皮质激素对多系统造成的影响如下。

一、皮肤和外观

即使使用较低剂量糖皮质激素，也可发生许多涉及皮肤和外观的临床相关不良反应，包括皮肤变薄和瘀斑、库欣综合征表现、痤疮、体重增加、轻度的体毛粗壮、面部红斑和皮肤条纹。

（一）皮肤变薄和瘀斑

糖皮质激素引起的最常见不良反应为皮肤变薄和瘀斑，即使使用低剂量也可能发生。一项大型观察性研究纳入了使用糖皮质激素至少 6 个月的类风湿关节炎患者，发现羊皮纸样皮肤和瘀斑的发生率分别为 10% 和 17%[5]，这些不良反应的发生率也会随着泼尼松剂量的增大而增加。另一项纳入 80 例患者的前瞻性研究显示，使用超过 20mg/d 泼尼松治疗 3 个月的患者中有 46% 可见皮肤改变[13]。糖皮质激素相关瘀斑或紫癜常累及手背和前臂的日光暴露区域，无明显肿胀。

（二）库欣综合征

库欣综合征（体脂重新分布，形成躯干型肥胖、水牛背和满月脸）和体重增加与剂量和用药时间相关，可在治疗 2 个月内出现。库欣综合征外观可使患者非常苦恼，即便使用低剂量糖皮质激素也可发生，不过在低于生理替代剂量范围时较少见。库欣综合征的发生率随剂量呈线性增加。在接受 < 5mg/d、5 ～ 7.5mg/d 和 > 7.5mg/d 泼尼松或等效剂量药物治疗患者中，库欣综合征的发生率分别为 4.3%、15.8% 和 24.6%。

（三）体重增加

一项纳入 779 例类风湿关节炎患者的观察性研究显示，与至少 12 个月不接受任何糖皮质激素的患者相比，使用 ≥ 5mg/d 泼尼松或等效剂量其他药物治疗超过 6 个月的患者更常出现体重增加（22.4% vs. 9.5%）[5]。然而，存在阈值效应，约为 7.5mg/d 泼尼松（或等效剂量），有研究发现使用糖皮质激素小于 5mg/d 的患者体重增加发生率未升高（8.7%），而用量大于 7.5mg/d 的患者体重增加发生率也无进一步升高（21.3%）[5]。另一项调查研究纳入 2167 例糖皮质激素长期使用者［平均泼尼松等效剂量 ±SD 为（16±14）mg/d，连用 ≥ 60 天］，发现体重增加是最常见的患者报告不良反应（70% 的患者）[8]。对于使用 ≤ 7.5mg/d 泼尼松或等效剂量其他药物的患者，使用持续时间增加与体重增加显著相关。同样，一项分析纳入了 4 项关于糖皮质激素治疗类风湿关节炎的前瞻性试验，显示应用 5 ～ 10mg/d 泼尼松或等效剂量其他药物治疗 2 年的患者平均体重增加 4% ～ 8%[9]。可能促使体重增加的因素还包括食欲增加（糖皮质激素治疗的常见不良反应），以及胃病或消化性溃疡患者为了缓解症状而增加食物摄入量[14]。

二、眼　部

糖皮质激素治疗的患者发生白内障和青光眼的风险均增加，且风险与剂量相关。

（一）白内障

白内障常出现在长期应用糖皮质激素之后，通常为双侧发病，进展缓慢。常发生于后囊下，一般可以与老年性白内障鉴别。对形成白内障的风险而言，可能无最小安全剂量，但风险具有剂量和时间依赖性，在使用泼尼松剂量大于 10mg/d 或已用药超过 1 年的情况下更常见[15-17]。一项研究评价了使用泼尼松平均剂量 8mg/d 治疗平均 6.9 年的 122 例类风湿关节炎患者，其中 29% 发生白内障，而对照组只有 18% 的患者发生白内障[7]。另一项研究评估了接受泼尼松平均剂量 6mg/d 治疗平均 6 年的类风湿关节炎患者，发现接受糖皮质激素治疗的患者比不使用泼尼松患者更常发生白内障（15% vs. 4.5%）[6]。

（二）眼压增加

糖皮质激素还可以增加眼压，但采取相应的药物治疗通常可以控制这些不良反应。这种类型的青光眼最常见于应用糖皮质激素滴眼液的患者，但也已在长期系统使用糖皮质激素治疗患者和（在较小程度上）在短时间系统使用糖皮质激素治疗的患者中观察到[18]。使用糖皮质激素治疗的患者，若有其他方面的青光眼易感因素或有某些共存疾病（包括有青光眼阳性家族史、糖尿病或高度近视的患者），则青光眼或眼压增高的风险更大。对于已存在开角型或闭角型青光眼的患者，使用糖皮质激素常常会加重病情（发生率分别为 46% ～ 92% 及 65%）。

（三）眼球突出

眼球突出及眼睑和眼肌肿胀是糖皮质激素的罕见眼科并发症[19, 20]。

（四）中心性浆液性脉络膜视网膜病变

系统使用、外用糖皮质激素都可能出现的罕见不良反应是中心性浆液性脉络膜视网膜病变[21-23]。这种脉络膜视网膜病变与可将脉络膜与视网膜分隔的水肿形成有关。减少糖皮质激素剂量不会导致所治疗的疾病出现危险恶化，所以糖皮质激素减量是最重要的治疗措施[24]。

三、心 血 管

糖皮质激素可引起多种心血管不良反应，包括体液潴留、早发动脉粥样硬化性疾病及心律失常。心血管疾病风险呈剂量依赖性，使用低剂量糖皮质激素治疗的患者该风险可能较低或无此风险[25]。

（一）体液潴留和高血压

较大剂量的糖皮质激素可促进体液潴留，有心脏或肾脏基础疾病的患者使用存在风险。正常人无此风险，因为盐皮质激素逃逸现象可防止进行性体液过剩。高血压是已知的糖皮质激素不良反应，见于高达 20% 的医源性库欣综合征患者[26]，但这是剂量相关的不良反应，使用较低剂量糖皮质激素时发生较少。一些研究显示，患者长期使用泼尼松可增加高血压风险，但使用低剂量糖皮质激素时，相关数据不一致。对于接受低剂量糖皮质激素治疗（如 10mg/d 泼尼松）的患者，年龄和初始血压水平可能比糖皮质激素本身能更好地解释出现的显著高血压[27]。糖皮质激素治疗导致血压升高的机制目前还不太明确[28, 29]。

（二）早发动脉粥样硬化性疾病

使用糖皮质激素会增加心肌梗死、脑卒中、心力衰竭的发生率及全因死亡率，还可能增加类风湿关节炎及其他系统性风湿病患者早发动脉粥样硬化的风险[25, 30]。因此，糖皮质激素相关心血管事件的相对风险可能受血管内皮基础炎性病变作用的干扰。一项大型人群研究纳入了既往没有因心血管疾病住院的 68 781 例糖皮质激素使用者和 82 303 例未使用者，发现使用糖皮质激素 ≥ 7.5mg/d 的患者发生心血管事件的可能性是未使用者的 2.5 倍以上；其中心血管事件定义为心肌梗死、心绞痛、冠状动脉血运重建、因心力衰竭住院、短暂性脑缺血发作（TIA）或脑卒中[25]。另一项大型回顾性病例对照研究发现，当前使用糖皮质激素与缺血性心脏病和心力衰竭的风险增加有关（校正 OR 分别为 2.7 和 1.2）[30]，但这些研究均未考虑系统性风湿病患者中 DMARD 或疾病活动性的作用。在仅针对系统性风湿病患者的研究中，有关糖皮质激素与心血管疾病风险之间关联的结果差异更大。例如，一项前瞻性队列研究纳入了 364 例风湿性多肌痛（PMR）患者，中位随访 7.6 年发现，与仅接受非甾体抗炎药（NSAID）的患者相比，接受糖皮质激素治疗的患者发生心血管事件的风险并未增加[31]。而一项纳入 8384 例新发类风湿关节炎患者的大型人群研究发现，糖皮质激素治疗与患者的心肌梗死风险增加 68% 有关[32]。糖皮质激素剂量每增加 5mg/d，心肌梗死风险随之增加 13%。另一项随机试验对 223 例早期类风湿关节炎患者前瞻性随访 10 年，结果也发现接受泼尼松龙治疗的患者发生脑血管事件的风险高于未接受者［风险比（HR）3.7（1.2 ~ 11.4）］[33]。然而，就复合心血管事件（包括急性心肌梗死或缺血性脑卒中）或首次冠状动脉事件而言，两个治疗组之间的差异无统计学意义。发生医源性库欣综合征可能是患者心血管疾病风险较高的标志。某研究纳入了一个大型全科医学数据库中 547 例诊断为医源性库欣综合征的患者，与接受相似剂量糖皮质激素但没有诊断为库欣综合征的患者及未使用糖皮质激素的患者相比，这些库欣综合征患者发生心血管事件的风险显著更高[34]。

（三）心律失常

有研究报道指出使用糖皮质激素与心房颤动和心房扑动的风险存在关联[35-37]。一项人群病例对照研究显示，与 202 130 例对照者相比，在 20 221 例心房颤动或心房扑动患者中当前使用糖皮质激素患者的比例更高（6.4% vs. 2.6%）[37]。与从未应用糖皮质激素相比，当前使用糖皮质激素与心房颤动或心房扑动风险显著增加相关（校正 OR 1.9）。新使用者和长期使用者的风险增加，但既往使用者的风险未增加（OR 分别为 3.6、1.7、1.0），且风险与是否存在肺部或心血管疾病无关。据报道，在接受糖皮质激素冲击治疗（如甲泼尼龙 1g/d，多次输注）的患者中，偶有发生严重心血管毒性（包括猝死）[38]。但难以确定该不良反应更可能是由糖皮质激素所致还是由需要糖皮质激素治疗的基础疾病所致。因此，接受糖皮质激素冲击治疗的严重心脏病患者需要进行心脏监测，尤其是应用利尿剂的患者，因为利尿剂也可能导致电解质紊乱，如低钾血症。

（四）可能的高脂血症

系统使用糖皮质激素对血脂代谢有作用，但是意见并不统一。

糖皮质激素对动脉粥样硬化性血管疾病的影响可能部分是由非功能性脂蛋白水平升高所介导的，但也有研究观察到糖皮质激素对血脂异常有改善作用。一项研究显示，如果考虑了其他危险因素，小至中等剂量的泼尼松（20mg/d，经 3 个月逐渐减量至 5mg/d）对脂蛋白水平没有显著不良影响[39]。另一项观察性研究则得出结论：对于老年人（≥ 60 岁），使用糖皮质激素与更好的血脂情况有关[40]。针对系统性红斑狼疮患者的研究表明，糖皮质激素在血脂方面的不良反应具有剂量依赖性，仅见于泼尼松剂量超过 10mg/d 时，但难以区别与药物本身直接相关的影响和疾病活动性所致的影响[41-43]。一项啮齿类动物研究发现，联合使用泼尼松和阿托伐他汀对血脂的改善作用大于单用这两种药物，但目前还没有来自人类研究的直接数据。糖皮质激素可能通过依次导致外周性胰岛素抵抗、高胰岛素血症及肝脏极低密度脂蛋白（VLDL）合成增加而发挥作用。然而，糖皮质激素诱导的促肾上腺皮质激素（ACTH）释放减少也促进了血脂变化。有报道显示，9 例接受糖皮质激素治疗的高脂血症患者（其中 5 例是移植受者）连续使用 3 周 ACTH，使得总胆固醇水平、低密度脂蛋白胆固醇水平和甘油三酯水平大幅下降，高密度脂蛋白胆固醇水平升高[44]。ACTH 可能部分通过上调低密度脂蛋白受体活性发挥作用。

四、胃　肠　道

糖皮质激素可增加胃肠道不良反应的风险，如胃炎、溃疡形成和消化道出血。单用糖皮质激素的胃肠道不良反应估计相对危险度（RR）从 1.1（无统计学意义）至 1.5（有统计学意义，P 在临界值附近）不等[45, 46]。但糖皮质激素与 NSAID 联合应用可导致胃肠道事件的发生率协同性增加，有 2 项 Meta 分析的结果显示：联合使用糖皮质激素和 NSAID 的患者发生胃肠道不良反应的风险是单独使用 NSAID 者的 2 ～ 4 倍[46, 47]。除了上消化道并发症以外，还有内脏穿孔[48, 49]和肝脂肪变（脂肪肝）[50]，后者在少数情况下可导致体循环脂肪栓塞或肝硬化[51, 52]。虽然有证据显示糖皮质激素可导致急性胰腺炎，但其他研究（尤其是针对 SLE 患者的研究）显示，导致急性胰腺炎的是原疾病（SLE）本身而非糖皮质激素，而糖皮质激素治疗有效[53, 54]。不过，目前还不清楚糖皮质激素在造成急性胰腺炎中的作用。糖皮质激素可能掩盖严重胃肠道疾病的症状，这可能部分解释了糖皮质激素应用相关乙状结肠憩室脓肿穿孔风险增加的原因。

五、骨骼和肌肉

（一）骨质疏松

骨质疏松是较为明确的糖皮质激素不良反应，糖皮质激素治疗可引起明显的骨丢失风险，在用药的最初几个月表现最为显著。除此之外，糖皮质激素还可增加骨折的风险，并且相比于绝经后骨质疏松情况下的骨折，此种骨折发生时的骨密度（BMD）值更高。有报道称，使用低至 2.5 ～ 7.5mg/d 的泼尼松或等效治疗时，即可出现骨折风险上升[55]。因此，应积极治疗糖皮质激素性骨丢失，尤其是已有骨折高风险的人群（年龄较大、既往脆性骨折史）。对于其他人群，临床危险因素评估及 BMD 评估可能有助于指导治疗。为了尽可能减少骨丢失，糖皮质激素的剂量应尽量低、疗程应尽量短，因为即使是替代治疗剂量也可导致骨丢失。应鼓励患者进行负重锻炼，以防止骨丢失和肌萎缩。患者应避免吸烟及过量饮酒，并采取措施预防跌倒。对于所有接受任意剂量长期糖皮质激素治疗的患者，或者启动预期疗程≥ 3 个月糖皮质激素治疗的患者，建议补充钙和维生素 D。大多数人每日需要 1200mg 的元素钙（所有膳食摄入加补充剂）及 800U/d 的维生素 D[56]。对于已确诊骨质疏松（T 值≤ -2.5 或有脆性骨折）且即将开始或正在接受糖皮质激素治疗（任意剂量和疗程）的≥50岁男性和绝经后女性，推荐药物治疗。对于高风险的≥50岁男性和绝经后女性（开始使用或正在使用任意剂量、任意疗程的糖皮质激素治疗），如果 BMD T 值为 -2.5～-1.0，建议药物治疗。部分情况下界定为高风险的合理临界点是运用骨折风险评估工具（FRAX）计算，并根据糖皮质激素使用情况校正得到的髋部骨折或主要部位复合骨质疏松性骨折 10 年概率分别为≥3% 或 20%。对于绝经后女性及＞50岁的男性，在通过 FRAX 计算得到的绝对危险度低于上述临界点的情况下，如果正在使用≥7.5mg/d 泼尼松，且预期疗程≥3 个月，建议药物治疗。由于缺乏明确数据，绝经前女性和年轻男性是否开始药物治疗需视个体情况由患者与医师共同决策。糖皮质激素可通过减少雄激素和雌激素的分泌而增加骨质吸收，这种作用主要由促性腺激素分泌抑制介导[57]。因此，只要没有禁忌证，确认存在性腺功能减退症的绝经前女性或男性采用这些激素替代治疗就是合理做法。对于卵巢功能正常而不需要雌激素替代治疗的绝经前女性，若在接受糖皮质激素治疗期间发生脆性骨折，建议药物治疗。对于接受糖皮质激素治疗（7.5mg 泼尼松，疗程≥3 个月）时未发生脆性骨折但存在骨丢失加速（每年≥4%）或 Z 值＜-3 的患者，建议药物治疗。对于年龄＜50岁的男性，若在接受糖皮质激素治疗时发生脆性骨折，建议药物治疗。对于适合药物治疗的男性和绝经后女性，相比其他现有的药物，建议使用双膦酸盐作为一线治疗。相比于其他药物，口服双膦酸盐，优选一周 1 次口服阿仑膦酸钠或利塞膦酸钠，因为临床试验数据证明其对糖皮质激素性骨质疏松有效。对于不能耐受口服双膦酸盐或难以遵守其给药要求的患者，可以选择静脉用唑来膦酸治疗。甲状旁腺激素（PTH，特立帕肽）一般不作为治疗或预防的一线药物，因成本较高、需皮下注射给药并且有其他药物可用。但对于有骨质疏松（T 值＜-2.5）的男性或绝经后女性，如果不能耐受任何现有双膦酸盐治疗，建议使用 PTH 而非其他现有疗法来预防和治疗。PTH 的其他适合人群包括重度骨质疏松患者（T 值≤-3.5，即使未发生骨折；T 值≤-2.5 且有脆性骨折），以及其他骨质疏松治疗无效的患者（尽管依从治疗，但仍发生伴 BMD 下降的骨折）。对于适合药物治疗且有生育力的绝经前女性，建议使用双膦酸盐作为一线治疗。这类女性如果骨骺已完全融合，也可以选择特立帕肽治疗。对于有生育能力的绝经前女性，需确认在骨质疏松治疗期间没有妊娠计划并且采取了有效避孕措施。对于目前在使用或最近使用过双膦酸盐治疗的妊娠女性，或目前在使用特立帕肽治疗的妊娠女性，要考虑到药物伤害胎儿的可能性。通常在开始糖皮质激素治疗时及治疗 1 年后测量 BMD。若 BMD 稳定或提高，则降低此后的 BMD 测量频率（每 2～3 年测量 1 次）。

（二）骨质坏死（骨骼缺血性坏死）

多项研究都发现，使用糖皮质激素还可能造成骨质坏死（骨骼缺血性坏死），常见的是股骨头坏死，特别是使用剂量较大时。一项研究纳入了 302 例患者中的 1199 个关节，发现此类药物所致骨质坏死的发病率为 21% ~ 37%[58]；该骨质坏死发生率有所变化，部分取决于相关共病[58-60]。虽然尚不明确骨质坏死的发病机制，但现已提出了几种可能的机制，糖皮质激素相关骨质坏死的一种可能机制涉及循环中的脂质改变，可导致为骨供血的动脉血管形成微栓子[61]。另一种可能的机制是关节凸面骨髓腔中的骨髓脂肪细胞增大且数量增加，从而阻断了静脉血流[62]。还有一种理论认为，糖皮质激素可引起静脉内皮细胞改变，从而导致血流停滞和骨内压升高，最终导致骨坏死[63]。长期接受大剂量糖皮质激素的患者发生骨质坏死的风险最高，但此类患者通常还有多种其他危险因素。因肾上腺皮质功能减退症而长期接受生理剂量糖皮质激素替代治疗的患者也可能发生骨质坏死，一篇报道中的发生率为 2.4%[64]。短期使用生理剂量糖皮质激素替代治疗通常不会导致骨质坏死。在提示低剂量糖皮质激素与骨质坏死相关的早期个案报道中，患者还有多种其他危险因素，这表明低剂量糖皮质激素导致骨质坏死的可能性非常低。大多数研究发现，接受不到 15 ~ 20mg/d 泼尼松的患者发生骨质坏死的风险很低（不到 3%）。一项人群研究纳入了 98 390 例接受单次短期低剂量甲泼尼龙逐渐减量处方（MTP）的患者，发现这些患者中的骨质坏死发生率仅为 0.13%[65]。但与没有接受 MTP 的患者相比，相对危险度为 1.6（95%CI 1.34 ~ 1.84）。一项小型病例队列研究发现，泼尼松使用超过 40mg/d 的 SLE 患者比超过 20mg/d 的 SLE 患者更易出现骨质坏死，出现库欣综合征外观 (86% vs. 15%) 的患者临床更能预警骨质坏死的发生。研究表明，糖皮质激素的初始剂量可能比总剂量或治疗持续时间更重要。一项研究评估了 17 例发生骨质坏死的 SLE 患者[67]，比较了这些 SLE 患者与 25 例 SLE 对照患者的初始糖皮质激素剂量。在开始治疗后 1 个月、3 个月及 6 个月，骨质坏死患者接受的糖皮质激素剂量显著更高。相比之下，疗程与骨质坏死并无相关性，且两组患者接受的糖皮质激素总量几乎相同。

（三）肌病

肌病是糖皮质激素治疗的公认不良反应，见于任何糖皮质激素制剂治疗者。年龄较大或营养不良者及癌症患者发生肌病的风险可能增加。糖皮质激素诱导性肌病可发生在全身性治疗启动时，也可发生在长期维持性治疗剂量增加时。患者通常表现为数周内逐渐出现近端肌无力伴肌萎缩，常见表现是患者难以从椅子上起身或爬楼梯，无肌痛和肌肉压痛。虽然肌无力发作前的治疗剂量和治疗持续时间差异很大，一些患者使用小剂量糖皮质激素数周后出现肌无力，而其他患者即便使用大剂量糖皮质激素治疗数月或数年，也从不发生肌病。尽管存在这种差异，肌病与全身性糖皮质激素治疗仍有总体剂量关系[68]。每日剂量超过 40 ～ 60mg/d 可在 2 周内诱发有临床意义的肌无力，以此剂量持续使用 1 个月以上时，几乎必然导致一定程度的肌无力。与之相比，使用 10mg/d 以下泼尼松或等效剂量的其他药物治疗者中，发生糖皮质激素诱导性肌病不常见。吸入性糖皮质激素极少引起肌无力。糖皮质激素诱导性肌病的诊断为排除性诊断，基于使用糖皮质激素的病史和时机，以及不存在其他肌病病因。减少糖皮质激素剂量后 3 ～ 4 周出现肌力改善常可确诊。有两种情况可能尤其难以确诊：一是患者有基础炎性肌病时，二是患者接受神经肌肉阻断药治疗时。在充分减量后 3 ～ 4 周肌力开始改善，若能停用糖皮质激素，几乎所有患者最终均可恢复肌力。

需要强调，地塞米松本身可以导致肌病，不适合用于皮肌炎。

六、神 经 精 神

糖皮质激素可以诱发一系列精神症状和认知症状，具体取决于治疗剂量和持续时间[69]。大多数患者中这些症状轻微且可逆，但是患者可能出现情绪不稳、躁狂、抑郁、精神病性症状、谵妄、意识模糊或定向障碍（这些问题在较年长患者中更常见），以及认知改变（包括记忆受损）[70, 71]。睡眠紊乱也有报道，尤其是采用分割剂量给药或夜间给药时，这可能会干扰糖皮质激素产生的正常昼夜节律。静坐不能（坐立不安）是常见的糖皮质激素不良反应。有特定神经精神障碍既往史的患者应用糖皮质激素后发生该病的风险可能增加[71]。老年患者发生抑郁、躁狂、谵妄、意识模糊或定向障碍的风险可能更高[71]。

（一）心境障碍

接受糖皮质激素治疗的患者常在开始用药数日内体验到幸福感增强；也可能出现轻微的欣快或焦虑[70, 72, 73]。在治疗早期，轻躁狂反应和兴奋状态比抑郁更常见，但是接受更长期治疗的患者中抑郁的患病率更高（即便使用的是小到中等剂量糖皮质激素）[70, 72, 74]。有抑郁或酗酒家族史的患者使用糖皮质激素时，发生情感障碍的风险增加[75]。接受大剂量糖皮质激素的患者可在数日内发生更严重的精神症状。在一项前瞻性非对照研究中，50 例患者接受超过

75 ～ 100mg 泼尼松或等效剂量的其他药物用于各种眼科适应证，治疗持续超过 1 周，1 周结束时，出现轻躁狂症状和抑郁症状的患者分别约占 30% 和 10%[76]。没有患者发生明显的精神病性症状、痴呆或谵妄。

（二）精神病性症状

患者可能出现精神病性症状，但几乎仅见于长期使用超过 20mg/d 泼尼松时[77, 78]。大约 10% 的患者有持久的症状，即便减少糖皮质激素剂量仍可能需要治疗[79]。使用抗精神病药物治疗通常会完全缓解，且缓解在神经阻滞剂使用 2 周内发生。对于 SLE 患者，低白蛋白血症可能是发生糖皮质激素诱导性精神病性症状的危险因素[80]。使用较高剂量糖皮质激素的 SLE 患者存在特有的问题，因为经常难以鉴别精神病性症状是由泼尼松导致，还是源于神经精神狼疮，后者可能需要大剂量糖皮质激素治疗。

（三）记忆损害

使用糖皮质激素与记忆损害有关。一项纳入 115 例类风湿关节炎患者的队列研究发现，控制了抑郁、疾病严重程度、疾病持续时间及 C 反应蛋白（CRP）水平等因素后，使用糖皮质激素是认知不良的预测指标[81]。另一项研究显示，接受泼尼松 5 ～ 40mg/d 治疗至少 1 年的患者出现外显记忆部分丧失；较年长患者更容易在治疗时间较短时即发生记忆损害[69, 82]。对记忆的影响最早在治疗后 3 个月就开始出现。约 1% 的患者可能在糖皮质激素治疗期间开始出现更严重且持续时间更长的认知损害，称为糖皮质激素性痴呆。某些患者中，这种情况可能在停药 1 ～ 11 个月后方可缓解。

（四）其他症状

一项回顾性分析纳入了英国全科医学数据库中的 372 696 例患者，结果显示接受糖皮质激素治疗的患者相较于诊断相同但未经糖皮质激素治疗的患者，自杀死亡或自杀未遂的风险增加至 5 ～ 7 倍；不过绝对危险度极低，约为每年每治疗 100 患者发生 0.1 例，较年轻患者风险较高[71]。但这是观察性研究，可能有未知的混杂变量，因此研究结果的解读受到了限制。有研究报道了罕见的与糖皮质激素使用有关的假性脑瘤病例，但更大剂量糖皮质激素常常会有效缓解这种通常有自限性的疾病。即使是使用小剂量糖皮质激素的患者也可发生静坐不能。另外，发生惊恐障碍的风险可能增加[71]。

七、代谢和内分泌

（一）高血糖

系统使用糖皮质激素可导致既往无糖尿病的患者空腹血糖出现剂量依赖性升高，通常轻度升高，并使餐后血糖出现更大幅度的升高，但初始糖耐量正常的患者很少新发糖尿病[83]。一项病例对照研究显示，随着糖皮质激素剂量的增加，发生需要降糖治疗的高血糖的相对危险度也逐渐增加[84]。接受 < 10mg/d 泼尼松患者发生高血糖的相对危险度为 1.8，接受超过 30mg/d 泼尼松患者发生高血糖的相对危险度为 10.3[84]。糖皮质激素治疗期间新发高血糖的危险因素被认为与其他患者相同，包括有糖尿病家族史、年龄增长、肥胖和妊娠期糖尿病病史。关节内注射糖皮质激素后也可发生一过性高血糖。糖尿病或糖耐量异常患者在糖皮质激素治疗期间血糖水平较高，导致血糖控制难度增加。此外，早期亚临床糖尿病或糖耐量异常的患者可以毫无征兆地出现新发高血糖，或者少见情况下发生非酮症性高渗状态或糖尿病酮症酸中毒[83, 84]。糖皮质激素造成高血糖的机制涉及多方面因素，包括肝脏糖异生增加、脂肪组织中葡萄糖摄取受抑制，以及受体和受体后功能改变。糖皮质激素治疗的一些基础疾病（如类风湿关节炎）也可能是糖耐量异常发生率较高的独立易感因素[85]。

（二）HPA 轴抑制

内源性和外源性糖皮质激素都能通过抑制下丘脑促肾上腺皮质激素释放激素（CRH）生成和垂体促肾上腺皮质激素（ACTH）分泌，对 HPA 轴产生负反馈调控。这会导致肾上腺萎缩和糖皮质激素分泌能力丧失。对于此类患者，糖皮质激素突然停用或减量过快可能导致肾上腺皮质功能减退症状。达到抑制所需的时间取决于剂量，且患者间存在差异，可能是因为不同患者代谢糖皮质激素的速度不同。可根据患者的糖皮质激素使用史（剂量和持续时间），分为不受抑制、受抑制或不确定是否受抑制。在停止长疗程糖皮质激素治疗后 HPA 轴功能恢复的时间存在差异，取决于多种因素，包括糖皮质激素的剂量、每日的用药时间及糖皮质激素治疗的持续时间[86, 87]。一般如果使用糖皮质激素（以泼尼松为例）超过 20mg/d，超过 3 周，以及有库欣综合征表现的患者，要考虑有可能出现 HPA 轴抑制。唑类抗真菌药和利托那韦等药物能抑制 CYP3A4 途径，可能使糖皮质激素的血药浓度升高。因此，此类药物与糖皮质激素联用可能导致 HPA 轴抑制更严重。

八、免 疫 系 统

系统使用糖皮质激素可造成中性粒细胞增多、单核细胞数量小幅升高、循环中嗜酸性粒细胞数显著下降和淋巴细胞小幅减少。糖皮质激素对白细胞和内皮细胞的功能有很大影响，导致白细胞对血管内皮的黏附能力和从循环中离开的能力下降。白细胞进入感染和组织损伤部位的过程受到影响，从而抑制了炎症反应。糖皮质激素会损害多种 T 细胞功能，中等至大剂量时能诱导 T 细胞凋亡。调节性 T 细胞功能受到的影响小于其他 T 细胞亚群。B 细胞受到的影响较小且抗体产生也很大程度上得以保留，但一些急性期和长期使用大剂量激素的患者可能出现 IgG 水平轻至中度下降。系统使用糖皮质激素治疗会使感染风险呈剂量依赖性增加。患者容易感染常见的病毒、细菌和真菌。机会性感染较少见，并且主要是使用其他免疫抑制剂或存在免疫功能致损性疾病患者存在风险。相比于全身性治疗，吸入和外用糖皮质激素通常不会增加感染风险。活疫苗应避免用于接受较大剂量糖皮质激素的患者。在大多数长期接受低至中等剂量糖皮质激素治疗的肾脏病、肺病或者风湿性疾病患者中，仍可发生疫苗应答，但一些患者的抗体滴度可能会下降。而如果患者长期接受大剂量糖皮质激素、病情严重、存在恶性肿瘤或移植术后不久，疫苗应答可能不充分。

系统使用糖皮质激素对天然免疫和获得性免疫产生许多影响（这些影响使患者易发生感染），从而造成感染风险剂量依赖性增加，尤其常见细菌、病毒和真菌病原体感染。与其他抗风湿药物（如 TNF-α 抑制剂）相比，糖皮质激素可能增加类风湿关节炎患者的感染风险。一项纳入类风湿关节炎患者的大型研究显示，当前和最近使用糖皮质激素与这种风险的相关性最强，但数据也显示了之前 2～3 年所用糖皮质激素引起的累积风险效应[88]。除了给予的糖皮质激素，影响感染风险的因素还包括基础疾病、同时接受免疫抑制治疗、住院、淋巴细胞减少和糖尿病。较年长患者和功能状态较低的患者发生感染的风险也较高。此外，使用糖皮质激素的患者发生感染时可能并不会出现与未使用者同样明显的症状和体征，这是由于细胞因子释放受抑制及与之相关的炎症反应和发热反应减弱，这可能妨碍早期识别感染。

九、血 液 系 统

药理学剂量的糖皮质激素常导致白细胞计数升高（白细胞增多），其原因主要是中性粒细胞增多，主要是糖皮质激素抑制中性粒细胞迁移至炎症或感染部位，再加上骨髓释放细胞增加及中性粒细胞凋亡受抑制，共同导致了循环中性粒细胞数量增多。研究发现中性粒细胞增多的时间长短与给药剂量成反比，开始中等至大剂量糖皮质激素治疗后 4 小时内即可见白细胞计数升高。对于部分患者，尤其是产前暴露于倍他米松的新生儿，血细胞分类计数所示中性杆状核粒细胞的百分比略有增加[89]。然而，成人使用糖皮质激素后，外周血细胞分类计数只会偶尔显示有不成熟的中性粒细胞。因此，成年患者的外周血若出现杆状核或其他类型的不成熟中性粒细胞，极有可能是并发了感染[90]。即便给予低剂量糖皮质激素，仍导致循环中的嗜酸性粒细胞显著减少。糖皮质激素可优先上调 CXC 趋化因子受体 4，使嗜酸性粒细胞滞留在血管外组织，从而循环中嗜酸性粒细胞的水平会急剧下降[91]，此外糖皮质激素可直接或通过抑制促进嗜酸性粒细胞存活的 IL-5 的合成来促使嗜酸性粒细胞凋亡[92]。糖皮质激素还对嗜酸性粒细胞脱颗粒具有不同程度的抑制作用。系统使用糖皮质激素后 1～2 小时可能有单核细胞数暂时轻微下降，常出现在中性粒细胞增多之前。糖皮质激素能减少单核巨噬细胞衍生的类花生酸和炎性细胞因子（IL-1、TNF）产生，下调巨噬细胞的抗原提呈和 II 类 HLA 分子表达，还能抑制巨噬细胞吞噬和杀灭微生物的功能。网状内皮系统清除经调理的细菌的能力也下降。上述效应加上糖皮质激素对树突状细胞的影响可能导致糖皮质激素显著损害获得性免疫。然而，在使用糖皮质激素的情况下，与炎症性疾病相关的许多巨噬细胞效应功能不受抑制或反而增强。其中最显著的是 I 类主要组织相容性复合体（MHC）分子的表达，以及参与白细胞募集的趋化因子（包括 CCL5、CXCL1 和 CXCL2）的分泌。该现象可以一定程度上解释糖皮质激素为何对巨噬细胞介导的疾病疗效有限，如 Erdheim-Chester 病、肺纤维化疾病或噬血细胞综合征。系统使用糖皮质激素后，淋巴细胞被重新分配到骨髓、脾脏、胸导管和淋巴结，可造成急性淋巴细胞减少，该效应在用药后 4～6 小时最大，到 24～48 小时恢复正常。T 细胞受到的影响比 B 细胞要大，不过 T 细胞各亚群所受影响不尽相同。糖皮质激素不会立即对红细胞计数和血小板计数产生直接影响，但持续使用可能逆转慢性炎症导致的贫血和血小板增多。

十、特殊人群及其免疫接种

（一）儿童

系统使用糖皮质激素的儿童中最常见的不良反应是生长障碍。这种影响在采用糖皮质激素每日疗法时最明显，采用隔日方案时可能相对较轻，也可见于使用吸入性糖皮质激素的情况。糖皮质激素可通过几种不同的机制抑制生长，包括干扰内源性生长激素的分泌和作用、骨形成、氮贮留和胶原形成[93]。糖皮质激素对生长的影响与所用药物的类型、剂量和疗程相关。停药后，儿童通常会出现一定程度的追赶生长。不同糖皮质激素对生长的相对影响类似于对 HPA 轴抑制的相对效力，但并不完全等同[94]。更长效的糖皮质激素对生长的损害更为显著（如地塞米松＞泼尼松＞氢化可的松）。此外，相比于每 2 天给药 1 次，每日使用糖皮质激素的方案对生长影响最显著[93]。即使应用生理替代剂量的糖皮质激素［泼尼松 3 ～ 5mg/（m²·d）；0.075 ～ 0.125mg/（kg·d）］，也可能出现一定程度的身高生长抑制，且随着剂量的逐渐加大，可出现进行性生长障碍[95]。一项大型病例系列研究纳入了长期使用糖皮质激素治疗全身性疾病导致生长障碍的儿童，平均泼尼松等效剂量为（0.5±0.6）mg/（kg·d）[95]。儿童期长期使用吸入性糖皮质激素也可导致生长障碍，但吸入性糖皮质激素对成年身高的总体影响似乎较小。

　　长期系统使用糖皮质激素治疗在停药后可能会持续对生长产生影响。一项研究纳入 224 例囊性纤维化患儿，这些儿童曾接受过最长达 4 年的隔日 1 次泼尼松或安慰剂治疗。结果发现，无论是接受大剂量还是小剂量泼尼松治疗的男孩，18 岁后（治疗结束后平均 6 ～ 7 年）的平均身高均较安慰剂组均显著更低（大剂量泼尼松组 170.5cm，小剂量泼尼松组 170.7cm，安慰剂组 174.6cm，$P=0.03$）[96]。这种作用在 6 ～ 8 岁时开始接受泼尼松治疗的男孩中最为明显。而接受类似治疗的女孩却没有持续性生长障碍。

　　与成人相比，儿童更易形成白内障。系统使用糖皮质激素导致白内障的作用已得到明确证实，因此长期系统使用糖皮质激素或促肾上腺皮质激素的儿童需进行眼科评估。

（二）妊娠与哺乳期女性

　　妊娠期应使用最低有效剂量的糖皮质激素。如果妊娠期长时间使用糖皮质激素，则应在围术期使用应激剂量的糖皮质激素。最常用的中效糖皮质激素是泼尼松、泼尼松龙和甲泼尼龙，最常用的长效药物是地塞米松和倍他米松。泼尼松和泼尼松龙可穿过胎盘，但脐血中的含量很少[97]。相比之下，地塞米松和倍他米松在胎盘中代谢的效率更低，所以在胎儿中的浓度更高。尽管有早期证据表明，早期妊娠宫内糖皮质激素暴露可能会增加腭裂的风险，但是也有数据研究显示，妊娠期较早的糖皮质激素暴露不太可能增加腭裂的风险，一般人群口面裂［唇裂和（或）腭裂］的发生率约为 1.7/1000 活产儿[98]。如 2000 年发表的一项研究显示，妊娠期使用糖皮质激素确实增加了婴儿腭裂的风险（OR 3.4, 95%CI 1.97～5.69）。该研究包括两部分：一部分为队列研究，另一部分是针对相关流行病学研究的 Meta 分析[99]。另外，妊娠的啮齿动物使用糖皮质激素后，后代可发生腭裂[100]。但 2011 年丹麦一项全国队列研究纳入了 832 636 例活产儿，共发现 1232 例单纯口面裂，但与未暴露组相比，早期妊娠糖皮质激素暴露组（*n*=51 973）的口面裂并没有增加[101]。妊娠期糖皮质激素治疗可能增加胎膜早破（PROM）和胎儿宫内生长受限的风险，另外还会增加孕妇的妊娠期高血压、妊娠期糖尿病、骨质疏松和感染风险[102]。为了避免这些风险，推荐在妊娠期尽可能使用最低剂量的糖皮质激素来控制疾病。高剂量糖皮质激素应仅限于病情危及器官且治疗很可能利大于弊的女性。应与妊娠女性详细讨论妊娠期使用高剂量糖皮质激素的潜在利弊。对于分娩前 6 个月内使用泼尼松 5mg/d 以上、持续超过 3 周的女性，应认为 HPA 轴功能受抑制，应在临产和分娩时给予相应治疗。相反，该现象在新生儿中少见，且通常为一过性[103]。

糖皮质激素会分泌进入乳汁，但英国风湿病学会认为哺乳期可以使用。当泼尼松剂量≥ 20mg 时，建议丢弃用药后 4 小时内的母乳，因为用药后 2 小时母乳中的浓度达到峰值。

（三）老年人

老年人长期系统使用糖皮质激素更易发生感染、糖尿病、高血压、骨质疏松、白内障、青光眼等，所以对于老年人，应使用达到治疗目标所需的最小剂量且最短持续时间的糖皮质激素。治疗可能会增加糖皮质激素相关不良反应风险的已有共存疾病，应监测治疗中的不良反应，若出现则可及时给予相应处理。

（四）免疫接种问题

需要长期使用糖皮质激素的患者应在开始治疗前接受相应免疫接种。一般来讲，用药情况如下的患者可接种活病毒疫苗：剂量＜ 20mg/d 的泼尼松或等效剂量其他药物，用药时间≤ 14 日；糖皮质激素用于长期生理性替代治疗；外用、以气雾剂给药或关节内 / 滑膜囊内注射，前提是患者无免疫抑制的临床和实验室证据。如果使用较大剂量糖皮质激素，则在停用激素后 1 个月内不应接种麻疹、流行性腮腺炎、风疹（measles-mumps-rubella, MMR）三联疫苗和其他活病毒疫苗。给予超过上文所述剂量的糖皮质激素可能使患者对其他疫苗的免疫反应减弱。

参 考 文 献

[1] Schäcke H, Döcke WD, Asadullah K. Mechanisms involved in the side effects of glucocorticoids [J]. Pharmacol Ther, 2002, 96 (1): 23-43.

[2] Buttgereit F, Burmester GR, Straub RH, et al. Exogenous and endogenous glucocorticoids in rheumatic diseases [J]. Arthritis Rheum, 2011, 63 (1): 1-9.

[3] Schäcke H, Berger M, Rehwinkel H, et al. Selective glucocorticoid receptor agonists (SEGRAs): novel ligands with an improved therapeutic index [J]. Mol Cell Endocrinol, 2007, 275 (1-2): 109-117.

[4] Ramamoorthy S, Cidlowski JA. Exploring the molecular mechanisms of glucocorticoid receptor action from sensitivity to resistance [J]. Endocr Dev, 2013, 24 (41): 41-56.

[5] Huscher D, Thiele K, Gromnica-Ihle E, et al. Dose-related patterns of glucocorticoid-induced side effects [J]. Ann Rheum Dis, 2009, 68 (7): 1119-1124.

[6] Saag KG, Koehnke R, Caldwell JR, et al. Low dose long-term corticosteroid therapy in rheumatoid arthritis: an analysis of serious adverse events [J]. Am J Med, 1994, 96 (2): 115-123.

[7] McDougall R, Sibley J, Haga M, et al. Outcome in patients with rheumatoid arthritis receiving prednisone compared to matched controls [J]. J Rheumatol, 1994, 21 (7): 1207-1213.

[8] Curtis JR, Westfall AO, Allison J, et al. Population-based assessment of adverse events associated with long-term glucocorticoid use [J]. Arthritis Rheum, 2006, 55 (3): 420-426.

[9] Da Silva JA, Jacobs JW, Kirwan JR, et al. Safety of low dose glucocorticoid treatment in rheumatoid arthritis: published evidence and prospective trial data [J]. Ann Rheum Dis, 2006, 65 (3): 285-293.

[10] W J BijlsmaJ, Buttgereit F. Adverse events of glucocorticoids during treatment of rheumatoid arthritis: lessons from cohort and registry studies [J]. Rheumatology (Oxford), 2016, 55 (suppl 2): ii3-ii5.

[11] Waljee AK, Rogers MA, Lin P, et al. Short term use of oral corticosteroids and related harms among adults in the United States: population based cohort study [J]. BMJ, 2017, 357: j1415.

[12] Hoes JN, Jacobs JW, Verstappen SM, et al. Adverse events of low- to medium-dose oral glucocorticoids in inflammatory diseases: a meta-analysis [J]. Ann Rheum Dis, 2009, 68 (12): 1833-1838.

［13］Fardet L，Flahault A，Kettaneh A，et al. Corticosteroid-induced clinical adverse events：frequency，risk factors and patient's opinion［J］. Br J Dermatol，2007，157（1）：142-148.

［14］Boumpas DT，Chrousos GP，Wilder RL，et al. Glucocorticoid therapy for immune-mediated diseases：basic and clinical correlates［J］. Ann Intern Med，1993，119（12）：1198-1208.

［15］Black RL，Oglesby RB，von Sallmann L，et al. Posterior subcapsular cataracts induced by corticosteroids in patients with rheumatoid arthritis［J］. JAMA，1960，174（2）：166-171.

［16］Berkowitz JS，David DS，Sakai S，et al. Ocular complications in renal transplant recipients［J］. Am J Med，1973，55（3）：492-495.

［17］Skalka HW，Prchal JT. Effect of corticosteroids on cataract formation［J］. Arch Ophthalmol，1980，98（10）：1773-1777.

［18］Long WF. A case of elevated intraocular pressure associated with systemic steroid therapy［J］. Am J Optom Physiol Opt，1977，54（4）：248-252.

［19］Slansky HH，Kolbert G，Gartner S. Exophathalmos induced by steroids［J］. Arch Ophthalmol，1967，77（5）：578-581.

［20］Crews SJ. Adverse reactions to corticosteroid therapy in the eye［J］. Proc R Soc Med，1965，58（7）：533-535.

［21］De Nijs E，Brabant P，De Laey JJ. The adverse effects of corticosteroids in central serous chorioretinopathy［J］. Bull Soc Belge Ophtalmol，2003，（289）：35-41.

［22］Haimovici R，Koh S，Gagnon DR，et al. Risk factors for central serous chorioretinopathy：a case-control study［J］. Ophthalmology，2004，111（2）：244-249.

［23］Karadimas P，Kapetanios A，Bouzas EA. Central serous chorioretinopathy after local application of glucocorticoids for skin disorders［J］. Arch Ophthalmol，2004，122（5）：784-786.

［24］Sharma T，Shah N，Rao M，et al. Visual outcome after discontinuation of corticosteroids in atypical severe central serous chorioretinopathy［J］. Ophthalmology，2004，111（9）：170-1714.

［25］Wei L，MacDonald TM，Walker BR. Taking glucocorticoids by prescription is associated with subsequent cardiovascular disease［J］. Ann Intern Med，2004，141（10）：764-770.

［26］Whitworth JA. Mechanisms of glucocorticoid-induced hypertension［J］. Kidney Int，1987，31（5）：1213-1224.

[27] Jackson SH, Beevers DG, Myers K. Does long-term low-dose corticosteroid therapy cause hypertension [J] . Clin Sci (Lond) , 1981, 61 (Suppl 7) : 381s-383s.

[28] Whitworth JA. Adrenocorticotrophin and steroid-induced hypertension in humans [J] . Kidney Int Suppl, 1992, 37: S34-S37.

[29] Saruta T, Suzuki H, Handa M, et al. Multiple factors contribute to the pathogenesis of hypertension in Cushing's syndrome [J] . J Clin Endocrinol Metab, 1986, 62 (2) : 275-279.

[30] Souverein PC, Berard A, Van Staa TP, et al. Use of oral glucocorticoids and risk of cardiovascular and cerebrovascular disease in a population based case-control study [J] . Heart, 2004, 90 (8) : 859-865.

[31] Maradit Kremers H, Reinalda MS, Crowson CS, et al. Glucocorticoids and cardiovascular and cerebrovascular events in polymyalgia rheumatica[J] . Arthritis Rheum, 2007, 57(2): 279-281.

[32] Aviña-Zubieta JA, Abrahamowicz M, De Vera MA, et al. Immediate and past cumulative effects of oral glucocorticoids on the risk of acute myocardial infarction in rheumatoid arthritis: a population-based study [J] . Rheumatology (Oxford) , 2013, 52 (1) : 68-75.

[33] Ajeganova S, Svensson B, Hafström I, et al. Low-dose prednisolone treatment of early rheumatoid arthritis and late cardiovascular outcome and survival: 10-year follow-up of a 2-year randomised trial [J] . BMJ Open, 2014, 4 (4) : e004259.

[34] Fardet L, Petersen I, Nazareth I. Risk of cardiovascular events in people prescribed glucocorticoids with iatrogenic Cushing's syndrome: cohort study [J] . BMJ, 2012, 345: e4928.

[35] van der Hooft CS, Heeringa J, Brusselle GG, et al. Corticosteroids and the risk of atrial fibrillation [J] . Arch Intern Med, 2006, 166 (9) : 1016-1020.

[36] Huerta C, Lanes SF, García Rodríguez LA. Respiratory medications and the risk of cardiacarrhythmias [J] . Epidemiology, 2005, 16 (3) : 360-366.

[37] Christiansen CF, Christensen S, Mehnert F, et al. Glucocorticoid use and risk of atrial fibrillation or flutter: a population-based, case-control study [J] . Arch Intern Med, 2009, 169 (18) : 1677-1683.

[38] White KP, Driscoll MS, Rothe MJ, et al. Severe adverse cardiovascular effects of pulse steroid therapy: is continuous cardiac monitoring necessary [J] . J Am Acad Dermatol, 1994, 30 (5 Pt 1) : 768-773.

[39] Svenson KL, Lithell H, Hällgren R, et al. Serum lipoprotein in active rheumatoid arthritis

and other chronic inflammatory arthritides. Ⅱ. Effects of anti-inflammatory and disease-modifying drug treatment [J]. Arch Intern Med, 1987, 147（11）: 1917-1920.

[40] Choi HK, Seeger JD. Glucocorticoid use and serum lipid levels in US adults: the Third National Health and Nutrition Examination Survey [J]. Arthritis Rheum, 2005, 53（4）: 528-535.

[41] Petri M, Spence D, Bone LR, et al. Coronary artery disease risk factors in the Johns Hopkins Lupus Cohort: prevalence, recognition by patients, and preventive practices [J]. Medicine（Baltimore）, 1992, 71（5）: 291-302.

[42] Leong KH, Koh ET, Feng PH, et al. Lipid profiles in patients with systemic lupus erythematosus [J]. J Rheumatol, 1994, 21（7）: 1264-1267.

[43] MacGregor AJ, Dhillon VB, Binder A, et al. Fasting lipids and anticardiolipin antibodies as risk factors for vascular disease in systemic lupus erythematosus [J]. Ann Rheum Dis, 1992, 51（2）: 152-155.

[44] Berg AL, Nilsson-Ehle P. ACTH lowers serum lipids in steroid-treated hyperlipemic patients with kidney disease [J]. Kidney Int, 1996, 50（2）: 538-542.

[45] Messer J, Reitman D, Sacks HS, et al. Association of adrenocorticosteroid therapy and peptic-ulcer disease [J]. N Engl J Med, 1983, 309（1）: 21-24.

[46] Piper JM, Ray WA, Daugherty JR, et al. Corticosteroid use and peptic ulcer disease: role of nonsteroidal anti-inflammatory drugs [J]. Ann Intern Med, 1991, 114（9）: 735-740.

[47] Gabriel SE, Jaakkimainen L, Bombardier C. Risk for serious gastrointestinal complications related to use of nonsteroidal anti-inflammatory drugs. A meta-analysis [J]. Ann Intern Med, 1991, 115（10）: 787-796.

[48] Sterioff S, Orringer MB, Cameron JL. Colon perforations associated with steroid therapy [J]. Surgery, 1974, 75（1）: 56-58.

[49] Mpofu S, Mpofu CM, Hutchinson D, et al. Steroids, non-steroidal anti-inflammatory drugs, and sigmoid diverticular abscess perforation in rheumatic conditions [J]. Ann Rheum Dis, 2004, 63（5）: 588-590.

[50] Jones JP Jr, Engleman EP, Najarian JS. Systemic fat embolism after renal homotransplantation and treatment with corticosteroids [J]. N Engl J Med, 1965, 273（27）: 1453-1458.

[51] Chrousos GA, Kattah JC, Beck RW, et al. Side effects of glucocorticoid treatment. Experience of the Optic Neuritis Treatment Trial [J]. JAMA, 1993, 269（16）: 2110-2112.

[52] Sadr-Azodi O, Mattsson F, Bexlius TS, et al. Association of oral glucocorticoid use with

an increased risk of acute pancreatitis: a population-based nested case-control study [J].
JAMA Intern Med, 2013, 173 (6): 444-449.

[53] Derk CT, DeHoratius RJ. Systemic lupus erythematosus and acute pancreatitis: a case series
[J]. Clin Rheumatol, 2004, 23 (2): 147-151.

[54] Saab S, Corr MP, Weisman MH. Corticosteroids and systemic lupus erythematosus
pancreatitis: a case series [J]. J Rheumatol, 1998, 25 (4): 801-806.

[55] van Staa TP, Leufkens HG, Cooper C. The epidemiology of corticosteroid-induced
osteoporosis: a meta-analysis [J]. Osteoporos Int, 2002, 13 (10): 777-787.

[56] Buckley L, Guyatt G, Fink HA, et al. 2017 American college of rheumatology guideline for the
prevention and treatment of glucocorticoid-induced osteoporosis [J]. Arthritis Rheumatol,
2017, 69 (8): 1521-1537.

[57] MacAdams MR, White RH, Chipps BE. Reduction of serum testosterone levels during
chronic glucocorticoid therapy [J]. Ann Intern Med, 1986, 104 (5): 648-651.

[58] Shigemura T, Nakamura J, Kishida S, et al. Incidence of osteonecrosis associated with
corticosteroid therapy among different underlying diseases: prospective MRI study [J].
Rheumatology (Oxford), 2011, 50 (11): 2023-2028.

[59] Gladman DD, Chaudhry-Ahluwalia V, Ibañez D, et al. Outcomes of symptomatic
osteonecrosis in 95 patients with systemic lupus erythematosus [J]. J Rheumatol, 2001,
28 (10): 2226-2229.

[60] Kamen DL, Alele JD. Skeletal manifestations of systemic autoimmune diseases [J]. Curr
Opin Endocrinol Diabetes Obes, 2010, 17 (6): 540-545.

[61] Jones JP Jr. Fat embolism and osteonecrosis [J]. Orthop Clin North Am, 1985, 16 (4):
595-633.

[62] Solomon L. Idiopathic necrosis of the femoral head: pathogenesis and treatment. Can J
Surg, 1981, 24 (6): 573-578.

[63] Nishimura T, Matsumoto T, Nishino M, et al. Histopathologic study of veins in steroid
treated rabbits [J]. Clin Orthop Relat Res, 1997, 104 (334): 37-42.

[64] Vreden SG, Hermus AR, van Liessum PA, et al. Aseptic bone necrosis in patients on
glucocorticoid replacement therapy [J]. Neth J Med, 1991, 39 (3-4): 153-157.

[65] Dilisio MF. Osteonecrosis following short-term, low-dose oral corticosteroids: a population-
based study of 24 million patients [J]. Orthopedics, 2014, 37 (7): e631-e636.

[66] Zizic TM, Marcoux C, Hungerford DS, et al. Corticosteroid therapy associated with
ischemic necrosis of bone in systemic lupus erythematosus [J]. Am J Med, 1985, 79 (5):
596-604.

[67] Abeles M, Urman JD, Rothfield NF. Aseptic necrosis of bone in systemic lupus erythematosus. Relationship to corticosteroid therapy [J]. Arch Intern Med, 1978, 138 (5): 750-754.

[68] Bowyer SL, LaMothe MP, Hollister JR. Steroid myopathy: incidence and detection in a population with asthma [J]. J Allergy Clin Immunol, 1985, 76 (2 Pt 1): 234-242.

[69] Wolkowitz OM, Burke H, Epel ES, et al. Glucocorticoids. Mood, memory, and mechanisms [J]. Ann N Y Acad Sci, 2009, 1179: 19-40.

[70] Brown ES, Chandler PA. Mood and cognitive changes during systemic corticosteroid therapy [J]. Prim Care Companion J Clin Psychiatry, 2001, 3 (1): 17-21.

[71] Fardet L, Petersen I, Nazareth I. Suicidal behavior and severe neuropsy-chiatric disorders following glucocorticoid therapy in primary care [J]. Am J Psychiatry, 2012, 169 (5): 491-497.

[72] Bolanos SH, Khan DA, Hanczyc M, et al. Assessment of mood states in patients receiving long-term corticosteroid therapy and in controls with patient-rated and clinician-rated scales [J]. Ann Allergy Asthma Immunol, 2004, 92 (5): 500-505.

[73] Swinburn CR, Wakefield JM, Newman SP, et al. Evidence of prednisolone induced mood change ('steroid euphoria') in patients with chronic obstructive airways disease [J]. Br J Clin Pharmacol, 2012, 6 (6): 709-713.

[74] Brown ES, Suppes T, Khan DA, et al. Mood changes during prednisone bursts in outpatients with asthma [J]. J Clin Psychopharmacol, 2002, 22 (1): 55-61.

[75] Minden SL, Orav J, Schildkraut JJ. Hypomanic reactions to ACTH and prednisone treatment for multiple sclerosis [J]. Neurology, 1988, 38 (10): 1631-1634.

[76] Naber D, Sand P, Heigl B. Psychopathological and neuropsychological effects of 8-days' corticosteroid treatment. A prospective study [J]. Psychoneuroendocrinology, 1996, 21 (1): 25-31.

[77] Program T. Acute adverse reactions to prednisone in relation to dosage [J]. Clin Pharmacol Ther, 1972, 13 (5): 694-698.

[78] Dubovsky AN, Arvikar S, Stern TA, et al. The neuropsychiatric complications of glucocorticoid use: steroid psychosis revisited [J]. Psychosomatics, 2012, 53 (2): 103-115.

[79] Kershner P, Wang-Cheng R. Psychiatric side effects of steroid therapy [J]. Psychosomatics, 1989, 30 (2): 135-139.

[80] Chau SY, Mok CC. Factors predictive of corticosteroid psychosis in patients with systemic lupus erythematosus [J]. Neurology, 2003, 61 (1): 104-107.

［81］Shin SY，Katz P，Wallhagen M，et al. Cognitive impairment in persons with rheumatoid arthritis［J］. Arthritis Care Res（Hoboken），2012，64（8）：1144-1150.

［82］Keenan PA，Jacobson MW，Soleymani RM，et al. The effect on memory of chronic prednisone treatment in patients with systemic disease［J］. Neurology，1996，47（6）：1396-1402.

［83］Olefsky JM，Kimmerling G. Effects of glucocorticoids on carbohydrate metabolism［J］. Am J Med Sci，1976，271（2）：202-210.

［84］Gurwitz JH，Bohn RL，Glynn RJ，et al. Glucocorticoids and the risk for initiation of hypoglycemic therapy［J］. Arch Intern Med，1994，154（1）：97-101.

［85］Hoes JN，van der Goes MC，van Raalte DH，et al. Glucose tolerance，insulin sensitivity and β-cell function in patients with rheumatoid arthritis treated with or without low-to-medium dose glucocorticoids［J］. Ann Rheum Dis，2011，70（11）：1887-1894.

［86］Livanou T，Ferriman D，James VH. Recovery of hypothalamo-pituitary-adrenal function after corticosteroid therapy［J］. Lancet，1967，2（7521）：856-859.

［87］Westerhof L，Van Ditmars MJ，Der Kinderen PJ，et al. Recovery of adrenocortical function during long-term treatment with corticosteroids［J］. Br Med J，1972，2（5807）：195-197.

［88］Dixon WG，Abrahamowicz M，Beauchamp ME，et al. Immediate and delayed impact of oral glucocorticoid therapy on risk of serious infection in older patients with rheumatoid arthritis：a nested case-control analysis［J］. Ann Rheum Dis，2012，71（7）：1128-1133.

［89］Barak M，Cohen A，Herschkowitz S. Total leukocyte and neutrophil count changes associated with antenatal betamethasone administration in premature infants［J］. Acta Paediatr，1992，81（10）：760-763.

［90］Shoenfeld Y，Gurewich Y，Gallant LA，et al. Prednisone-induced leukocytosis. Influence of dosage，method and duration of administration on the degree of leukocytosis［J］. Am J Med，1981，71（5）：773-778.

［91］Nagase H，Miyamasu M，Yamaguchi M，et al. Glucocorticoids preferentially upregulate functional CXCR4 expression in eosinophils［J］. J Allergy Clin Immunol，2000，106（6）：1132-1139.

［92］Wallen N，Kita H，Weiler D，et al. Glucocorticoids inhibit cytokine-mediated eosinophil survival［J］. J Immunol，1991，147（10）：3490-3495.

［93］Allen DB. Growth suppression by glucocorticoid therapy［J］. Endocrinol Metab Clin North Am，1996，25（3）：699-717.

[94] Punthakee Z, Legault L, Polychronakos C. Prednisolone in the treatment of adrenal insufficiency: a re-evaluation of relative potency [J]. J Pediatr, 2003, 143 (3): 402-405.

[95] Allen DB, Julius JR, Breen TJ, et al. Treatment of glucocorticoid-induced growth suppression with growth hormone. National Cooperative Growth Study [J]. J Clin Endocrinol Metab, 1998, 83 (8): 2824-2829.

[96] Lai HC, Fitz Simmons SC, Allen DB, et al. Risk of persistent growth impairment after alternate-day prednisone treatment in children with cystic fibrosis [J]. N Engl J Med, 2000, 342 (12): 851-859.

[97] Beitins IZ, Bayard F, Ances IG, et al. The transplacental passage of prednisone and prednisolone in pregnancy near term [J]. J Pediatr, 1972, 81 (5): 936-945.

[98] Mossey PA, Little J, Munger RG, et al. Cleft lip and palate [J]. Lancet, 2009, 374 (9703): 1773-1785.

[99] Park-Wyllie L, Mazzotta P, Pastuszak A, et al. Birth defects after maternal exposure to corticosteroids: prospective cohort study and meta-analysis of epidemiological studies [J]. Teratology, 2000, 62 (6): 385-392.

[100] Pinsky L, Digeorge AM. Cleft palate in the mouse: a teratogenic index of glucocorticoid potency [J]. Science, 1965, 147 (3656): 402-403.

[101] Hviid A, Mølgaard-Nielsen D. Corticosteroid use during pregnancy and risk of orofacial clefts [J]. CMAJ, 2011, 183 (7): 796-804.

[102] Østensen M, Khamashta M, Lockshin M, et al. Anti-inflammatory and immunosuppressive drugs and reproduction [J]. Arthritis Res Ther, 2006, 8 (3): 209.

[103] LaRochelle GE Jr, LaRochelle AG, Ratner RE, et al. Recovery of the hypothalamic-pituitary-adrenal (HPA) axis in patients with rheumatic diseases receiving low-dose prednisone [J]. Am J Med, 1993, 95 (3): 258-264.

第7章 系统使用糖皮质激素临床实例

糖皮质激素有抗炎、抗毒、抗休克、抗过敏和免疫抑制作用等药理学作用，严格掌握适应证和禁忌证，规范使用可治疗多种皮肤疾病。本章选取系统使用糖皮质激素治疗的典型皮肤病案例（本章所有病例来自苏州市立医院及苏州大学附属第二医院 2010～2020 年的门急诊或住院病例），从病例介绍、疾病讲解、病例分析、治疗与随访及病例点评等多角度展开。随着科技的进步和生物医药的发展，有些传统上系统使用糖皮质激素的疾病如系统性红斑狼疮、天疱疮、银屑病、重症药疹等出现了新的治疗方案，部分已经取代糖皮质激素，本章已将相关内容加入，供临床参考。

一、系统性红斑狼疮

【病例介绍】

患者女，25 岁，因"面部红斑伴发热、关节疼痛半年"2012 年 2 月就诊。患者半年前感冒后面部出现红斑、丘疹，于当地医院诊断为"过敏性皮炎"。予口服抗组胺药物及外涂激素类药膏，皮疹无明显好转。此后出现低热、关节疼痛、乏力等不适，休息后略缓解，近 1 个月面部红斑持续不退，持续低热，并伴关节疼痛进行性加重，遂于门诊就诊。实验室检查示：血常规，白细胞计数 2.49×10^9/L ↓（正常 $4.5 \times 10^9 \sim 11.0 \times 10^9$/L），红细胞计数 2.99×10^{12}/L ↓（正常 $3.8 \times 10^{12} \sim 5.1 \times 10^{12}$/L），血红蛋白 98g/L ↓（正常 110～150g/L），血小板计数 70×10^9/L ↓（正常 $100 \times 10^9 \sim 300 \times 10^9$/L），ESR 60mm/h ↑（正常 0～20mm/h），C 反应蛋白 12mg/L ↑（正常 0～8mg/L）。尿常规＋沉渣：隐血 3+，蛋白质 3+，白细胞 ±，红细胞 7～8/HPFs。免疫全项：补体 C3 ↓，补体 C4 ↓，抗核抗体 1：1000（+），抗 dsDNA 抗体（+），抗 Sm 抗体（+），以"系统性红斑狼疮"收入院。患者起病以来感疲劳乏力、脱发、关节疼痛。查体：神清，精神可，生命体征平稳，心肺查体未见异常，腹软，无压痛及反跳痛，移动性浊音阴性，双下肢不肿。皮肤科情况：面部水肿性红斑，呈蝶形，双手指端及部分足趾有紫红色瘀斑，中央凹陷，双手遇冷变紫，无明显雷诺征。追问病史：患者既往体健，冬季易生"冻疮"。否认有药物、食物过敏史。家族中无类似病史患者。患者未婚未育，月经量少。

【疾病讲解】

系统性红斑狼疮（systemic lupus erythematosus，SLE）是自身免疫介导的以

免疫性炎症为突出表现的弥漫性结缔组织病。血清中出现以抗核抗体为代表的多种自身抗体和多系统受累是 SLE 的两个主要临床特征。SLE 好发于育龄女性，多见于 15～45 岁年龄段，女：男为（7～9）：1。SLE 临床表现复杂多样，多数呈隐匿起病，开始仅累及 1～2 个系统，表现为轻度的关节炎、皮疹、隐匿性肾炎、血小板减少性紫癜等，部分患者长期稳定在亚临床状态或轻型狼疮，部分患者可由轻型突然变为重症狼疮，更多的则由轻型逐渐出现多系统损害；也有一些患者起病时就累及多个系统，甚至表现为狼疮危象。SLE 的自然病程多表现为病情的加重与缓解交替。

目前普遍采用美国风湿病学会 1997 年推荐的 SLE 分类标准（表 7-1）。该分类标准的 11 项中，符合 4 项或 4 项以上者，在排除感染、肿瘤和其他结缔组织病后，可诊断 SLE。其敏感度和特异度分别为 95% 和 85%。需强调的是，患者病情的初始或许不具备分类标准中的 4 条，随着病情的进展方出现其他项目的表现。11 条分类标准中，免疫学异常和高滴度抗核抗体更具有诊断意义。一旦患者免疫学异常，即使临床诊断不够条件，也应密切随访，以便尽早做出诊断和及时治疗[1]。

表 7-1　美国风湿病学会 1997 年推荐的 SLE 分类标准

1. 颊部红斑	固定红斑，扁平或高起，在两颧突出部位
2. 盘状红斑	片状高起于皮肤的红斑，黏附有角质脱屑和毛囊栓；陈旧病变可发生萎缩性瘢痕
3. 光过敏	对日光有明显的反应，引起皮疹，从病史中得知或医师观察到
4. 口腔溃疡	经医师观察到的口腔或鼻咽部溃疡，一般为无痛性
5. 关节炎	非侵蚀性关节炎，累及 2 个或更多的外周关节，有压痛、肿胀或积液
6. 浆膜炎	胸膜炎或心包炎
7. 肾脏病变	尿蛋白定量（24 小时）> 0.5g 或 3+，或管型（红细胞、血红蛋白、颗粒或混合管型）
8. 神经病变	癫痫发作或精神病，除外药物或已知的代谢紊乱
9. 血液学疾病	溶血性贫血，或白细胞减少，或淋巴细胞减少，或血小板减少
10. 免疫学异常	抗 dsDNA 抗体阳性，或抗 Sm 抗体阳性，或抗磷脂抗体阳性（包括抗心磷脂抗体、狼疮抗凝物、至少持续 6 个月的梅毒血清试验假阳性三者中具备一项阳性）
11. 抗核抗体	在任何时候和未用药物诱发"药物性狼疮"的情况下，抗核抗体滴度异常

对 SLE 患者均应进行病情评估，包括活动性和病情轻重程度的评估及判断患者是否存在危象。

1. 活动性表现评估　各种 SLE 的临床症状，尤其是新近出现的症状，均可能提示疾病的活动。与 SLE 相关的多数实验室指标，也与疾病的活动有关。提示 SLE 活动的主要表现：中枢神经系统受累（可表现为癫痫、精神病、器质性脑病、视觉异常、脑神经病变、狼疮性头痛、脑血管意外等，但需排除中枢神经系统感染），肾脏受累（包括管型尿、血尿、蛋白尿、白细胞尿），血管炎，关节炎，肌炎；发热，皮肤黏膜表现（如新发红斑、脱发、黏膜溃疡），胸膜炎，心包炎，低补体血症，抗 dsDNA 抗体滴度增高；血三系减少（需除外药物所致的骨髓抑制），ESR 增快等。国际上通用的几个 SLE 活动性判断标准包括英国狼疮评估小组（BILAG）、SLE 疾病活动指数（SLEDAI）、系统性狼疮活动程度检测（SLAM）等，其中以 BILAG 和 SLEDAI 最为常用（表 7-2）[2]。

表 7-2　临床 SLEDAI2000 积分

积分	临床表现
8——癫痫发作	近期发作，除外代谢、感染、药物因素
8——精神症状	严重的认知障碍，因而正常活动能力改变，包括幻觉，思维无连贯性、不合理，思维内容缺乏、无衔接，行为紧张、怪异、缺乏条理。除外尿毒症及药物引起
8——器质性脑病综合征	大脑功能异常，包括定向力、记忆力或其他智力，临床表现突出并有波动性，包括意识模糊、对周围环境注意力不集中，加上以下至少 2 项：认知障碍、语言不连贯、嗜睡患者睡眠倒错、精神运动性活动增加或减少。需除外代谢、感染、药物因素
8——视力受损	SLE 视网膜病变，包括絮状渗出、视网膜出血、严重的脉络膜渗出或出血及神经炎。需除外高血压、感染、药物因素
8——脑神经异常	新发的包括脑神经在内的感觉或运动神经病
8——狼疮性头痛	严重持续性的头痛，可以为偏头痛，但必须对镇痛药无效
8——脑血管意外	新出现的脑血管意外。应除外动脉硬化
8——血管炎	溃疡、坏疽、痛性指端结节、甲周梗死。片状出血或活检或血管造影证实存在血管炎
4——关节炎	2 个以上关节痛及炎性表现，如压痛、肿胀、积液
4——肌炎	近端肌疼痛或无力，合并肌酸激酶或醛缩酶升高，或肌电图改变或肌活检存在肌炎
4——管型尿	出现颗粒管型或红细胞管型
4——血尿	红细胞计数＞ 5/HPFs、除外结石、感染和其他因素
4——蛋白尿	＞ 0.5g/24h
4——脓尿	白细胞计数＞ 5/HPFs，除外感染
2——皮疹	炎性皮疹
2——脱发	异常片状或弥散性脱发
2——黏膜溃疡	口、鼻溃疡
2——胸膜炎	胸膜炎性胸痛，有胸膜摩擦音或胸腔积液或胸膜肥厚
2——心包炎	心包疼痛加上以下至少 1 项：心包摩擦音心包积液或心电图或超声心动图证实
2——低补体	CH50、C3 或 C4 低于正常低限
2——抗 dsDNA 抗体增加	＞ 25%（Farr 试验）或高于检测范围
1——发热	＞ 38℃，需除外感染因素
1——血小板计数降低	＜ 100×10⁹/L
1——白细胞减少	＜ 3×10⁹/L，需除外药物因素

注：SLEDAI 积分对 SLE 病情的判断，0～4 分，基本无活动；5～9 分，轻度活动；10～14 分，中度活动；≥ 15 分，重度活动。上述计分为前 10 天之内的症状和检查。

2. 病情轻重程度评估 轻型 SLE 指诊断明确或高度怀疑，但临床稳定且无明显内脏损害，所有系统 BILAG 评分为 C 或 D 类，SLEDAI 积分 < 10 分。中度活动型狼疮是指有明显重要脏器累及且需要治疗，BILAG 评分 B 类（≤ 2 个系统），或 SLEDAI 积分在 10 ～ 14 分。重型 SLE 是指狼疮累及重要脏器，任何系统 BILAG 评分至少 1 个系统为 A 类和（或）> 2 个系统达到 B 类，或 SLEDAI ≥ 15 分。

3. 狼疮危象 是指急性的危及生命的重症 SLE，如急进性狼疮性肾炎、严重的中枢神经系统损害、严重的溶血性贫血、血小板减少性紫癜、粒细胞缺乏症、严重心脏损害、严重狼疮性肺炎或肺出血、严重狼疮性肝炎、严重的血管炎等。

总之，SLE 是一种高度异质性的疾病，临床医师应根据病情的轻重程度，掌握好治疗的风险效益比，对每位患者应个体化治疗。

1. 轻型 SLE 的药物治疗 患者虽有疾病活动，但症状轻微，仅表现光过敏、皮疹、关节炎或轻度浆膜炎，而无明显内脏损害。药物治疗如下。①非甾体抗炎药（NSAID）：可用于控制关节炎。应注意消化性溃疡、出血，肾功能和肝功能等方面的不良反应。②抗疟药：可控制皮疹和减轻光敏感，常用氯喹 0.25g，每日 1 次，或羟氯喹 0.2 ～ 0.4g/d。主要不良反应是眼底病变。用药超过 6 个月者，应每半年检查眼底。有心动过缓或有传导阻滞者禁用抗疟药。③沙利度胺：对抗疟药不敏感的顽固性皮损可选择，常用量 50 ～ 100mg/d，1 年内有生育意向的患者忌用。④可短期外用糖皮质激素治疗皮疹，但面部应尽量避免使用强效激素类外用药，一旦使用不应超过 1 周。⑤小剂量糖皮质激素（泼尼松 ≤ 10mg/d）有助于控制病情。⑥权衡利弊，必要时可用硫唑嘌呤、甲氨蝶呤等免疫抑制剂。应注意轻型 SLE 可因过敏、感染、妊娠生育、环境变化等因素而加重，甚至进入狼疮危象。

2. 中度活动型 SLE 的治疗 个体化糖皮质激素治疗是必要的，通常泼尼松剂量 0.5 ～ 1mg/（kg·d），需要联用其他免疫抑制剂。例如，①甲氨蝶呤：为二氢叶酸还原酶拮抗剂，通过抑制核酸的合成发挥细胞毒作用。剂量 7.5 ～ 15mg，每周 1 次。主要用于关节炎、肌炎、浆膜炎和皮肤损害为主的 SLE。其不良反应有胃肠道反应、口腔黏膜糜烂、肝功能损害、骨髓抑制，偶见甲氨蝶呤导致的肺炎和肺纤维化。②硫唑嘌呤：为嘌呤类似物，可通过抑制 DNA 合成发挥淋巴细胞的细胞毒作用。用法：1 ～ 2.5mg/（kg·d），常用剂量 50 ～ 100mg/d。不良反应包括骨髓抑制、胃肠道反应、肝功能损害等。少数对硫唑嘌呤极敏感者用药短期就可出现严重脱发和造血危象，引起严重粒细胞和血小板缺乏症，轻者停药后血象多在 2 ～ 3 周恢复正常，重者则需按粒细胞缺乏或急性再生障碍性贫血处理，以后不宜再用。

3. 重型 SLE 的治疗　治疗主要分 2 个阶段，即诱导缓解和巩固治疗。其中诱导缓解的目的在于迅速控制病情，阻止或逆转内脏损害，力求疾病完全缓解，但应注意过分免疫抑制诱发的并发症，尤其是感染。常用药物如下：

（1）糖皮质激素：通常重型 SLE 的糖皮质激素标准剂量是泼尼松 1mg/kg，病情稳定后 2 周或疗程 8 周内，开始以每 1～2 周减 10% 的速度缓慢减量，减至泼尼松 0.5mg/（kg·d）后，减药速度按病情适当调慢；如果病情允许，泼尼松维持治疗的剂量尽量 ≤ 10mg。在减药过程中，如果病情不稳定，可暂时维持原剂量不变或酌情增加剂量或加用免疫抑制剂联合治疗。可选用的免疫抑制剂包括环磷酰胺、硫唑嘌呤、甲氨蝶呤等，可联合应用以便更快地诱导病情缓解和巩固疗效，并避免长期使用较大剂量糖皮质激素导致的严重不良反应。SLE 的糖皮质激素疗程较漫长，应注意保护 HPA 轴，避免使用对其影响较大的地塞米松等长效和超长效激素。定期随访，注意长期系统使用糖皮质激素后不良反应。

（2）环磷酰胺：主要作用于 S 期的细胞周期非特异性烷化剂，通过影响 DNA 合成发挥细胞毒作用。环磷酰胺对体液免疫的抑制作用较强，能抑制 B 淋巴细胞增殖和抗体生成，且抑制作用较持久，是治疗重症 SLE 的有效药物之一，尤其是狼疮性肾炎和血管炎的患者。环磷酰胺与糖皮质激素联合治疗能有效诱导疾病缓解，阻止和逆转病变发展，改善远期预后。目前普遍采用的标准环磷酰胺冲击疗法是 0.5～1.0g/m² 体表面积，加入生理盐水 250ml 中静脉滴注，每 3～4 周 1 次。多数患者 6～12 个月后病情缓解，而在巩固治疗阶段，常需要继续环磷酰胺冲击治疗，延长用药间歇期至约 3 个月 1 次，维持 1～2 年。由于患者对环磷酰胺的敏感性存在个体差异，不同的年龄、病情、病程和体质，对药物的耐受性有所不同，所以治疗时应根据患者的具体情况。掌握好剂量、冲击间隔期和疗程，既要达到疗效，又要避免不良反应。白细胞计数对指导环磷酰胺治疗有重要意义，治疗中应注意避免导致白细胞计数过低，一般要求白细胞计数 ≥ 3×10⁹/L。环磷酰胺冲击治疗对白细胞的影响有一定规律，1 次大剂量环磷酰胺进入体内，第 3 天左右白细胞数开始下降，7～14 天至低谷，之后白细胞数逐渐上升，至 21 天左右恢复正常。对于间隔期少于 3 周者，应更密切注意血常规监测。环磷酰胺大剂量冲击前需查血常规，除白细胞减少和诱发感染外，环磷酰胺冲击治疗的不良反应还包括性腺抑制（尤其是女性的卵巢功能衰竭）、胃肠道反应、脱发、肝功能损害，少见远期致癌作用（主要是淋巴瘤等血液系统肿瘤）、出血性膀胱炎、膀胱纤维化和长期口服而导致的膀胱癌。

（3）吗替麦考酚酯（MMF）：为次黄嘌呤单核苷酸脱氢酶抑制剂，可抑制嘌呤从头合成途径，从而抑制淋巴细胞活化。治疗狼疮性肾炎有效，能够有效控制Ⅳ型狼疮性肾炎活动；其不良反应总体低于环磷酰胺，但尚不能替代环磷酰胺。常规用量为 1 ～ 2g/d，分 2 次口服。值得注意的是随着 MMF 剂量的增加，感染风险也随之增加。

（4）环孢素：可特异性抑制 T 淋巴细胞产生白细胞介素 2（IL-2），发挥选择性细胞免疫抑制作用，是一种非细胞毒免疫抑制剂。对狼疮性肾炎（特别是Ⅴ型狼疮性肾炎）有效，环孢素剂量 3 ～ 5mg/（kg·d），分 2 次口服。用药期间注意肝、肾功能及高血压、高尿酸血症、高钾血症等，有条件者应测血药浓度，调整剂量。用药后如血肌酐较用药前升高 30%，需要减药或停药。环孢素对狼疮性肾炎的总体疗效不如环磷酰胺冲击疗法，对血液系统累及的治疗有其优势。

（5）利妥昔单抗（Rituximab）：是一种人鼠嵌合性单克隆抗体，能特异性地与跨膜抗原 CD20 结合。CD20 抗原位于前 B 和成熟 B 淋巴细胞的表面，而造血干细胞、前 B 细胞、正常浆细胞或其他正常组织不表达 CD20。利妥昔单抗在治疗 SLE 患者中的作用仍然存在争议。几项非对照观察性研究报道，利妥昔单抗在对标准治疗无效的 SLE 患者治疗有效，无论患者是否合并狼疮性肾炎[3-7]。另一项系统评价纳入对糖皮质激素和（或）免疫抑制药物耐药的活动性 SLE 患者，评估了利妥昔单抗的效力和安全性，发现对疾病活动性指标、免疫学参数（如，补体水平和 dsDNA）、关节炎和血小板减少症以及助减糖皮质激素等方面有短期改善[8]。相比之下，均为随机试验的 EXPLORER 和 LUNAR 试验发现利妥昔单抗与对照组相比无任何显著益处[9, 10]。但 EXPLORER 和 LUNAR 试验存在设计缺陷，可能影响了获益的确定。

（6）贝利尤单抗（Belimumab）：是近年上市的用于常规治疗基础上仍具有高疾病活动（例如抗 ds ～ DNA 抗体阳性及低补体、SELENA ～ SLEDAI 评分≥ 8）的活动性、自身抗体阳性的 SLE 成年患者的一种人单克隆抗体。研究发现 B 淋巴细胞刺激因子（B lymphocyte stimulator，BlyS）水平在部分 SLE 患者体内升高，可能通过促进记忆 B 细胞形成和存活以及浆母细胞产生自身抗体，从而在狼疮的发病机制中发挥作用[11, 12]。贝利尤单抗能抑制可溶形式的 B 细胞存活因子，即 BlyS 或 B 细胞活化因子（B-cell activating factor，BAFF）。使用方法：静脉输液前预防用药，以预防潜在的输液反应和超敏反应。按 10mg/kg 静脉输注，超过 1 小时，前 3 次剂量每 2 周 1 次，之后每 4 周 1 次。200mg 皮下注射进腹部或大腿，每周 1 次。从静脉注射过渡到皮下注射，在最后 1 次静脉注射后 1-4 周进行第 1 次皮下注射。

目前 SLE 的预后与过去相比已有显著提高，1 年存活率 96%，5 年存活率 90%，10 年存活率已超过 80%。急性期患者的死亡原因主要是 SLE 的多脏器严重损害和感染，尤其是伴有严重神经精神狼疮和急进性狼疮性肾炎者；慢性肾功能不全、冠心病和药物（尤其是长期使用大剂量激素）的不良反应等，是 SLE 远期死亡的主要原因。

【病例分析】

本例患者为年轻女性，未婚未育，面部红斑持续不退，持续低热，乏力，脱发伴关节疼痛进行性加重。既往双手遇冷变紫，冬季易生"冻疮"。患者入院初期根据美国风湿病学会 1997 年推荐的 SLE 分类标准，具有：①面颊部持续性水肿性红斑；②关节进行性加重的疼痛；③患者就诊前无明显特殊用药的情况下出现抗核抗体 ANA：1∶1000（+）；④抗 ds-DNA 抗体：（+），抗 Sm 抗体：（+），补体 C3↓补体 C4↓；⑤血常规检查：白细胞计数、红细胞计数及血小板计数三系降低，符合 SLE 的诊断。经与患者沟通，同意糖皮质激素为主系统治疗。

【病例治疗与随访】

患者入院后完善各项实验室检查（如血粪尿三大常规、尿沉渣镜检、血生化、尿蛋白与肌酐比值、血清肌酐与肾小球滤过率、心电图、超声、肺功能检查、X 线摄影、CT 等）及疾病严重程度的评估及多学科会诊。根据检查结果及结合 SLEDAI 评分［①关节炎，4 分；②皮疹，2 分；③脱发，2 分；④抗 ds-DNA 抗体（+），2 分；⑤发热，1 分；⑥排除感染、结石等后，血尿，4 分；⑦血小板计数降低，1 分；⑧白细胞降低，1 分；⑨低补体，2 分］，SLEDAI 积分为 19 分（> 15 分），属于系统性红斑狼疮重度活动。治疗方案：泼尼松初始剂量 1mg/（kg·d）（此患者体重 50kg）即 50mg/d，羟氯喹每次 0.2g，每日 2 次，此外护胃、补充电解质等对症支持治疗。患者经治疗后 1 天体温下降，关节疼痛明显缓解，1 周后体温完全正常，无明显关节酸痛。2 周后泼尼松减至 40mg/d，患者病情继续好转。4 周后泼尼松减至 30mg/d，患者病情无反复出院。出院后 2 周评估，患者病情稳定，按每次 10% 的速度对泼尼松减量。8 周后泼尼松减至 25mg/d 后，此后每月复诊评估。16 周后每日早上顿服泼尼松 20mg，羟氯喹每次 0.1，每日 2 次。28 周后每日早上顿服泼尼松，并继续减量，直至隔日早上顿服 5mg，长期维持。随访中，患者临床症状及实验室指标基本正常，于 2013 年下半年结婚备孕。孕前对患者的病情进行全面的评估，包括实验室检查（全血细胞检测、肝肾功能、抗核抗体 ANA、抗 ds-DNA 抗体、抗 Ro/SSA 和抗 La/SSB、抗体抗心磷脂抗体、补体 C3 和 C4 等）。2014 年初受孕，怀孕后患者仍隔日早上顿服泼尼松 5mg，羟氯喹每次 0.2g，每日 2 次。孕期与产科医生共同对患者按时评估，监测患者的血压、血常规、肝肾功能、免疫指标等，并 B 超监测胎儿生长情况和胎盘。孕 12 周开始给予肠溶阿司匹林每次 0.1g，每日 1 次，至孕 28 周。患者在孕后期体重迅速增长，在孕 28 周时达 60kg，将其泼尼松改为隔日早上顿服 10mg，羟氯喹每次 0.2g，每日 2 次。患者于 2014 年底孕 39 周 +2 足月，收住入院后待产期间将泼尼松改为每日早上顿服 10mg。3 天后顺产下一子，体重 3.2kg，出生后 Apgar 评分 10 分。新生儿出生后对其血液及心脏行超声检查，未发现异常。产后继续对患者定期随访各项指标，泼尼松减量至隔日早上顿服 5mg，羟氯喹每次 0.2g，每日 2 次，长期维持。考虑到患者产后服用泼尼松的剂量比较低，鼓励患者母乳喂养，且新生儿正常预防接种。

【病例点评】

本例患者为年轻未婚未育女性，起病急，全身症状重，结合临床表现和实验室检查，根据美国风湿病学会的 SLE 分类标准，系统性红斑狼疮的诊断明确，逐条比对后 SLEDAI 评分 19 分，处于重度活动。确诊后按重型 SLE 糖皮质激素标准剂量为泼尼松 1mg/（kg·d），给予足量的治疗及充足的辅助治疗，患者的病情 2 周控制迅速，4 周趋于稳定后将泼尼松减至中等剂量 30mg/d，此后按每 4 周减少 10% 的泼尼松速度缓慢减药，直至 28 周时改隔日顿服 25mg，并逐渐减量至隔日 5mg，长期维持。考虑到患者的生育要求，经过 1 年多的治疗与随访，判断其病情处于稳定状态在 6 个月以上，孕前充分评估的前提下备孕、受孕。妊娠期间与产科、内科及超声科专家等多学科联合随访，顺利生产。分娩前追加泼尼松的应急剂量，力保生产安全。产后对新生儿及本人继续随访评估，鉴于患者长期维持的糖皮质激素剂量低，鼓励母乳喂养，新生儿正常预防接种。此外，由于系统性红斑狼疮的患者大多需要长期使用糖皮质激素，必须长期关注多系统的不良反应。

二、成人 Still 病

【病例介绍】

患者女，23 岁，因"反复发热 3 周，伴皮疹和双踝关节肿痛"2018 年 6 月入院。患者 3 周前无明显诱因出现咽痛，随后出现发热伴全身红斑及双踝关节肿痛，体温最高达 39.2℃，初未治疗，体温可自行下降至 38℃左右，皮疹随之消退，关节肿痛略缓解。关节肿痛明显时，行走困难，曾卧床休息数日。此后反复出现发热及皮疹和双踝关节肿痛，自行口服"布洛芬缓释胶囊"，一日 1～2 次，每次 1 粒，短暂可缓解，次日病情再次加重。病程中无明显咳嗽、咳痰，无胸闷、胸痛，无恶心、呕吐，无头晕、头痛等，食欲一般，睡眠一般，以"发热待查"收入院。既往无其他病史，无流产史。入院后检查：急性病容，体温 39.1℃，颈部多发浅表淋巴结肿大，轻压痛，活动度可，质中。咽部充血，双侧扁桃体无肿大。心、肺、腹未见异常体征，双踝关节轻度肿胀，压痛，双肘关节轻压痛，无明显肿胀。其余关节无肿胀压痛。皮肤专科检查：全身泛发水肿性红斑，部分融合成片，压之退色。入院后实验室检查示：血常规，白细胞计数 15.48×10^9/L ↑（正常 $4.5 \times 10^9 \sim 11.0 \times 10^9$/L），中性粒细胞比 0.85 ↑，血红蛋白 101g/L（正常 110 ~ 150g/L），血小板计数 295×10^9/L ↑（正常 $100 \times 10^9 \sim 300 \times 10^9$/L），降钙素原 < 0.1μg/L（正常 < 0.5μg/L），ESR 60mm/h ↑（正常 0 ~ 20mm/h），C 反应蛋白 45mg/L ↑（正常 0 ~ 8mg/L）。血生化：总蛋白 58g/L ↓（正常 60 ~ 80g/L），白蛋白 33.73g/L ↓（正常 35 ~ 55g/L），谷草转氨酶 32U/L（正常 5 ~ 40U/L），谷丙转氨酶 13U/L（正常 5 ~ 40U/L），γ- 谷氨酰转肽酶 190U/L ↑（正常 5 ~ 55U/L）。粪尿常规：正常。血清铁蛋白 870μg/L ↑（正常 12 ~ 150μg/L）。类风湿因子（RF）及抗核抗体系列（-），体液免疫系列（-）。ACNA 系列：正常。T-spot（-）。高热时曾行 2 次血培养，结果显示：（-）。肿瘤系列、肝炎系列、人类免疫缺陷病毒（HIV）：正常。骨髓培养及活检：未见异常。各种微生物培养（-）。腹部 B 超：肝胆胰脾无异常。心脏彩超未见异常。颈部 B 超：多发淋巴结。淋巴结活检提示：淋巴结反应性增生。

【疾病讲解】

成人 Still 病（adult onset Still's disease，AOSD）是一种病因不明的，以长期间歇性发热、一过性多形性皮疹、关节炎或关节痛、咽痛为主要临床表现，并伴有周围血白细胞总数及粒细胞增多和肝功能受损等系统受累的临床综合征。其发病率较低，可发生威胁生命的特殊并发症，如暴发性肝衰竭、心脏压塞、弥散性血管内凝血（DIC）、成人呼吸窘迫综合征（ARDS）或噬血细胞综合征（HPS）等，其临床表现复杂多变且凶险。

AOSD 在临床和病理学上缺乏特异性诊断方法，至今仍需综合临床症状、体征、实验室检查和治疗反应做出诊断，并排除任何感染、恶性肿瘤或系统性疾病。从 1980 年以来，AOSD 相继沿用了不同的诊断标准。

1. Goldman 标准（1980 年）　高峰热、多关节炎、白细胞增多（> 10×10^9/L）、血清类风湿因子（RF）阴性，加上以下 4 项之一：淋巴结肿大、脾大、易消失的皮疹和无其他原因的证据。

2. Cush 标准（1987 年）　主要标准（2 分 / 项）为高热（> 39℃）、特征性

皮疹、白细胞增多和 ESR 增快、RF 和抗核抗体（ANA）阴性及腕关节僵硬；次要标准（1分/项）为发病年龄＜35岁、关节炎、前驱的咽痛、网状内皮系统受累或肝功能异常、浆膜炎、颈和（或）跗关节僵硬。＞10分并经6个月的观察可确诊为 AOSD；＞10分并经6周的观察有可能为 AOSD。

3. Regonato 标准（1987年）　主要标准为持续或间歇性发热、易消失的皮疹、多或寡关节（oligoarthritis）和中性粒细胞为主的白细胞增多症，次要标准为浆膜炎、咽痛、肝功能异常、淋巴结肿大、脾大和脏器受累。确诊 AOSD 需具备全部4项主要标准，疑诊 AOSD 为发热、关节炎加1项主要标准加1项次要标准。

4. Yamaguchi 标准（1992年）　主要标准为发热（＞39℃）、关节疼痛时间＞2周、特征性皮疹、中性粒细胞增多性白细胞增多，次要标准为咽痛、淋巴结或脾大、肝功能异常、RF 和 ANA 阴性。具备5项以上标准（包括2项主要标准）并排除感染、恶性肿瘤（尤其是恶性淋巴瘤）及结缔组织病（特别是结节性多动脉炎、恶性关节风湿病）者可确诊。

5. Fautrel 标准（2002年）　主要标准为发热（≥39℃）、关节疼痛、一过性红斑、咽炎、中性粒细胞百分比≥80%、糖化铁蛋白比例≤20%；次要标准为斑丘疹、白细胞数≥$10×10^9$/L。具备4项及以上主要标准，或3项主要标准加2项次要标准即可诊断，无须排除诊断。

AOSD 的治疗如下：对于表现为发热及关节症状，不伴有脏器病变的 AOSD 轻症者仅定期给予 NSAID 可缓解，但大部分病例（＞80%）还需加用糖皮质激素，通常为中等量泼尼松 20～40mg/d。伴重度脏器损害（间质性肺炎、重度浆膜炎、心肌炎、中枢神经系统症状等）的病例应从初期即应用大剂量皮质激素乃至冲击治疗，有效后根据临床症状和检查指标（C 反应蛋白、血清铁蛋白水平等）的改善，缓慢减撤糖皮质激素。

【病例分析】

本例患者为年轻女性，根据反复高热，伴皮疹和双踝关节肿痛，高热期间多次血培养（-），全身检查排除肿瘤，以及血液检查中性粒细胞增多性白细胞增多和血清铁蛋白异常升高，自身免疫检查（-）及 RF 等阴性，根据1992年的 Yamaguchi 标准或2002年的 Fautrel 标准，符合成人 Still 病诊断。

【治疗与随访】

患者起病以来多次间断使用"布洛芬缓释胶囊"，短期可缓解症状，但发热及关节肿痛反复发作，考虑到患者入院后的实验室检查显示无明显的内脏受累，该患者的治疗方案如下：系统使用中等剂量的糖皮质激素，泼尼松每次 30mg，每日1次，萘普生每次 500mg，按需给药，其余予以护胃、补钙及钾等辅助治疗。患者治疗 2 天后无发热，关节肿痛明显改善；1 周后患者无发热，无关节酸痛，泼尼松减为 25mg/d，每日 1 次，停用萘普生；2 周后患者病情继续好转，泼尼松减为 20mg，患者出院。出院后 1 周门诊随访，患者病情良好，泼尼松减为 15mg；出院后 2 周随访，病情无反复，泼尼松减为 10mg。此后每 2 周复诊 1 次，泼尼松每次减 1/2 片。16 周后泼尼松减为隔日 5mg，20 周后停泼尼松，定期随访。随访半年未复发。

【病例点评】

本例患者为年轻女性，反复高热，伴皮疹和双踝关节肿痛，口服解热镇痛药可暂时缓解后，但病情反复发作。对于此类发热待查的患者，始终应从感染、免疫和肿瘤这三个维度去排查病因，而不是盲目对症处理。当正确诊断后，本患者经给予中等剂量的糖皮质激素，泼尼松 30mg/d，2 周病情迅速控制后泼尼松减为 20mg/d，此后以每 2 周减半片的速度减药直至停药。对于成人 Still 病的糖皮质激素减药一定要缓慢进行，以避免疾病的反复。

三、天　疱　疮

【病例介绍】

患者男，65 岁，因"全身红斑、水疱 4 个月，口腔糜烂 1 个月"2019 年 3 月就诊。患者 4 个月前起无明显诱因出现躯干散在红斑，黄豆大水疱，伴轻度瘙痒，水疱壁薄，内含透明液体，自行用外物戳破后，液体渗出，局部皮损干涸结淡黄色痂壳，痂壳脱落后遗留暗红色色素沉着，部分皮疹可自行缓解，患者曾至当地医院就诊，考虑为"扁平苔藓？"，给予"沙利度胺 25mg/ 次，每日 2 次，复方甘草酸苷片 2 片 / 次，每日 3 次，卤米松软膏外擦每日 2 次"等治疗后，局部皮损未愈。1 个月前，患者全身出现红斑、水疱，水疱约黄豆至蚕豆大，疱壁薄，易破，部分摩擦后破溃形成淡红色糜烂面，伴剧烈疼痛，可忍受。同时口腔出现水疱、糜烂，自诉漱口后出现口腔出血，进食偏硬食物后出现口腔剧烈疼痛，难以忍受。全身水疱逐渐增多，破后结痂，反复发作，此起彼伏。病程中患者无发热，无胸闷、胸痛，无腹痛、腹泻，体重至发病以来略有下降，食欲可。患者有高血压病史 15 年，长期服药，控制良好。无糖尿病、冠心病、慢性乙型病毒性肝炎、肺结核等病史，否认药物、食物过敏史，否认外伤史，否认家族中类似遗传病史。门诊考虑"寻常型天疱疮？"收住院。体格检查：内科查体无特殊。皮肤科检查：头部、胸部、背部、四肢黄豆至蚕豆大红斑、水疱，尼科利斯基征阳性，部分水疱破裂，融合成淡红色糜烂面，部分疱液干涸结痂。口腔黏膜处可见散在约米粒大淡红色糜烂面。入院后实验室检查：血常规、粪尿常规、肝肾功能、电解质、凝血功能、糖化血红蛋白（HbA1c）、输血前全套、甲状腺功能、T细胞亚群绝对计数均未见明显异常，免疫系列阴性。胸部CT：未见异常。腹部B超：未见异常。抗桥粒黏蛋白1（Dsg1）抗体阳性（102.20U/ml）、抗桥粒黏蛋白3（Dsg3）抗体阳性（88.08U/ml）（参考值均为＞20U/ml阳性，20～15U/ml可疑，＜10U/ml阴性），B细胞绝对计数395/μl（参考值175～332/μl），抗BP180抗体0.1U/ml（参考值＜9U/ml）。右侧手臂新发水疱皮损处组织病理检查示：表皮棘层海绵水肿，部分区域基底层上方有裂隙，真皮浅层小血管周围中等量淋巴细胞浸润；皮肤直接免疫荧光示：角质形成细胞间网格状IgG（＋）、C3（＋）、IgM（－）、IgA（－）。

【疾病讲解】

寻常型天疱疮（pemphigus vulgaris，PV）是天疱疮中最常见类型，40～60岁人群多见，女性较男性易受累。50%的PV患者先有口腔损害，然后出现皮损，从口腔损害到皮损出现的间隔约3个月至1年。颊黏膜和咽部最常见，生殖道黏膜次之，表现为持续性、痛性糜烂或溃疡，明显影响进食。皮损表现为松弛性水疱和大疱，尼科利斯基征阳性多出现在正常皮肤表面，少数出现在红斑基础上，水疱易破，形成糜烂面，多数患者没有瘙痒。皮损多分布于胸背部、面部、头部、腋窝、腹股沟、臀部等。皮肤黏膜型不仅有广泛的皮损，而且出现严重的黏膜损害，而黏膜主导型多数为黏膜损害，皮损轻微、较局限或没有损害。天疱疮的基本发病机制为抗Dsg抗体导致表皮细胞间的连接破坏，出现水疱、大疱。PV的靶抗原是Dsg3，而落叶型天疱疮的靶抗原是Dsg1。PV可分为黏膜主导型和皮肤黏膜型。天疱疮患者水疱在表皮中位置的多样性可用Dsg补偿理论解释。在表皮内，Dsg3在基底部的角质形成细胞高表达，Dsg1在表皮全层表达，特别是表皮的上部表达更高。而在口腔黏膜和食管，Dsg3表达于整个上皮层，Dsg1除了在基底部表达外，在上皮全层表达较弱。

1. 天疱疮的组织病理检查　选择新发（24小时内）小水疱作为标本来源。PV组织病理表现为基底层上部棘层松解细胞。直接免疫荧光（DIF）：选择皮损周围1cm处的红斑或正常皮肤取材。DIF表现为基底层上或表皮全层表皮细胞间网格状IgG和（或）C3沉积。间接免疫荧光（IIF）：以猴食管上皮或者人的正常皮肤为底物，患者血清的抗表皮棘细胞间抗体可在猴食管上皮或正常人皮肤出现网格状沉积。该抗体滴度与病情严重程度相平行。酶联免疫吸附测定（ELISA）检测抗Dsg抗体：黏膜主导型PV以抗Dsg3为主，皮肤黏膜型抗Dsg1和Dsg3均可阳性，且抗体含量与病情严重程度相平行。免疫印迹：黏膜主导型PV

患者血清可识别 Dsg3 蛋白（130 000），皮肤黏膜型可识别 Dsg1 蛋白（160 000）和 Dsg3 蛋白（130 000）。

2. 诊断标准

（1）临床表现：①皮肤出现松弛性水疱和大疱，易破；②水疱和大疱破溃后形成顽固性糜烂；③可见的黏膜区域出现非感染性水疱或糜烂；④尼科利斯基征阳性。

（2）组织病理：表皮细胞间水疱形成（棘层松解）。

（3）免疫诊断指标：①皮损区域或皮损周围正常皮肤 DIF 示 IgG 和（或）补体沉积于表皮细胞间；② IIF 检测到血清中出现抗表皮棘细胞间抗体或 ELISA 检测到血清中出现抗 Dsg 抗体。满足"临床表现"中的至少 1 条、"组织病理""免疫诊断指标"中的至少 1 条即可确诊。满足"临床表现"中至少 2 条、"免疫诊断指标"中 2 条亦可确诊。

3. 病情评估　对于寻常型天疱疮的病情严重程度，目前有多种评估体系，但以天疱疮疾病面积指数（pemphigus disease area index，PDAI）应用最多，是目前国际上公认的天疱疮病情评估方法。我国学者根据患者的特征，设计了符合我国国情的天疱疮的病情严重程度评估体系。PDAI 包括 3 个方面的评估：皮肤、头皮和黏膜。

（1）皮肤的解剖部位：分为耳、鼻、面部、颈部、胸部、腹部、后背及臀部、上肢、手、下肢、足、生殖器，黏膜解剖部位分为眼、鼻、颊黏膜、硬腭、软腭、上齿龈、下齿龈、舌、舌下、唇黏膜、后咽部、肛门、泌尿生殖道黏膜。皮肤、头皮损害包括活动性损害（糜烂、水疱和新发红斑）和陈旧性损害（炎症后色素沉着或皮损愈合后红斑）。

（2）皮肤活动性损害：包括 6 个等级，分别计为 0 分、1 分、2 分、3 分、5 分和 10 分。其中 0 分：无；1 分：1～3 个皮损，且最多 1 个皮损直径大于 2cm，没有皮损大于 6cm；2 分：为 2～3 个皮损，至少 2 个皮损超过 2cm，没有皮损超过 6cm；3 分：超过 3 个皮损，没有皮损超过 6cm；5 分：超过 3 个皮损，至少 1 个皮损超过 6cm；10 分：超过 3 个皮损，至少 1 个皮损超过 16cm，或者整个区域受累。

（3）头皮损害：分 6 个水平，分别计 0 分、1 分、2 分、3 分、4 分、10 分，0 分为未受累，1 分为累及头皮的 1 个象限，2 分累及 2 个象限，3 分累及 3 个象限，4 分累及 4 个象限，10 分为整个头皮受累。陈旧性损害有则为 1 分，无则为 0 分。

（4）黏膜损害：包括糜烂或水疱，0 分：无；1 分：1 个；2 分：2～3 个；5 分：>3 个或 2 个损害大于 2cm；10 分：整个区域受累。活动性损害共 25 分，轻度 0 ～ 8 分，中度 9 ～ 24 分，重度 ≥ 25 分。

PDAI 是一个可靠的评估轻中度 PV 患者的评价体系，每个解剖部位都单独计算，不需计算体表面积。但 PDAI 操作较复杂，同时不适宜中重度 PV 患者。日本学者提出的天疱疮病情严重程度评分（Japanese pemphigus disease severity score，JPDSS）（表 7-3）操作较简单、实用，适合门诊患者进行快速评估，且对中重度 PV 患者评估更准确。

表 7-3　日本天疱疮病情严重程度评分

分值	受累面积（%）	尼科利斯基征	新发水疱	天疱疮抗体		口腔黏膜受累（%）
				IIF	ELISA	
1	< 5	个别	每周数个	< 1：40	< 50	< 5
2	5 ～ 15	阳性	1 ～ 4 个 / 天	1：（40 ～ 320）	50 ～ 150	5 ～ 30
3	> 15	显著	≥ 5 个 / 天	≥ 640	> 150	> 30

注：轻度，≤ 5 分；中度，6 ～ 9 分；重度，≥ 10 分。

国内北京大学第一医院朱学骏教授团队根据多年的临床诊治经验及国情提出中国的天疱疮严重程度分级标准，按照皮损受累面积占体表面积（BSA）百分比的方法，分为：轻度（< 10% BSA）；中度（30% 左右）；重度（> 50%）[13]。此评分系统简便，临床易操作。经多年的临床实践验证，是符合中国国情的天疱疮严重程度评估标准，有利于指导临床工作。

此外，血清中抗 Dsg 抗体水平亦可部分反映病情严重程度，可作为评价病情的标准之一。当皮损消退，临床症状逐渐缓解，抗 Dsg 抗体水平下降但仍可阳性。在疾病得到有效控制进入维持阶段治疗时，仍有 50% 以上的患者 Dsg3 和 Dsg1 并未转阴。抗 Dsg 水平不用于治疗后不同患者病情严重程度的比较，因为即使两个 PDAI 分值相同的患者，其抗 Dsg 水平可能不同。然而，对同一患者，在治疗的不同阶段，抗 Dsg 抗体水平可作为病情评估指标，其水平下降可作为激素减量指标之一。如果在治疗期间，患者抗体水平上升，提示患者病情复发或加重，需密切随访，但并不能以此增加激素或免疫抑制剂剂量，如果出现新发水疱和糜烂，则需更改治疗方案。此外，抗 Dsg1 抗体持续高水平，提示皮损复发可能性较大，而抗 Dsg3 持续高水平，并不预示黏膜损害复发。

国际天疱疮委员会在 2008 年制定了广为接受的天疱疮各阶段的定义。

（1）基线：临床医师开始治疗的日期。

（2）病情控制：无新发水疱出现，原有水疱逐渐干涸。病情控制时间也就是巩固治疗的开始。

（3）巩固治疗的终点：在至少 2 周内无新发水疱且 80% 已有皮损愈合。此时开始激素减量。

（4）完全消退：无新发或陈旧性皮损至少 2 个月。此时患者开始接受最小剂量治疗。

（5）复发：每月新发皮损超过 3 个，且在 1 周内不能自愈，或在已经控制病情患者身上原有皮损增大。

（6）治疗失败：足量激素（泼尼松）1.5mg/（kg·d）治疗 3 周联合或不联合下列药物，环磷酰胺 2mg/（kg·d），使用 12 周；硫唑嘌呤 2.5mg/（kg·d），使用 12 周；甲氨蝶呤每周 20mg，使用 12 周或吗替麦考酚酯 3g/d，使用 12 周，治疗后仍有新发皮损，或陈旧性皮损继续扩大或不再愈合定义为治疗失败（以体重 75kg 为例）。

4. 治疗　分为初始治疗阶段和维持治疗阶段。初始治疗阶段是指从开始治疗到病情得到控制、激素开始减量的时间，一般在开始治疗后的 2～4 周。疾病的早期阶段给予充分的治疗至关重要。由于 IgG 的半衰期为 3 周，即使经过有效治疗，B 淋巴细胞产生抗体的能力被抑制，IgG 下降也需要一段时间。如果 2～4 周没有出现显著效果，可以调整治疗方案。PV 治疗前和治疗期间应进行详细体检。有以下一些治疗方案：

（1）糖皮质激素（推荐等级 A）治疗：系统应用糖皮质激素是 PV 的一线治疗方案。病情控制一般需数周，完全消退需数月，停止治疗需 2 年或更长时间。轻度患者（PDAI 0～8 分）初始剂量泼尼松为 0.5mg/（kg·d）；中度患者（PDAI ＞ 9 分）1.0mg/（kg·d），如果 2 周内没有控制病情，剂量升至 1.5mg/（kg·d），不需继续增加剂量；重度患者（PDAI ≥ 25 分）初始剂量 1.5mg/（kg·d），不再增加剂量，并同时应用免疫抑制剂。病情控制后开始减量，糖皮质激素减量方法国内外差别较大。欧美国家减量速度较快，泼尼松 60～90mg/d 时，每 1～2 周减 20%；40～60mg/d，每 1～2 周减 10mg；20～40mg/d，每月减 5mg；达 20mg/d 时，每 3 个月减 5mg，直至减至 0.2mg/（kg·d）或 10mg/d 长期维持，部分患者可用更低剂量维持。国内朱学骏教授[13]按照皮损受累面积占体表面积（BSA）百分比的方法，将天疱疮分为：轻度、中度和重度，并给予天疱疮患者以泼尼松为例的糖皮质激素首剂量分别是 40mg、60mg 及 80mg。多数患者采用以上首剂量可以控制病情，仅少数重症患者皮损得不到控制，需进一步加量。具体方法在给予首剂量后观察 3～5 天，若仍不时有新疹发生，原有水疱不消或糜烂有明显渗出，则应加量，幅度为首剂量的 50%，如此直至皮损完全被控制。皮疹完全控制 10～14 天后开始减量，最初每 1～2 周可按控制量的 10% 减药，以后减药速度应减缓。在维持量阶段，可逐渐调整至隔日服药。自初始治疗到维持治疗的时间在 2 年左右。当激素和免疫抑制剂合用时，应首先降低激素的剂量，当激素减至 0.2mg/（kg•d）或 10mg/d，可逐渐降低免疫抑制剂的剂量。如果在减量过程中出现新发水疱，数量＜ 3 个，首先外用强效糖皮质激素，如果 1 周后没有控制，仍有新发水疱 1 ～ 3 个，将剂量升至减量前的剂量。如果新发水疱大于 3 个，将剂量升至减量前两个剂量。在应用上述推荐剂量糖皮质激素联合免疫抑制剂治疗失败的患者，可考虑下列冲击治疗。在冲击治疗的多种方案中，以甲泼尼龙琥珀酸钠冲击治疗最常用。甲泼尼龙琥珀酸钠 500mg 或 1000mg 静脉滴注，连用 3 天，然后恢复到冲击前的激素治疗剂量。如果效果不好，3 周后可重复冲击 1 次，一般 2 个周期后皮损基本消退。冲击治疗前多与免疫抑制剂联用，冲击治疗期间免疫抑制剂不需停药。部分患者冲击治疗好转后会复发，再次冲击仍然有效。注意冲击疗法仅适用于：①重症大疱病患者，泼尼松用量 100mg/d，皮损仍不能控制；②骤然停药，导致皮损全面复发的病例。在冲击期，应密切观察病情变化，注意老年患者的血压、心率、水电解质平衡等。中重度患者应早期在激素治疗的同时联合应用免疫抑制剂，特别是存在糖尿病、高血压、骨质疏松等的患者，更需早期联合。联合应用免疫抑制剂可缩短激素开始减量的时间，且可以在激素减量过程中防止疾病复发。

（2）免疫治疗：①硫唑嘌呤（推荐等级 B），为一线免疫抑制剂，剂量 1 ～ 3mg/（kg•d），起效时间 6 周。应用前应检查巯基嘌呤甲基转移酶（TPMT）活性，酶活性正常的患者可正常使用。酶活性较低的患者应使用维持量［0.5 ～ 1.5mg/（kg•d）］。在无酶活性的患者禁用，以免引起严重的骨髓抑制，此严重不良反应最常在使用 4 ～ 10 周后突然出现。建议起始剂量为 50mg/d，若没有不良反应发生，可在 1 ～ 2 周后加至正常剂量。若发生不良反应，则应立即停药。用药期间需要密切监测血常规。硫唑嘌呤的主要优势是可降低激素的累积剂量。②吗替麦考酚酯（MMF）（推荐等级 B），亦为一线免疫抑制剂。对于体重为 75kg 的患者，推荐剂量为 2g/d，为了减轻消化道不良反应，可采用每周增加 500mg 的方法直至 2g/d 为止。对于复发性 PV 或对常规治疗无效的顽固性 PV 患者，MMF 有显著效果。激素联合 MMF 比单纯使用泼尼松和泼尼松联合硫唑嘌呤需要更小的泼尼松控制量，还可加快泼尼松减量，减少泼尼松累积量。③环磷酰胺及甲氨蝶呤（推荐等级 C1），为二线免疫抑制剂，环磷酰胺 2mg/（kg•d）口服，50 ～ 100mg/d，早晨顿服并大量饮水可减少膀胱毒性。甲氨蝶呤每周口服 10 ～ 20mg，次日口服叶酸 5 ～ 15mg。④环孢素（推荐等级 C1），为二线免疫抑制剂，常用剂量 3 ～ 5mg/（kg•d）。

（3）生物制剂治疗：①利妥昔单抗（推荐等级 C1）：是一种人鼠嵌合型

抗 CD20 单克隆抗体，可特异性与 B 细胞跨膜抗原 CD20 结合，引起 CD20+ 的前 B 细胞、初始 B 细胞溶解凋亡，从而间接清除产生自身抗体的浆细胞。2018 和 2019 年美国和欧盟已分别批准为成人中重度寻常型天疱（PV）的一线治疗。在我国还未常规使用，在应用泼尼松 1mg/（kg•d）联合至少 1 种免疫抑制剂治疗 12 周无效、激素减量后出现复发、出现激素应用禁忌证的患者可考虑应用。下列情况患者禁止应用：活动性结核或其他细菌感染；活动性肝炎或其他病毒感染；HIV 阳性；恶性肿瘤；严重心肝肾肺疾病及血液系统疾病者等。使用方法：1000mg 静脉滴注，每 2 周 1 次，或 375mg/m^2，每周 1 次，连用 4 周[14]。皮损消退后预防性治疗无任何作用。②英夫利西单抗（推荐等级 C2），是嵌合性抗 TNF-α 单克隆抗体。虽然英夫利西单抗能降低抗 Dsg1 和 Dsg3 抗体水平，但联合激素治疗与激素单独应用相比并无显著性差异。目前的证据尚不足以证实该抗体对 PV 有效。

（4）静脉注射免疫球蛋白（IVIG）（推荐等级 B）：多用于常规治疗无效的顽固性疾病，或者出现激素或免疫抑制剂禁忌证的患者。常规剂量 400mg/（kg•d），连用 5 天。病情如未缓解，可每月使用 1 次，直至病情控制。多与激素及免疫抑制剂联合应用，与利妥昔单抗合用效果更佳。在合并偏头痛的 PV 患者中，应用要小心，此类患者可发生无菌性脑膜炎。此外，IgA 缺乏的患者禁用，易出现严重的过敏反应。

（5）血浆置换和免疫吸附（推荐等级 C1）：血浆置换目前尚无标准治疗方案，一般 7～10 天进行 2～3 次，每次置换 1～1.5 倍血浆容积，可去除 90% 的致病抗体。血浆置换相对安全，主要风险来自应用激素和免疫抑制剂引起的感染。免疫吸附中临床应用最广的免疫吸附剂为葡萄球菌蛋白 A（简称蛋白 A），其 N 端的 Fc 结合区与自身抗体（主要是 IgG 型）及循环免疫复合物的 Fc 段特异性结合，从而将致病的自身抗体清除。目前尚无标准的治疗方案，一般可采用连续 4 天为 1 个疗程，1 个月后可重复进行。不论血浆置换还是免疫吸附，只是清除血浆中致病抗体，需与激素和免疫抑制剂联合应用，以抑制抗体的产生。

（6）局部治疗：保护皮肤创面和预防继发感染，保持创面干燥，进高蛋白饮食。小面积破溃不需包扎，每日清创换药后暴露即可；大面积破溃可用湿性敷料，避免用易粘连的敷料。破溃处外用抗菌剂，防止继发感染。外用碱性成纤维细胞生长因子可促进糜烂面愈合。口腔内糜烂或溃疡可用利多卡因、制霉菌素和生理氯化钠溶液配成含漱液，每日漱口 2～3 次。头皮糜烂或溃疡对治疗较抵抗，愈合时间较长，全身皮损消退后头皮损害依然会存在，可用激素软膏联合抗生素软膏。眼部需每日用生理盐水冲洗数次，防止球睑结膜粘连，可外用抗生素眼膏预防感染。

总之，PV 的治疗选择较多，应根据患者的实际情况选择，除了病情严重程度以外，患者的伴随疾病也会影响药物的选择。

【病例分析】

本例患者为中老年男性，全身黄豆至蚕豆大红斑、水疱，尼科利斯基征阳性，伴口腔黏膜糜烂面。组织病理检查示：表皮棘层海绵水肿，部分区域基底层上方有裂隙，真皮浅层小血管周围中等量淋巴细胞浸润；皮肤直接免疫荧光示：角质形成细胞间网状 IgG（＋）、C3（＋）。抗 Dsg1 抗体阳性、抗 Dsg3 抗体阳性、抗 BP-180 抗体阴性。根据临床表现及实验室检查，患者寻常型天疱疮诊断明确。

【治疗与随访】

患者受累面积约 30%，按我国天疱疮严重程度分级标准病情属于中度，患者体重为 70mg，故按 1mg/（kg·d）计算泼尼松量，初始给予甲泼尼龙琥珀酸钠 60mg 静脉点滴，奥美拉唑钠 40mg/d 静脉滴注，氯化钾缓释片 500mg，每日 3 次，钙尔奇 D 600mg，每日 1 次，请心内科医师根据患者实际情况调整降压药的用量，监测血糖。破溃处外用抗菌剂，加莫匹罗星软膏及外用碱性成纤维细胞生长因子。口腔内糜烂或溃疡用利多卡因、制霉菌素和 0.9% 氯化钠溶液配成含漱液，每日漱口 2 ~ 3 次。眼部球睑结膜使用生理盐水清洗，外涂红霉素眼膏。患者治疗后 3 天内每日有 3 ~ 5 个新发水疱，1 周后病情明显控制，无新发水疱，1 周后将改为地塞米松静脉点滴 10mg/d，其余保护性用药维持。2 周后患者病情明显控制，无新发水疱，甲泼尼龙改为 48mg/d 口服。4 周后病情继续好转，无新发水疱，甲泼尼龙 44mg/d 口服，予以出院。出院后每 2 周复诊一次，按控制量的 10% 左右减药（具体用药见表 7-4）。24 周改为每月复诊，28 周后改为隔日口服。40 周后改为每 3 月减药 1 次。至 68 周减为隔日晨服 1 次，每次 8mg，至今仍在长期维持治疗，随访中。

表 7-4　患者治疗计划

周数	0	1	2	4（出院）	6	8	10	12	14
折合甲泼尼龙剂量（mg/d）	60	54	48	44	40	36	32	28	24
周数	16	18	20	24（改 1 月复诊）	28（改隔日）	32	36	40	44
折合甲泼尼龙剂量（mg/d）	22	20	18	16	28	24	20	16	16
周数	48	52	56	60	64	68（此后维持）			
折合甲泼尼龙剂量（mg/d）	16	16	12	12	12	8			

【病例点评】

根据我国的疾病严重程度评分系统，本例天疱疮患者受累体表面积约 30%，评定为中度，根据其体重给予首剂量泼尼龙 60mg 糖皮质激素治疗，并辅以多种保护性措施。1 周患者病情控制良好，2 周明显得以控制后迅速将糖皮质激素减掉 20%，而后缓慢减量至最小剂量维持。对于天疱疮这个严重的疾病，早期正确诊断后及时治疗，辅以保护性治疗，有利于患者的恢复甚至治愈。天疱疮的治疗是长期的，维持治疗一般 2～3 年，有的甚至更长。减药过快，或过早停药是造成复发最常见的原因。控制复发常需予以与初发作控制量相当或更高剂量的糖皮质激素，再次大剂量使用糖皮质激素会增加患者不良反应发生的机会。此外反复的发作使皮损日趋严重，更难控制皮损，是导致患者死亡的重要原因之一。所以在确诊之初就应向患者说明长期服药的必要性，以及糖皮质激素长期使用后可能出现的不良反应及应对措施。随着生物制剂（如利妥昔单抗）的出现，如国内北京大学第一医院皮肤科[15] 回顾了 2008 年 2 月至 2017 年 7 月期间使用利妥昔单抗（375mg/m² 体表面积，每周 1 次，连续使用 4 周）治疗的天疱疮患者 53 例，结果显示疾病控制 48 例（90.6%），疾病控制时间为 1.7（1.1，3.2）个月。完全缓解 38 例（71.7%），完全缓解时间 13.1（9.6，27.5）个月。随访期间完全缓解的 38 例中复发 12 例（31.6%），复发时间为 12.4（4.8，19.8）个月，认为利妥昔单抗是一种有效且相对安全的天疱疮治疗药物，可以作为难治性天疱疮的重要治疗选择。如果能作为天疱疮的一线用药选择，很可能在疗效和安全性方面使患者更加受益。但在应用利妥昔单抗治疗前必须严格评估患者的一般状态和感染风险，治疗后应通过皮疹及自身抗体水平变化来观察疗效，必要时可通过巩固治疗防止复发，同时密切监测并预防感染风险，尤其是肺部感染风险。生物制剂的出现给重度难治性天疱疮带来新的希望。

四、过敏性休克

【病例介绍】

患者男，14 岁，因"发现心脏病 2 年，发热、咳嗽、心慌半个月"2018 年 3 月住院。患者半个月前自觉"感冒"后出现咳嗽、发热，最高体温 39.2℃，干咳，无痰，伴乏力，有"心慌"，到当地诊所治疗后，咳嗽、发热等症状无好转。2 天前，患者自觉右侧身体麻木，伴间断"头痛"，无肢体活动障碍，无抽搐、晕厥等不适，为进一步诊治收入院。患者既往有"脊柱侧弯"史 4 年，未治疗。有"止咳糖浆"过敏史，具体药名不详。入院诊断：①心脏瓣膜病二尖瓣腱索断裂、前后瓣脱垂并中重度关闭不全,心功能Ⅲ级;②感染性心内膜炎待查。入院后查体:体温(T)37.2℃,脉搏(P)103次/分,呼吸(R)19次/分,心率103次/分,血压127/76mmHg。双肺呼吸音粗,未闻及干、湿性啰音。心界扩大,律齐,心尖部可闻及3/6级收缩期吹风样杂音,左腋下传导。腹平软,无压痛及反跳痛,肝脾肋缘下未触及,双下肢无水肿。辅助检查:①心脏彩超,二尖瓣腱索裂、前后瓣脱垂并中重度关闭不全(考虑Barlow综合征);②心电图:窦性心律,室内传导延迟。③实验室检查:白细胞计数$12.48×10^9$/L ↑(正常$4.5×10^9$~$11.0×10^9$/L),中性粒细胞比0.83 ↑,红细胞计数$3.60×10^{12}$/L ↓(正常$3.8×10^{12}$~$5.1×10^{12}$/L),血红蛋白108g/L ↓(正常110~150g/L),ESR 35mm/h ↑(正常0~20mm/h),血钾3.42mmol/L,血钠130.1mmol/L,血氯97.9mmol/L,血肌钙蛋白0.075ng/ml,血红蛋白99.6g/L,血浆D-二聚体1.136μg/ml,纤维蛋白原降解产物3.87μg/ml,风湿性疾病抗体阴性,甲状腺功能正常,肾功能正常。尿粪常规无异常,血生化正常。患者入院后给予注射用头孢曲松(2g,每日1次,静脉滴注)抗感染治疗,氯化钾缓释片(1g,每日2次)口服补钾,复方甘草口服溶液(10ml,每日3次)口服止咳化痰,于使用头孢曲松钠2分钟后出现口唇发紫,四肢抽搐,两眼上翻,呼之不应,血压测不出,无自主呼吸,随后出现全身发绀,双侧瞳孔等大等圆,约3mm,光反射迟钝,心律齐,心率180次/分,杂音不清晰,立即给予肾上腺素、去甲肾上腺素、多巴胺、地塞米松静脉注射治疗,积极进行容量复苏,呼吸机辅助呼吸,行气管插管后转重症监护室继续抢救治疗。12小时后患者临床症状较前明显好转,全身发绀及红斑逐渐消退,可唤醒,心率、血压正常,呼吸循环平稳,37小时后撤除呼吸机,拔管后患者躁动、不配合,右上肢活动减少,右上肢肌力3级,余肢体未见明显异常,呼吸、循环尚稳定。行头部CT示:左侧基底节区及左侧丘脑亚急性期脑梗死。左侧枕叶及左侧海马、右侧顶叶多发急性期脑梗死。头颈部CT成像(CTA)见:①左侧大脑后动脉P3段局限性闭塞及P4段局限性次全闭塞;②双侧颈内动脉C1段迂曲及盘曲,提示左侧大脑后动脉阻塞。给予维护心功能、降颅内压、营养神经、扩血管及对症支持治疗,转至神经专科进一步治疗。

【疾病讲解】

过敏性休克是外界某些抗原性物质进入已致敏的机体后,通过免疫机制在短时间内发生的一种强烈的多脏器累及症候群。各种原因触发的过敏性休克的患病率为0.05%~2%,而且患病率在逐年增加。绝大多数过敏性休克是典型的Ⅰ型变态反应,IgE介导的抗原作用于机体的肥大细胞及嗜碱性粒细胞,细胞脱颗粒,迅速释放大量的组胺,导致体循环血管扩张,血管的通渗性增加,发生低血压血管性水肿、气管痉挛、皮肤瘙痒及黏液分泌增多。若不及时处理，常可危及生命。过敏性休克最常见的诱因为食物、蜂毒和药物，临床有两大特点：

1. 休克表现　血压急剧下降到< 80/50mmHg，患者出现意识障碍，轻则朦胧，重则昏迷。在休克出现之前或同时，常有一些与过敏相关的症状。

2. 过敏相关的症状

（1）皮肤黏膜：往往是过敏性休克最早且最常出现的征兆，包括皮肤潮红、瘙痒，继而广泛的荨麻疹和（或）血管神经性水肿；还可出现喷嚏、水样鼻涕、声音嘶哑，甚而影响呼吸。

（2）呼吸系统：是本病最常见的临床表现，也是最主要的死亡原因。由于气道水肿、分泌物增加，加上喉和（或）支气管痉挛，患者出现喉头堵塞、胸闷、气急、喘鸣、憋气、发绀，以致因窒息而死亡。

（3）循环系统：患者先出现心悸、出汗、面色苍白、脉速而弱；之后为肢冷、发绀、血压迅速下降，脉搏消失，乃至测不出血压，最终导致心跳停止。

（4）神经系统：患者往往先出现恐惧感、烦躁不安和头晕；随着脑缺氧和脑水肿加剧，可发生意识不清或完全丧失；还可发生抽搐、肢体强直等。

（5）其他：比较常见的有刺激性咳嗽，连续打喷嚏、恶心、呕吐、腹痛、腹泻，最后可出现大小便失禁。

本病发生很快，因此必须及时做出诊断。凡在接受（尤其是注射后）抗原性物质或某种药物，或蜂类叮咬后，立即发生全身反应，而又难以用药品本身的药理作用解释时，应马上考虑到本病的可能，故诊断难度不大。

3. 急救措施

（1）立即停药，就地抢救患者，采取休克卧位，给予氧气吸入并保温。在患者未脱离危险前不宜搬动；密切观察患者的体温、脉搏、呼吸、血压及瞳孔变化。

（2）给予抗过敏药物：①肾上腺素。立即皮下注射 0.1% 盐酸肾上腺素 0.5 ～ 1.0ml，小儿酌减。症状如不缓解，可每 20 ～ 30 分钟皮下或静脉注射 0.5ml，直至脱离危险。②糖皮质激素：地塞米松 5 ～ 10mg 或氢化可的松 200mg 加 50% 葡萄糖注射液 100ml 静脉注射或加入 5% ～ 10% 葡萄糖注射液 500ml 内静脉滴注。③抗组胺类药物：选用异丙嗪 25 ～ 50mg 或苯海拉明 40mg，肌内注射。

（3）抗休克治疗：吸氧、快速输液、使用血管活性药物、强心等。补充血容量，纠正酸中毒，可给予低分子右旋糖酐 500ml 或 4% 碳酸氢钠加入 5% 葡萄糖注射液内静脉滴注。如血压仍不回升，须立即静脉输入去甲肾上腺素（1 ～ 2ml）或多巴胺（20mg）（加入 5% ～ 10% 葡萄糖注射液 200ml 内），根据血压调节滴速，一般 30～40 滴/分（小儿酌减）。加大地塞米松或氢化可的松的剂量，加入葡萄糖注射液内静脉滴注。

（4）维持呼吸：注意头高脚低位，维持呼吸道通畅。呼吸受抑制时，可给予尼可刹米、洛贝林、安钠咖等呼吸兴奋剂肌内注射，必要时施行人工呼吸；急性喉头水肿窒息时，可行气管切开术；如出现呼吸停止时，应立即进行口对口人工呼吸，并准备插入气管导管控制呼吸，或借助人工呼吸机被动呼吸。

（5）改善循环：心搏骤停时，立即施行体外心脏按压术；心腔内注射 0.1% 盐酸肾上腺 1ml；必要时可行胸腔内心脏按压术。

（6）其他：肌肉瘫痪、松弛无力时，皮下注射新斯的明 0.5～1.0ml，但哮喘时禁用。脱离变应原，结扎注射部位近端肢体或对发生过敏的注射部位采用封闭治疗（肾上腺素 2～5ml 封闭注射）。

【病例分析】

本例患者在静脉滴注头孢曲松钠 2 分钟后就出现口唇发紫，四肢抽搐，两眼上翻，呼之不应，血压测不出，无自主呼吸，随后出现全身发绀。根据症状和体征，患者过敏性休克的诊断比较明确。

【治疗与随访】

针对本例患者，通过立即停用头孢曲松钠，床边给予氧气吸入，监测生命体征：体温、脉搏、呼吸、血压及瞳孔变化；同时肾上腺素 1.0ml 立即皮下注射后，马上给予地塞米松 10mg 加入 5% 葡萄糖液 500ml 内静脉滴注，随时监测患者生命体征。经过数小时的诊治，患者转危为安。次日患者无不适，未再使用地塞米松。嘱咐患者此后禁止使用头孢曲松，谨慎使用头孢类抗生素。出院后 1 个月随访，无不良后果。

【病例点评】

此例患者在使用头孢曲松钠 2 分钟后即出现休克症状，所幸的是发生在医院内，在判断准确的前提下，迅速果断给予有强大的抗过敏及抗休克作用的大剂量糖皮质激素地塞米松 10mg 治疗及生命支持和监测，患者得以救治。对于此种急性起病患者，糖皮质激素无须缓慢减药，症状完全消失可以直接停药，但短期需密切监测。过敏性休克发生的不可预料导致难以预防，研究发现 50% 死于过敏性休克的患者是由药物诱发，平均死亡时间为用药后 5 分钟。预防药物引起的过敏性休克要注意以下要点：①对于医师，应用处方药物前要详细询问既往药物史，如对青霉素、头孢类、磺胺类药物有无过敏史。使用前必须做药物敏感试验，青霉素等药物用药中断＞24 小时或更换批号应重新做皮试。②对于护士，配药前注意药物间配伍禁忌，严格无菌操作，注意药物有无外观变化、有无沉淀及破损，注意看清药物有效期。严格三查七对、静脉输液期间密切观察患者，嘱患者遇有不适、恶寒、恶心等及时报告。③为了防止某些药物出现过敏，首次用药可以合并用少量地塞米松等抗过敏药，注射室常备抢救药品、抢救设备，放置在容易拿到的位置，并随时处于备用状态。④遇有过敏患者，立即中止输液，并夹住输液管与液体一并送验。

需要指出，过敏性休克的首选药物是肾上腺素。

五、变应性接触性皮炎

【病例介绍】

患者女，45 岁，因"全身皮疹 3 天"2017 年 5 月就诊。患者 3 天前打破水银温度计后 2 小时左右突发出现全身瘙痒，全身散在少许红斑和脓疱，当日皮疹逐渐增多，自行口服氯雷他定片 1 粒，无缓解，遂于门诊就诊，病程中无发热、头昏头痛，无咽痛及肌肉酸痛等其他不适。否认发疹前有服药史，1 年前有类似打破水银温度计出现全身瘙痒及少量皮疹病史，但较此次程度轻，自行口服及外用止痒药（具体不详）后恢复。体格检查：全身散在红斑，针头大小，部分融合成片，屈侧皱褶处严重，部分红斑上针头大小的脓疱。实验室检查：无异常。

【疾病讲解】

变应性接触性皮炎（allergic contact dermatitis，ACD）是由半抗原－特应性 T 细胞介导、于变应原接触皮肤后激发产生的 IV 型（迟发型）变态反应，以抗原刺激后局部皮肤出现一系列的皮肤炎症细胞浸润、炎症介质释放为主要特征。在致敏阶段，半抗原和皮肤中的内源性蛋白组成具有免疫性的抗原蛋白复合体，复合体被抗原提呈细胞（antigen presenting cell，APC）捕获后，随 APC 从表皮迁移至淋巴结。随后，抗原蛋白复合体活化初始 T 细胞。活化的 T 细胞在淋巴结中增殖并分化成为抗原特异性效应 T 细胞并迁移至循环中。在激发阶段，效应 T 细胞被皮肤中的 APC 再次激活，分泌多种化学介质并引起抗原特异性炎症反应。系统性变应性接触性皮炎（SACD）是变应原被系统暴露于个体后诱发的全身炎症性反应。Jadassohn 在 1895 年首次描述了由汞的接触性过敏导致的 SACD[16]，此后又出现各种不同的名称如系统性接触性湿疹样药疹[17]、汞皮炎、狒狒综合征[18]、血源性接触性湿疹[19]等。尽管 SACD 的名称多变，但仍是接触变应原后的变态反应性接触性皮炎，与其他类型变态反应性接触性皮炎的临床表现明显不同。SACD 的发病机制到目前还不完全清晰，但主要是由 T 细胞介导的 IV 型变态反应，也有研究报道 III 型变态反应参与其中[20]。

1. SACD 的临床表现　多样，常见有以下几种。

（1）汗疱疹：包括复发的瘙痒性深在性水疱性皮炎，伴或不伴红斑，多发于手掌、手指的掌侧或侧缘。斑贴试验不能完全发现变应原，口服激发试验有价值。

（2）泛发性斑丘疱疹：对称分布于面颈部、肘部屈侧、腋下及腹股沟处，是 SACD 的常见皮疹类型。

（3）既往斑贴试验反应阳性部位皮疹复发，对金属镍和铬、药物或野葛等过敏的患者，再次接触后被激发。

（4）多形红斑和血管炎：表现为多形红斑、紫癜或血管炎，斑贴试验可能对发现变应原有意义。

（5）狒狒综合征：最显著的特征是臀部鲜红色皮疹，看上去像狒狒的臀部。常见的变应原是青霉素 V、氨苄西林、阿莫西林、氨茶碱、西咪替丁及镍、汞、人免疫球蛋白、红霉素、头孢菌素等[18]。

（6）荨麻疹和过敏反应：湿疹样的 SACD 可伴发荨麻疹。

2. SACD 的治疗

（1）脱离刺激原 / 变应原：是治疗的前提和基础，不脱离刺激原 / 变应原的治疗是无效的。

（2）对症处理：尽早且合理地对症处理皮肤的刺激物 / 变应原，是阻止病情进一步加重的重要措施。

（3）中和 / 抗炎：是否选择合适的药物（试剂）品种和剂量来中和 / 抗炎，决定了治疗是否有效。

（4）维护皮肤屏障：皮肤屏障的维护，不仅关系到疾病治疗的有效性，同时影响预后。

（5）系统损害处理：是治疗的重点和难点，包括促进已被机体吸收的毒物排出，积极抗炎、抗休克、抗感染，纠正中毒、纠正水电解质紊乱，纠正各脏器功能损伤，同时处理并发症，维持生命体征稳定。

变应性接触性皮炎（ACD）的治疗遵循以上基本原则。

（6）对症处理包括：当病情较轻的时候可以使用外用药，但对于严重患者，需要短期口服糖皮质激素［如泼尼松 0.5 ～ 1mg/（kg·d）使用 1 周］。尽管长期使用类固醇皮质激素存在缺陷，但它仍然是缓解 ACD 症状和加速 ACD 恢复的金标准。

【病例分析】

本例患者为女性，既往打破水银温度计后出现类似全身发疹的病史，但病情较轻，对症处理后症状消退。此次发病前 3 天再次打破水银温度计后 2 小时即出现全身瘙痒伴红斑，红斑逐渐蔓延，局部出现细小密集脓疱，以屈侧和皱褶部位为主。起病较急，无其他诱发病史，临床表现比较有特征性，结合病史及实验室检查未见异常，诊断为：狒狒综合征 / 对称性药物相关性屈侧擦烂红斑（baboon syndrome or symmetrical drug-related intertriginous and flexural exanthema, SDRIFE）不难，由水银温度计中的汞导致的系统性变应性接触性皮炎。

【治疗与随访】

患者就诊前自行口服抗组胺药无改善，就诊后给以静脉滴注地塞米松 7.5mg，每日一次，外涂炉甘石洗剂，1 天后瘙痒明显缓解，无新皮疹出现。2 天后基本不痒，皮疹色泽变暗，脓疱干瘪。第 3 天，改口服甲泼尼龙每次 8mg，每日 2 次。1 周后症状及皮疹完全消退，停药。2 周后随访，无异常。

【病例点评】

狒狒综合征是系统性变应性接触性皮炎的一种，不多见，但其临床表现非常有特征性，如对此疾病有了解，根据病史和典型临床表现多能做出正确诊断。本例患者既往有接触致敏史，故再次接触时发病迅速。系统性变应性接触性皮炎是变应原通过皮肤、黏膜（呼吸道、消化道、鼻腔、眼等）或注射、静脉用药等多种方式进入机体，本例患者所涉及的金属汞在密闭的水银温度计中以液态存在，当暴露在环境中后迅速挥发成气态，此时经由呼吸道黏膜吸入人体，通过 T 细胞介导的诱发全身的迟发变态反应，呈现相对有特征的皮疹。狒狒综合征大多没有内脏系统受累，如能及时正确诊治，预后多良好。本例患者无内脏系统损伤，确诊后短期给予大剂量糖皮质激素（地塞米松 7.5mg），症状迅速控制后，迅速减量，1 周后停药，随访预后良好。对于此类无系统受累及其他基础疾病的系统性接触性皮炎患者的治疗，糖皮质激素首剂应足，有效控制后无须缓慢减药，症状消失可直接停药。

六、白　癜　风

【病例介绍】

患者男，45 岁，因"手足背、躯干白斑 10 年，加重 3 个月"2019 年 3 月就诊。患者 10 年前躯干出现白斑，无明显不适，当地医院诊断为"白癜风"，曾外用多种药物（具体不详）及光疗，略好转后未继续治疗。逐渐双手及双足背出现白斑，曾治疗，无缓解。10 年中间断于当地就诊，间断使用外用药。近 3 个月患者无明显诱因下，面部及躯干出现新白斑，进展迅速，曾口服"复方甘草酸苷 2 片，每日 3 次"1 个月及隔日肌内注射卡介苗多糖核酸 1ml 治疗 1 个月，白斑不能控制，四肢仍有新白斑出现。患者体健，否认其他疾病史。体格检查：面部、躯干、四肢及会阴散在大片白斑，右小腿及左侧手臂条形白斑，部分面部新发白斑外缘有浅红色斑。实验室检查：血常规＋血生化＋微量元素检测：正常。自身抗体免疫系列：正常。甲状腺抗体系列：正常。Wood 灯：白斑处强白荧光。面部颞侧白斑处：三色征。

白癜风是一种常见的获得性色素脱失性疾病，临床表现为无症状的皮肤黏膜白斑，常发生于头面部及肢端等摩擦部位，无自觉症状，但色素脱失常影响患者的生活质量，同时造成严重的精神负担。白癜风治疗的目标：进展期控病损进展；稳定期促进白斑复色；预防白斑复发维持治疗。中国的《白癜风诊疗共识（2018 版）》提出根据患者疾病分期、型别、皮损面积、部位、年龄、病程等因素制定有效、合理方案[21]。

白癜风是难治性皮肤病，病程越长，白斑面积越大，疗效越差，及时尽早控制疾病进展，促进病情迅速稳定，将白斑控制在最小范围是治疗白癜风的首要目标，也是获得良好疗效和预后的关键。自身免疫理论是白癜风发病的最主要学说，其他学说可能最终归结到自身免疫对黑素细胞的破坏。经典的免疫抑制剂主要作用于免疫细胞群，特别是黑素细胞特异性细胞毒性 T 细胞，抑制其增殖和活化，从而控制病情进展。白癜风患者是否需要系统使用糖皮质激素主要取决于患者的疾病分期。白癜风分进展期和稳定期。进展期判定需参考白癜风疾病活动度评分（VIDA）、临床特征、同形反应、Wood 灯检查结果。① VIDA 积分：根据新皮损或原皮损扩大出现时间，近 6 周出现 +4 分，近 3 个月出现 +3 分，近 6 个月出现 +2 分，近 1 年出现 +1 分，至少稳定 1 年为 0 分，至少稳定 1 年且有自发色素再生 -1 分；总分＞1 分即为进展期，≥4 分为快速进展期；②临床特征：出现皮损边缘模糊、炎性白癜风（包括瘙痒、红斑等）、三色白癜风、纸屑样白斑或色素减退斑等临床表现，可判定为进展期白癜风；③同形反应：皮肤损伤部位 1 年内出现白斑，损伤方式可以是物理性（创伤、切割伤、抓伤、机械摩擦、持久压迫、热灼伤、冷冻伤）、化学性、过敏性（变应性接触性皮炎）或其他炎症性皮肤病、刺激性反应（接种疫苗、文身等）、治疗性（放射治疗、光疗）等；④ Wood 灯检查结果：皮损颜色呈灰白色，边界欠清，Wood 灯下皮损面积＞目测面积，提示为进展期。以上 4 条符合任何 1 条即可考虑病情进展。稳定期判定：① VIDA 积分为 0 分；②临床特征：白斑呈瓷白色，边缘清晰或色素沉着；③无同形反应（≥1 年）；④ Wood 灯：皮损颜色呈白色，边界清晰，Wood 灯下皮损面积≤目测面积。以上 4 条符合至少两条即可提示稳定期。可同时参考激光共聚焦扫描显微镜（简称皮肤 CT）和皮肤镜图像改变，辅助诊断。

　　对于 VIDA ＞ 3 分的进展期白癜风患者，早期系统使用糖皮质激素治疗，可阻止病情进展并诱导白斑复色，但诱导复色的作用有限。系统使用糖皮质激素方法主要包括三种：小剂量口服、口服微量冲击疗法（oral minpulse therapy，OMP）和大剂量冲击疗法。小剂量口服常采用泼尼松 0.3mg/（kg•d），连服 1 ～ 3 个月，见效后每 2 ～ 4 周递减 5mg，至隔日 5mg，维持 3 ～ 6 个月，亦可采用复方倍他米松注射液 1ml 肌内注射，每 20 ～ 30 日注射一次，可用 1 ～ 4 次或根据病情酌情使用[22]。快速进展期儿童白癜风可口服小剂量激素治疗，推荐口服泼尼松 5 ～ 10mg/d 连用 2 ～ 3 周。如有必要，可在 4 ～ 6 周后再重复治疗 1 次。如小剂量口服不能控制，可与 OMP 联用。欧洲指南推荐的 OMP 一周只需服药 2 次，患者依从性较高，有助于维持疗效和减少激素不良反应[23]。Pasricha 和 Khaitan 于 1993 年首次应用 OMP 治疗进展期白癜风，采用每周连续 2 日口服 5mg 倍他米松（3 ～ 6 个月）[24]。大样本回顾性研究进一步发现，OMP 可使 90% 以上的进展期白癜风患者病情得以控制，且不良反应少[25]。除倍他米松外亦可口服地塞米松 5 ～ 10mg，每周连续 2 日，治疗 1 ～ 3 个月。OMP 在疗法在我国应用经验较少。关于大剂量冲击疗法，也有国外学者尝试使用，有报道对 14 例泛发型或快速进展期白癜风患者应用甲泼尼龙 8mg/（kg•d）治疗，连续 3 日，每月 1 次，共治疗 3 个月。结果 85% 的进展期白癜风患者病情得到控制，71% 的人出现不同程度复色[26]。然而在稳定期白癜风患者中，无人出现复色。由于大剂量激素冲击疗法不良反应相对较大，故目前尚不推荐作为控制白癜风进展期的常规用法。

　　【病例分析】

　　本例患者有白癜风病史 10 年，诊断明确，但 3 个月迅速进展，出现大面积白斑，是进展期泛发型。需对疾病的诱发因素进行积极探寻，规避诱因积极干预，迅速控制白斑扩展。

　　【治疗与随访】

　　经多种实验室检查未发现明显的异常，鉴于患者处于快速进展期，多种治疗方案不能控制病情，最终治疗方案：泼尼松 20mg/d（患者体重 70kg，按 0.3mg/（kg•d））口服，叶酸 5mg，每日 3 次，复合维生素 B 1 片，每日 3 次，外用给予卤米松 + 他克莫司混合外用，每日 2 次；2 周后，无新白斑出现，泼尼松维持原剂量，其余治疗不变。4 周后，患者病情稳定，将泼尼松减为 15mg/d；6 周后仍稳定，泼尼松减为 10mg/d，部分白斑开始复色；8 周后继续将泼尼松减为 5mg/d；10 周后泼尼松减为隔日 5mg/d，其余治疗维持不变，无新白斑出现，白斑复色较前明显；12 周后停泼尼松，局部继续使用卤米松 + 他克莫司混合外用，一日 2 次，加 NB-UVB 一周 3 次。6 月后新发白斑处大多数基本复色，陈旧性白斑如口周、四肢伸侧及关节处复色不明显。患者自觉已经达其满意度，要求停 NB-UVB。经沟通后建议患者已经基本复色的新发白斑处继续外用他克莫司，一日 2 次，维持 9 ～ 12 个月，每隔 1 ～ 2 个月门诊复诊随访。口服泼尼松期间监测血压、血糖、电解质等。

【病例点评】

白癜风是临床常见、难治、易给患者身心健康带来危害的皮肤病。本例患者长期处于稳定状态，原本白斑多在非暴露部位，尽管既往曾经积极治疗并无明显改善，患者长期未予以治疗。但就诊前 3 个月无明显诱因下短期出现大量新白斑，进入迅速进展期，对于这种状态下患者有强烈的治疗愿望，而接诊医生的治疗原则也是努力及时尽早控制白斑进展，促进病情迅速稳定，将白斑控制在最小范围。此时需仔细排查原因，重新评估病情，结合患者的诉求制定合理的个体化治疗方案，给予小剂量糖皮质激素泼尼松 20mg/d，目的是控制白癜风的活动。经 4 周治疗后病情得以控制，将泼尼松逐渐减量，至 12 周停用泼尼松，此时患者虽不是所有白斑都复色，但无新白斑出现，已到达患者的满意度，患者要求停止治疗。经医患双方沟通后采取适合患者切实情况的治疗方案，仅保留外用他克莫司，定期随访，而不必一味追求完全复色。治疗期间患者虽小剂量使用糖皮质激素剂量，但系统使用糖皮质激素也有 3 个月，故每次复诊及随访也应关注可能的不良反应。

七、泛发性脓疱型银屑病

【病例介绍】

患者女，24 岁，因"停经 35 周[+6]，躯干红斑、脓疱 2 个月"2019 年 9 月至医院产科就诊。患者孕 27 周初出现颈部、胸部散在红斑、丘疹、脓疱，自觉瘙痒，于当地医院就诊，以"湿疹"予以炉甘石洗剂外涂后略缓解，但胸部、腹部逐渐出现红斑、脓疱，感痛，外涂"复方硝酸益康唑软膏"后自觉皮疹加重。1 月余（孕 32 周）后患者双乳房下出现红斑、脓疱，感痛，至当地某上级医院就诊，仍按"湿疹"治疗，给予口服泼尼松 5mg，每日 3 次，皮疹未能控制，渐向躯干其他部位蔓延。孕 33 周患者至外院就诊，诊断为"脓疱病"，给予口服泼尼松 10mg，每日 3 次和阿奇霉素 2 片，每日 1 次，外涂莫匹罗星软膏，并建议尽快行剖宫产手术。治疗期间患者红斑、脓疱继续增多，皮疹处感疼痛明显。患者孕 35 周至笔者所在医院产科住院。入院后产科予以阿奇霉素静脉滴注，并继续维持口服泼尼松 10mg，每日 3 次，但患者皮疹仍不能控制，并且出现畏寒、发热、体温最高 39.1℃，伴咽痛，无明显咳嗽、咳痰，无胸痛、呼吸困难，无腹痛、腹泻、抽搐等。请皮肤科会诊，患者否认既往有皮肤病史、肿瘤病史、结核病史。皮肤科查体：头皮、躯干、四肢、双耳际处大片红斑、松弛性薄壁脓疱、脓痂，头皮厚屑，双手甲周红斑、鳞屑，双手指甲散在点状凹陷。实验室检查：白细胞计数 $12.96×10^9$/L，中性粒细胞比 0.828；降钙素原 0.14μg/L；C 反应蛋白 74.0mg/L。T-spot（-）。尿、粪常规，隐血均未见明显异常。血生化：肝肾功能及电解质等未见异常。免疫系列：ANA（颗粒型）1：100（+），其余自身抗体均阴性。皮损处皮屑培养：表皮葡萄球菌（+）。产检及胎心监护：无异常。组织病理：表皮内水肿，Kogoj 海绵脓肿形成，真皮浅层毛细血管扩张、充血，血管周围有较多中性粒细胞及淋巴细胞等混合炎细胞浸润。补充：追问病史，患者 10 岁左右曾因头皮有大量红斑、鳞屑，辗转多家医院就诊 2 年余，具体诊断不明。

【疾病讲解】

　　银屑病是一种遗传与环境共同作用诱发的免疫介导的慢性、复发性、炎症性、系统性疾病，典型临床表现为鳞屑性红斑或斑块，呈局限或广泛分布，无传染性，治疗困难，常持续终生。银屑病的病因涉及遗传、免疫、环境等多种因素，通过以 T 淋巴细胞介导为主、多种免疫细胞共同参与的免疫反应引起角质形成细胞过度增殖或关节滑膜细胞与软骨细胞发生炎症。中医认为多属血分热毒炽盛，营血亏耗，瘀血阻滞，化燥生风，肌肤失养。银屑病不仅是一种皮肤病，更是一种系统性疾病。特别是中重度患者，可合并高脂血症、糖尿病、代谢综合征、克罗恩病和动脉粥样硬化性心血管疾病等系统性疾病。银屑病的治疗方案应根据患者症状确定，轻度以外用治疗为主，中重度可使用系统治疗，对传统系统性药物治疗效果欠佳的患者可适当选择靶向生物制剂治疗。银屑病的治疗目的以控制症状、改善患者生活质量为主。

　　根据中国银屑病诊疗指南（2018 版）[27]，银屑病的诊断主要依据皮疹特点（包括皮疹形态、境界和分布等）和病史（包括发病情况、演变及消长规律、伴随症状和治疗反应等），结合既往史和家族史，必要时可借助组织病理和影像学技术（如皮肤镜等）明确诊断。

　　银屑病分为：寻常型银屑病（主要包括点滴状银屑病和斑块状银屑病）、脓疱型银屑病、红皮病型银屑病和关节病型银屑病。

　　银屑病的治疗目的是：控制和稳定病情，减缓向全身发展的进程；消除或减轻红斑、鳞屑、斑块等皮损；避免复发或诱发加重的因素；减少不良反应；提高生活质量。治疗原则是：①正规，强调使用指南推荐的治疗药物或方法；②安全，以确保安全为首要，尽量避免不良反应；③个体化，应综合考量患者的病情、需求、耐受性、经济承受能力、既往治疗史和药物不良反应等制定合理的治疗方案。银屑病治疗包括局部治疗和系统治疗药物。

1. 局部治疗

（1）外用药物治疗：包括润肤剂、保湿剂、维生素 D_3 衍生物、维 A 酸类、糖皮质激素、钙调磷酸酶抑制剂、抗人白细胞介素 8（IL-8）单克隆抗体和焦油制剂等。

（2）光疗：窄谱紫外线 UVB（NB-UVB）、紫外线 UVA 联合光敏剂补骨脂素（psoralen）治疗（简称 PUVA）及 308nm 准分子激光和 308nm 滤过紫外线。

（3）中医外治法：分为中药外治法和非药物疗法。

2. 系统治疗药物

（1）甲氨蝶呤（methotrexate，MTX）：MTX 对中重度斑块状、关节病型、红皮病型、泛发性脓疱型银屑病均显示较好的疗效，对甲银屑病和掌跖部位银屑病也有疗效。在光疗、光化学疗法和其他系统治疗无效时尤为适用。常用推荐剂量为 5～25mg/ 周，起始剂量 2.5～7.5mg/ 周，可单次口服或分 3 次口服（每 12 小时服药 1 次，每周连续服药 3 次），每 2～4 周增加 2.5mg，逐渐增加剂量到 15～25mg/ 周。病情控制后至少维持 1～2 个月后逐渐减量，每 4 周减 2.5mg，直到最小维持量。MTX 疗效在 12 周或 16 周较好，如无明显疗效，则停止治疗改用其他药物治疗。MTX 治疗期间须定期检测血常规、肝肾功能。

（2）环孢素（cyclosporine A）：环孢素对各型银屑病均有效，推荐用于严重病例和其他疗法失败的中重度银屑病患者。环孢素常用推荐剂量为 3～5mg/（kg·d），可用每日 2 次的给药方法。治疗银屑病的推荐起始剂量一般为 2.5mg/（kg·d），治疗 4 周，接着按每 2 周增加 0.5mg/（kg·d）至最大剂量 5mg/（kg·d）。如果患者服用可以耐受的最大剂量超过 6 周后还没有满意的疗效则必须停药。症状控制后逐渐减量，每 2 周减 0.5～1mg/（kg·d），直至最低有效剂量维持治疗。环孢素逐渐减量比突然停用复发率低、缓解期长。环孢素停药后病情易反复，常在 2 周至 2 个月内恢复到治疗前的程度，故应小剂量长期维持治疗。

（3）维 A 酸类：主要适用于斑块状、脓疱型和红皮病型银屑病，对关节病型银屑病疗效欠佳。阿维 A 口服常用推荐剂量为 0.5～1.0mg/（kg·d），最好与食物同服，可加强药物吸收。治疗常用的剂量为 30～50mg/d。阿维 A 治疗斑块状银屑病的推荐起始剂量为 10～20mg/d，持续 2～4 周，逐渐增加至达到皮损明显改善，最大剂量不超过 1.0mg/（kg·d）。维持剂量个体间差异较大，视患者情况而定。联合治疗时，建议剂量低于 30mg/d。育龄期妇女、老年人、儿童及青少年患者慎用，孕妇禁用。

（4）糖皮质激素：既往认为糖皮质激素对银屑病是一把"双刃剑"，初始用糖皮质激素治疗银屑病多能取得良好疗效。银屑病皮损清除速度很快，氟化形式的糖皮质激素如倍他米松、曲安奈德治疗银屑病的效果优于泼尼松。但如果突然停药，银屑病一般会迅速发病，可能引起病情反跳。反跳现象可表现为泛发的小片状银屑病皮疹，通常累及面部和手背，也可能出现红皮病型银屑病或者泛发性脓疱型银屑病。所以通常不推荐系统应用糖皮质激素来治疗银屑病，仅可在一些特殊情况下谨慎使用。以下特殊类型的银屑病，在病情严重危及生命时可酌情系统使用糖皮质激素[28]。一定要明确，此时的糖皮质激素，是用来治疗危象，而不应该被设计成治疗银屑病。

A. 泛发性脓疱型银屑病（GPP）　虽然系统应用糖皮质激素治疗能够快速改善GPP，但治疗时必须谨慎，因为系统应用糖皮质激素有可能诱发GPP。研究表明，50% 的 GPP 患者入院前有系统性使用糖皮质激素的病史，长期使用也可能出现严重的不良反应，所以通常不推荐系统应用糖皮质激素作为 GPP 的一线治疗。如系统使用糖皮质激素诱发 GPP，应在安全的前提下停用致病药物。但目前无明确的系统应用糖皮质激素诱发 GPP 的最佳停药方法。可用的方法包括维持系统性糖皮质激素治疗，直至通过其他治疗成功控制病情，或者在启动 GPP 治疗的同时逐渐减少系统性糖皮质激素的用量。系统应用糖皮质激素作为 GPP 初始治疗时，建议同时联合其他系统性药物治疗。如 GPP 在高热不退，且其他药物治疗无效的情况下，短期用泼尼松 20 ～ 40mg/d，或氢化可的松 150 ～ 200mg/d，疗效很好，但减量时容易复发。因此建议与 MTX 或阿维 A 等联合治疗，以减少 GPP 在糖皮质激素逐渐减量和停药时反跳的可能性。此外，病情严重危及生命，如 GPP 合并急性呼吸窘迫综合征，也属于系统应用糖皮质激素的适应证。

B. 关节病型银屑病（PsA）　一般应避免给 PsA 患者系统应用糖皮质激素，因为系统性糖皮质激素会增加发生红皮病型或脓疱型银屑病的风险，或者导致银屑病皮损复发，糖皮质激素也可能会干扰其他药物的作用。系统使用糖皮质激素仅适用于少部分 PsA 患者，需低剂量、短时间使用，作为辅助治疗有助于改善外周关节症状。对于严重发作且经传统治疗无效或抗风湿药（DMARDS）治疗无效的患者，也可选择口服糖皮质激素治疗，如用泼尼松 40mg/d 治疗可能造成不可逆关节损伤的超急性多发性关节炎，其他情况需给予最低有效剂量并谨慎使用。有调查结果显示，在使用系统性糖皮质激素治疗 PsA 的风湿科医生中，仅70% 的医生处方泼尼松 5 ～ 10mg/d，仅 5% 的医生处方泼尼松 > 10mg/d。需要注意的是，用小剂量糖皮质激素控制的 PsA，其银屑病皮疹通常是不稳定且难以控制的。在停用系统性糖皮质激素后的数月内银屑病可能处于病情不稳定的状态并对其他治疗抵抗。此外，对于这些患者需要缓慢逐渐减少糖皮质激素的剂量，并进行密切观察，避免发生红皮病型或脓疱型银屑病。

C. 红皮病型银屑病　我国学者发现红皮病型银屑病的危险因素主要有饮酒、既往系统使用糖皮质激素和既往使用免疫制剂。系统性糖皮质激素治疗还可能诱发加重银屑病，所以不推荐作为红皮病型银屑病的常规治疗。若患者症状严重危及生命，可谨慎给予糖皮质激素如泼尼松 40～60mg/d，在病情控制后需逐渐缓慢减量直至停用。

D. 妊娠期脓疱型银屑病　通常不推荐系统使用糖皮质激素治疗银屑病，即使对于以上几种类型，也不作为一线的治疗方案，但妊娠期脓疱型银屑病例外，系统性糖皮质激素是其主要治疗药物。该病通常发生在妊娠后期，之前很少有银屑病病史，皮疹通常在产后消退，再次妊娠可复发。考虑到该病以及治疗药物对母体和胎儿健康的可能影响，治疗前应做组织病理学检查确诊。治疗时需同时考虑病情的需要和对胎儿的影响，建议将系统性糖皮质激素作为初始治疗，妊娠早期患者应使用通过胎盘时可以灭活的泼尼松，妊娠中晚期患者使用有促胎肺成熟作用的地塞米松。开始系统治疗糖皮质激素治疗时，最初数日应大剂量使用，随着症状改善，在监测下缓慢减量，以防疾病加重或反跳，待生产后换其他药物。比如使用泼尼松，通常用量为 40～60mg/d，最高可达 60～80mg/d，若系统性糖皮质激素治疗无效，可选择使用低剂量环孢素。

E. 银屑病合并其他疾病的情况　偶有银屑病合并自身免疫性疾病的报道。此时需要系统应用糖皮质激素治疗，比如泛发性脓疱型银屑病及寻常型银屑病合并天疱疮，可以系统应用糖皮质激素治疗。红皮病型银屑病合并系统性红斑狼疮，可以系统应用糖皮质激素治疗。此外，在危及生命的情况下，也可考虑应用系统性糖皮质激素治疗，如泛发性脓疱型银屑病合并急性呼吸窘迫综合征等情况。

（5）生物制剂：近年来，针对细胞炎症因子的单抗类生物制剂相继被用于对传统系统药物反应不佳、严重影响生活质量、伴有明显关节症状的中重度银屑病患者的治疗，呈现良好的疗效和安全性。截至 2021 年 8 月我国批准用于银屑病治疗并已上市应用的生物制剂，包括①肿瘤坏死因子 α（TNF-α）抑制剂：依那西普（etanercept）、英夫利西单抗（inflaximab）、阿达木单抗（adalimumab）；②白细胞介素 12/23（IL-12/23）抑制剂：乌司奴单抗（ustekinumab）、古塞奇尤单抗（guselkumab）；③白细胞介素 17A（IL-17A）抑制剂：司库奇尤单抗（secukinumab）、依奇珠单抗（ixekizumab）。具体的制剂种类、用法用量、国内外获批的适应证见表 7-4[29]。

表 7-4　中国批准上市用于治疗银屑病的生物制剂

作用靶点及药物名称	制剂种类	用药途径	使用方法	适应证	
				中国	中国以外[3-7]
肿瘤坏死因子 α					
依那西普	重组人肿瘤坏死因子受体 - 抗体融合蛋白	皮下注射	25mg，每周 2 次，或 50mg，每周 1 ～ 2 次	成人中重度斑块状银屑病	FDA：成人 PsO、PsA；4 岁以上儿童 PsO EMA：成人 PsO、PsA；6 岁以上儿童 PsO
英夫利西单抗	人鼠嵌合单克隆抗体	静脉滴注	5mg/kg，首次、2 周、6 周，之后每 8 周 1 次	成人中重度斑块状银屑病	FDA/EMA：成人 PsO、PsA 日本：成人 PsO、PsA、PP、PE
阿达木单抗	人源性单克隆抗体	皮下注射	首次 80mg，1 周后开始每 2 周 40mg 儿童每次 0.8mg/kg（最高不超过 40mg）	成人及 4 岁以上儿童中重度斑块状银屑病	FDA：成人 PsO、PsA EMA：成人 PsO、PsA；4 岁以上儿童 PsO 日本：成人 PsO、PsA、PP
IL-12/23、p40					
乌司奴单抗	人源性单克隆抗体	皮下注射	首次及第 4 周各 1 次，之后每 12 周 1 次；体重 > 100kg 者每次 90mg	成人中重度斑块状银屑病	FDA/EMA：成人 PsO、PsA；6 岁以上儿童 PsO 日本：成人 PsO、PsA
白细胞介素 23、p19					
古塞奇尤单抗	人源性单克隆抗体	皮下注射	100mg，首次和第 4 周各 1 次，之后每 8 周 1 次	成人中重度斑块状银屑病	FDA/EMA：成人 PsO、PsA 日本：成人 PsO、PsA、PP、PPP、PE
白细胞介素 17A					
司库奇尤单抗	人源性单克隆抗体	皮下注射	300mg，首次、1 周、2 周、3 周及 4 周各 1 次，之后每 4 周 1 次。体重 ≤ 60kg，可每次 150mg 儿童（体重 ≥ 50kg）剂量为每次 150mg		
依奇珠单抗	人源化单克隆抗体	皮下注射	首次 160mg，之后第 2、4、6、8、10 和 12 周各 80mg，后每 4 周 1 次 80mg	成人中重度斑块状银屑病	FDA：成人 PsO、PsA；6 岁以上儿童 PsO EMA：成人 PsO、PsA；6 岁以上且体重 ≥ 25kg 儿童 PsO 日本：成人 PsO、PsA、PP、PE

注：PsO，斑块状银屑病；PsA，关节病型银屑病；PP，脓疱型银屑病；PPP，掌跖脓疱病；PE，红皮病型银屑病；FDA，美国食品药品监督管理局；EMA，欧洲药品管理局。

（6）中医内治法：选择中医治疗的轻中度银屑病患者以中医内治法为主，重度、脓疱型、红皮病型、关节病型银屑病推荐中西医结合治疗。

【病例分析】

本例患者孕 27 周初出现躯干散在红斑、丘疹、脓疱，初以"湿疹"治疗无效，病情继续进展，孕 32 周曾口服泼尼松 5mg/ 次，每日 3 次，皮疹未能控制，渐向躯干其他部位蔓延。孕 33 周口服泼尼松 10mg/ 次，每日 3 次和阿奇霉素 2 片 / 次，每日 1 次，患者红斑、脓疱继续增多，皮疹处感疼痛明显并伴发热。至笔者所在医院产科住院，皮肤科初次会诊查体发现头皮、躯干、四肢、双耳际处大片红斑、松弛性薄壁细小脓疱，脓痂。头皮厚屑，双手甲周红斑、鳞屑，双手指甲散在点状凹陷。反复追问病史患者 10 岁左右曾因头皮有大量红斑、鳞屑，辗转多家医院就诊 2 年余，具体诊断不明。建议患者行组织病理学检查，结果显示：表皮内水肿，Kogoj 海绵状脓疱形成，真皮浅层毛细血管扩张、充血，血管周围有较多中性粒细胞及淋巴细胞等混合炎细胞浸润。结合患者临床表现（尤其是头皮较厚斑块状鳞屑、双手指甲点状凹陷）、既往 10 岁左右因头屑多而多次就诊的病史及实验室检查和组织病理检查，综合考虑为妊娠期脓疱型银屑病（泛发性）。

【治疗与随访】

鉴于阿维 A 严重的致畸作用，妊娠期脓疱型银屑病患者的一线治疗药物为环孢素、糖皮质激素和抗 TNF-α 单抗，但这些药物可能会对胎儿产生影响。糖皮质激素的使用与巨大儿、妊娠期糖尿病、胎膜早破有关。环孢素 A 被证明与妊娠期高血压、新生儿出生体重低和早产的风险增加有关，环孢素可通过胎盘引起胎膜早破。生物制剂作为妊娠期斑块状银屑病的三线治疗，对于病情严重或不稳定病例，为维持母婴健康，在患者充分知情同意下可考虑使用。目前已经在中国上市的生物制剂，除依奇珠单抗和古塞奇尤单抗尚没有数据外，其他药物美国 FDA 的妊娠期安全性评级均为 B。患者孕 33 周入院初已经使用中等剂量泼尼松 10mg/ 次，每日 3 次，但皮疹完全不能控制，仍然继续恶化，同时还出现 38.5℃ 左右的持续发热。经与产科医师讨论，使用大剂量糖皮质激素及提前终止妊娠，但患者及家属提出是否有其他治疗方案控制患者病情，待皮疹（尤其是腹部的皮肤）及体温正常后，能承受破宫产手术时再终止妊娠。在排除患者既往肿瘤病史、活动性结核、严重感染的情况下，以及经实验室及组织病理学检查确诊为妊娠期泛发性脓疱型银屑病后，经过医患双方充分沟通，慎重考虑并签署知情同意书后，决定使用妊娠 B 级药物——肿瘤坏死因子抑制剂（阿达木单抗）。首剂皮下注射 80mg，同时停用泼尼松及阿奇霉素，注射后第 2 天无新脓疱产生，注射后第 3 天起无发热，注射后 1 周，脓疱全部结痂脱落，仅全身暗红色斑。第 2 周皮下注射 40mg，期间无发热及新皮疹出现。第 4 周皮下注射 40mg，期间无发热及新皮疹出现，共注射 3 次（4 针），随访一年无复发。预后：患者 1 个月后胎儿足月，孕 40 周剖宫产一活女婴，体重 3.9kg，Apgar 评分 10 分，外观无畸形。母乳喂养，女婴预防接种推迟 6 ～ 9 个月。

【病例点评】

本例为年轻女性患者，首次怀孕，孕中期出现红斑、脓疱，虽经对症治疗，病情急剧进展。初入笔者所在医院产科后即请皮肤科医师会诊，首次和第二次皮肤科会诊医师在体格检查及询问病史都比较粗糙，如未关注到患者头皮较厚鳞屑的红色斑块及双手指甲顶针状凹陷，而仅注意躯干、四肢的红斑、脓疱；此外患者 10 岁时的因头屑多而多次辗转于本地及外地医院就诊的病史非常重要，虽然患者不能提供准确的诊断，但从临床医生的角度来倒推患者当时可能即有头皮银屑病（作为 10 岁的体型瘦小且无其他内分泌疾病病史的儿童来说，患脂溢性皮炎的可能较小，即使是也不会特别严重）。幸而在第 3 次会诊时，捕捉到以上信息并果断行组织病理学检查。患者初期的诊断在妊娠期疱疹样脓疱病和妊娠期脓疱型银屑病之间鉴别。对于这两种疾病，国内外的专家意见不完全一致，目前观点大多认为妊娠期疱疹样脓疱病可能是银屑病形态上的一种变型，由于代谢障碍、妊娠使潜在的银屑病产生脓疱性损害。妊娠期疱疹样脓疱病多见于中年孕妇的妊娠中期（孕 14 ～ 28 周）前后，临床上以全身红斑、群发脓疱、脓湖伴疼痛、高热、白细胞和中性粒细胞偏高、低钙血症、低蛋白血症等表现，病情严重者可致胎盘功能不全引起流产、早产、胎儿发育异常、死胎及新生儿死亡等。孕妇也可因全身脏器功能紊乱、心衰、肾衰等死亡。终止妊娠后多数可有自然缓解趋势，再次妊娠可复发。本例患者既往的病史、临床表现、体格检查及皮肤组织病理学检查都提示患者为妊娠期脓疱型银屑病（泛发性）。对于妊娠期脓疱型银屑病（泛发性），美国国立银屑病基金药物委员会推荐口服糖皮质激素加环孢素 A 作为治疗的一线用药，日本、欧美的银屑病指南中也推荐此方案，并指出环孢素 A 治疗妊娠期脓疱型银屑病非常有效[30-32]。孕妇在怀孕期间服用糖皮质激素和环孢素 A 未发现引起胎儿的先天缺陷，经长期随访未发现儿童有神经发育缺陷或免疫缺陷。此外，国际上还有多例使用 TNF-α 拮抗剂成功治疗妊娠期脓疱型银屑病的报道，在孕妇治疗后的随访中未见任何先天畸形概率的增加[33]。到目前为止，关于在计划怀孕、怀孕或哺乳期的银屑病患者中使用生物制剂的安全信息仍然有限，但在动物实验或接受生物治疗患者的后代中很少有生殖毒性或致畸的报道。TNF-α 抑制剂是计划怀孕、孕期或哺乳期安全性研究最多的生物制剂。外院治疗期间，本例患者在孕晚期曾使用中等剂量糖皮质激素，泼尼松 30mg/d，连续应用 1 周后病情不能控制，提示当时病情没有被正确诊断，炎症程度也没有被精细判断。此时系统使用糖皮质激素，往往属于摸索，剂量和疗程难以准确把握。本例如选择系统使用糖皮质激素，或需要更大剂量。我们给予患者三种治疗方案：①加大糖皮质激素剂量；②糖皮质激素与环孢素联合使用；③ TNF-α 抑制剂。经患者及家属慎重考虑与医生讨论沟通，以及排除使用除禁忌证，签署知情同意书后，给予妊娠B级药物肿瘤坏死因子抑制剂（阿达木单抗），治疗非常顺利，产科结局良好，长期随访母子无异常。生物制剂为临床难治型银屑病带来新的治疗方法，但对于特殊类型的银屑病，目前多还属于个例报道。本例说明，如需糖皮质激素系统治疗本病，初起剂量不宜偏低。

八、蜂 蜇 伤

【病例介绍】

患者男，30岁，因"被马蜂蜇伤胸部30分钟，全身红斑、风团伴瘙痒"2018年7月就诊于笔者所在医院皮肤科急诊，患者就诊前30分钟不慎被马蜂蜇伤胸部，当时感局部疼痛明显，未处理。30分钟后感双手皮肤瘙痒，出现红斑，逐渐蔓延至全身，随后全身大片红斑、风团，伴瘙痒剧烈。感头晕、胸闷，无晕厥、无恶心、呕吐，无畏寒、发热。既往无药物、食物过敏史。查体：急性面容，神志清。T 37℃，P 80次/分，R 18次/分，血压120/80mmHg。全身泛发风团、红斑，压之退色，触之皮温较高。前胸见一针冒大蜇痕，有毒刺滞留于皮肤内还附有毒腺囊。血常规：白细胞计数12.42×10⁹/L↑（正常4.5～11.0×10⁹/L）、中性粒细胞比0.85↑、淋巴细胞比率14.50%↓、嗜酸性粒细胞比率0.20%↓、血小板362.00×10⁹/L↑，血沉：21mm/h↑（正常0～20mm/h），C-反应蛋白20mg/L↑（正常0～8mg/L）。

【疾病讲解】

蜂属于昆虫纲、膜翅目。蜂的种类很多，常见的蜇人蜂有胡蜂（亦称黄蜂）、蜜蜂、蚁蜂、土蜂等。蜂尾均有刺器和毒腺。黄蜂常巢穴栖居于山林树丛中、山洞里或家庭居室窗外房檐下，喜群居，往往集体飞翔。黄蜂常蜂拥而上，蜇伤露出部位的皮肤。蜜蜂雄蜂无毒性，不蜇人，雌蜂尾部有毒刺和毒囊，是由产卵管发育而来，用于产卵和自卫，但在交尾后退化失去蜇人的功能。工蜂蜇人，尾部的刺针呈管状，顶端有倒钩和毒囊相连，蜇人时刺针刺入皮肤常越刺越深，离开皮肤时常折断在皮肤内。

蜂尾的毒刺和蜂体后数节的毒腺相通，蜂蜇人时毒刺刺入皮肤，随即将毒汁注入皮肤内。根据蜂种类的不同，其毒汁的成分也不完全一样。如蜜蜂分泌的毒汁有两种，一种是由大分泌腺分泌的酸性毒汁，主要分为盐酸、蚁酸、正磷酸等，另一种是由小分泌腺分泌的碱性毒汁，含有神经毒。以上这两种毒汁均含有介质和抗原性物质。据测蜜蜂毒汁中含有组胺。黄蜂的毒汁毒性更强，除含有组胺外，还含有 5- 羟色胺、胆碱酯酶、缓激肽、透明质酸酶和蚁酸，故刺入皮肤后释放出的毒汁可引起严重的全身变态反应。

皮肤被刺伤后立即有灼痒和刺痛感，不久局部红肿，发生风团或水肿。中央被蜇伤处有一瘀点，如多处被蜇伤，可产生大面积显著的水肿，有剧痛。如眼周围被蜇伤，使眼睑高度水肿；口唇被蜇，口腔可出现明显的肿胀或伴发全身性风团。严重者除有局部症状外还可出现不同程度的全身症状，如畏寒、发热、头晕、头痛、恶心、呕吐、心悸、烦躁或出现抽搐、肺水肿、虚脱、昏迷或休克。常于数小时内死亡或经数日后死亡。因此，有全身症状者要及早进行治疗。

根据有蜂蜇史，局部疼痛与明显的肿胀症状，一般不难诊断。但要与其他虫咬性皮炎鉴别。

对于蜂蜇伤，首先要预防，如养蜂人在取蜜时或去野外林区工作时，要穿长袖衣衫，戴面罩及手套、披肩，以免蜇伤。蜂在飞行时不要捕捉，以免激怒而被蜇伤。教育儿童不要戏弄蜂巢。被蜂蜇伤后的治疗：首先检查患处，如发现有折断的毒刺，应首先拔除，局部可涂 3% ～ 10% 的氨水或 5% ～ 10% 的碳酸氢钠溶液，也可用醋酸铝溶液湿敷，疼痛剧烈时，可于患处皮下注射 1% 盐酸吐根碱溶液 3ml，或 1% ～ 2% 的普鲁卡因 2 ～ 4ml，于蜇伤近端或周围皮下注射，可很快止痛消肿，也可口服抗组胺药及止痛药。对有休克等严重全身反应者要立刻抢救。1 ：1000 肾上腺素 0.3 ～ 0.5ml 皮下注射，氢化可的松 100 ～ 200ml 静脉滴注，对其他中毒反应者给予对症处理。

【病例分析】

本例患者为男性，就诊前 30 分钟有明确蜂蜇伤史，当时局部出现明显疼痛及红肿，随即出现全身红斑、风团伴剧烈瘙痒，伴有明显胸闷，无晕厥。根据病史及临床表现，蜂蜇伤伴急性荨麻疹诊断明确。

【治疗与随访】

患者至笔者所在医院急诊就诊后，进行了急诊留观，首先监测其生命体征，并检查伤口，发现有毒刺滞留于皮肤内还附有毒腺囊，用尖细的针头挑出毒刺和毒腺囊。经仔细询问后，判断患者被黄蜂蜇伤，于是予以伤口处硼酸液洗敷。给予琥珀酸氢化可的松 200mg，并监测其生命体征，患者数分钟后症状有所缓解，此后观察 4 小时后，病情稳定后予以出院，并给予口服抗组胺药氯雷他定片 1 粒 / 次，每日一次。次日随访，患者病情稳定。1 周后随访，患者完全恢复。

【病例点评】

蜂蜇伤多起病急，患者的临床症状轻重不一，本例患者被黄蜂蜇伤，除了出现局部的皮肤症状外，还出现了全身荨麻疹的症状，所幸的是患者虽有胸闷症状，但在至医院就诊时监测生命体征都平稳，故对其局部伤口处理后，立刻选择系统使用起效迅速的糖皮质激素如琥珀酸氢化可的松，其临床症状迅速被控制，得以快速出院，出院后随访无异常。对于此类患者的糖皮质激素使用，无须逐渐减量，当症状完全控制，可以立刻停药，予以密切随访即可。当被蜂蜇伤后患者如果出现畏寒、发热、头晕、头痛、恶心、呕吐、心悸、烦躁或出现抽搐，甚至休克症状，则需更积极地抗毒抗休克治疗。

九、药物超敏反应综合征

【病例介绍】

患者男，60 岁，因"全身皮疹伴瘙痒及发热 4 天"2011 年 6 月就诊。患者发病前 20 天因右足肿痛，于私人诊所就诊，考虑"痛风"，予以口服别嘌呤醇。4 天前初起头面部出现红斑伴肿胀、瘙痒及发热（体温具体未测），后迅速累及躯干四肢及黏膜，遂来苏州大学附属第二医院就诊。病程中无咳嗽、咳痰，无腹痛、腹泻等。既往有高血压史 10 年，控制尚可；有糖尿病史 8 年，口服降糖药，控制一般（监测血糖不规则）。30 年前曾患"甲型肝炎"，经治疗后痊愈。无乙型肝炎、丙型肝炎等肝炎及结核病史，无肿瘤病史，无药物过敏史。发病以来，食欲差，睡眠一般，小便无明显异常，大便 2～3 次 / 日，稍稀薄，无黏液、脓血。为进一步诊治，以"别嘌呤醇药疹"收住入院。体格检查：腋温 40.4℃，口温 39.5℃，呼吸 42 次 / 分，脉搏 128 次 / 分，血压 132/72mmHg，精神一般，搀扶入院，头面颈部肿胀，双侧巩膜轻度黄染，全身浅表淋巴结轻度肿大，尤以双下颌及枕后明显。双肺呼吸音粗，未闻及干湿啰音。心律齐，128 次 / 分，未闻及病理性杂音。腹软，肝脾肋下未触及，双肾无叩击痛。四肢活动可。皮肤科情况：全身弥漫性水肿性红斑，斑丘疹，累及手掌及足底，背部红斑融合成片，背部中上部可见米粒至黄豆大小水疱，尼科利斯基征（+），右侧背部中上部 3×3cm 大小浅糜烂面，双眼结膜轻度糜烂，巩膜轻度黄染，口腔黏膜大片糜烂，阴囊潮红，局部轻度糜烂。实验室检查：血常规，白细胞计数 $8.2×10^9/L$，中性粒细胞比率 65.7%，淋巴细胞 10.0%，单核细胞 8.0%，嗜酸性粒细胞比率 16.2% ↑（正常 0.5%～5%），红细胞 $4.43×10^{12}/L$，血红蛋白 142g/L，血小板 $140×10^9/L$，嗜酸性粒细胞计数 $1.33×10^9/L$ ↑（正常 0.05～$0.30×10^9/L$）。尿常规：尿蛋白 1+，尿胆红素 1+，镜检：颗粒管型 5～8/LP。粪常规正常。血生化：谷丙转氨酶 153U/L ↑（正常 4～43U/L），谷草转氨酶 115U/L ↑（正常 7～38U/L），γ-谷氨酰转移酶 89U/L ↑（正常 11～50U/L），α-羟丁酸脱氢酶 409U/L ↑（正常

72～182U/L）、乳酸脱氢酶 679U/L ↑（正常 109～245U/L）、尿素 13.3mmol/L ↑（正常 2.8～7.1mmol/L）、肌酐 181μmol/L ↑（正常 59～104μmol/L）、C 反应蛋白 71.5mg/L ↑（正常 0～10.0mg/L）、葡萄糖 7.17mmol/L ↑（正常 3.89～6.11mmol/L）、糖化血红蛋白 7.2% ↑（正常 4.0%～6.0%）。SCORNTEN 评分 3 分。

【疾病讲解】

药物超敏反应综合征（drug induced hyper-sensitivity syndrome，DIHS）又称伴嗜酸性粒细胞增多和系统症状的药物反应（drug reaction with eosinophilia and systemic symptoms，DRESS），是一种少见且可危及生命的药物不良反应，其特征是潜伏期较长，伴皮疹、血液系统异常和内脏损害。本病的确切发病率不详，致死率可达 10%。临床上具有药物过敏和病毒感染的复合特征，呈现多样化表现，易误诊误治[34]。

1. DIHS 的发病机制尚 未完全阐明，一般认为是由 CD8+ T 细胞介导、针对药物及其活性代谢物的迟发性超敏反应。发病机制除涉及药物代谢过程中的相关酶缺陷外，还涉及药物的理化特性、遗传易感性、影响药物代谢或排泄的基础疾病、机体免疫状态、潜伏感染病毒的再激活等因素。

2. 引起 DIHS 的致敏药物 可引起 DIHS 的常见致敏药物包括抗癫痫药物（卡马西平、苯巴比妥、苯妥英钠、拉莫三嗪）、抗生素（β 内酰胺类、磺胺类、抗结核病药、四环素、氨苯砜、米诺环素）、阿巴卡韦、奈韦拉平、解热镇痛药（布洛芬）、别嘌醇和柳氮磺吡啶等。不同药物诱发的 DIHS 在临床特征上有一定区别。

3. DIHS 的特征

（1）潜伏期长：皮肤症状一般于服用致敏药物后 2～6 周（平均 3 周）出现。患者皮疹出现数天前，常出现瘙痒和发热的前驱症状，体温可波动在 38～40℃，持续数周。早期皮损多为泛发的麻疹样斑疹或斑丘疹，也可为湿疹样或荨麻疹样，少数可出现无菌性脓疱和紫癜等损害，严重者可出现类似剥脱性皮炎、史-约综合征（SJS）、中毒性表皮坏死松解症（TEN）等皮损。此外，约 25% 的患者可出现面部、眼睑和（或）手部水肿，这些体征对本病的早期诊断具有一定意义。与普通型药疹不同的是，停止使用致敏药物后皮疹不会很快消退，可出现再次加重（双峰）或多次加重（多峰）现象，这可能与药物交叉反应、药物诱导的免疫抑制及病毒再激活有关。

（2）可累及多个不同的脏器系统，最常累及淋巴结、血液系统和肝脏。淋巴结受累可见于 75% 的患者，表现为局部或泛发性淋巴结肿大。血液系统受累主要表现为白细胞、嗜酸性粒细胞数目和比例升高。内脏损害多迟于皮肤损害，也有部分患者发生在皮损之前。肝脏是最常受累的器官（发生率

75% ～ 94%），表现为肝大，可伴脾大。12% ～ 40% 的患者可出现不同程度肾损害，表现为血尿和蛋白尿，甚至出现间质性肾炎并进展为肾功能衰竭。1/3 的患者可见肺脏损害，表现为肺功能降低、急性间质性肺炎、胸膜炎、胸腔积液、肋膜炎甚至急性呼吸窘迫综合征。4% ～ 27% 的患者可出现心脏损害，出现胸痛、呼吸困难、心悸和血压下降，血肌酸酐和肌钙蛋白升高，超声心动图示射血分数降低，心电图示 ST 段和 T 波改变。神经受累可出现脑脊髓膜炎、脑炎，表现为头痛、昏迷、运动功能障碍。

（3）外周血象改变：多数患者可出现外周血白细胞增多，部分患者早期出现白细胞或淋巴细胞减少。大部分患者可出现外周血嗜酸性粒细胞计数和比例升高，但部分患者嗜酸性粒细胞的改变在早期并不显著，可在发病后 1 ～ 2 周才出现。70% 的患者谷丙转氨酶升高，少部分 γ- 谷氨酰转肽酶、总胆红素和 ALP 升高，外周血非典型淋巴细胞比例增加。外周血出现非典型淋巴细胞对疾病诊断有一定价值。皮损组织病理常显示真皮浅层血管周围炎，可出现一定数目的嗜酸性粒细胞和非典型淋巴细胞。受累淋巴结的组织学改变可表现为良性淋巴样增生或假性淋巴瘤样组织学模式。在疾病早期，患者外周血 CD4$^+$ 或 CD8$^+$T 细胞可增加。血清 IgG、IgA 和 IgM 则显著下降，撤药后 1 ～ 2 周最明显，随后水平逐渐恢复。这种现象在 SJS/TEN 和急性泛发性发疹性脓疱病一般很少出现，在鉴别诊断上有一定参考价值。

4. DIHS 诊断 临床上遇到患者服药后出现发热、面颈部和（或）手足部特征性水肿性红斑、淋巴结肿大、内脏器官受累和嗜酸性粒细胞升高时，应高度怀疑 DIHS。应进行病史采集、全面体检和必要的实验室检查，包括服药种类、皮疹出现时间和演变特点、内脏受累的实验室指标等，并积极排除其他潜在的严重疾病，包括感染、肿瘤、自身免疫性疾病等。由于 DIHS 的多器官受累特性、临床皮疹多样性和潜在致死性，诊断有一定难度，主要表现为疾病早期皮疹不具备特异性，嗜酸性粒细胞可能无明显升高，难与普通发疹型药疹鉴别，皮疹多少与内脏损害程度不一致，目前尚缺乏统一的诊断标准。欧洲和日本的诊断标准在临床上应用较广泛。欧洲重症药疹研究组常用的诊断标准基于症状和实验室结果的分类评分系统，评定患者是排除、可疑、可能或确诊 DIHS。评估指标：①发热；②淋巴结肿大；③嗜酸性粒细胞计数高于 $0.7×10^9$/L，或白细胞计数低于 $4×10^9$/L 时嗜酸性粒细胞高于 10% 或绝对计数升高；④出现非典型淋巴细胞；⑤皮疹累积超过体表面积 50%；⑥皮肤组织病理提示 DIHS；⑦器官受累；⑧皮肤恢复期超过 15 天等。日本诊断标准包括：①从药物开始使用至出现斑丘疹超过 3 周；②停止使用致敏药物后临床症状依然持续；③发热（体温＞ 38℃）；④肝功能异常（谷丙转氨酶＞ 100U/L）或其他脏器损害；⑤白细胞升高（＞ 11×10⁹/L）、非典型淋巴细胞（＞ 5%）、嗜酸性粒细胞计数＞ 1.5×10⁹/L，至少 1 项；⑥淋巴结增大；⑦ HHV6 再激活。符合前 5 项为非典型 DIHS，所有都符合为典型 DIHS。鉴于 DIHS 临床表现的多样性和复杂性，根据中国人群的临床特征和国内外诊断现状，中国医师协会皮肤科医师分会变态反应性疾病专业委员会在 2018 年制订《药物超敏反应综合征诊治专家共识》指出：如果患者出现以下临床表现或实验室指标异常，应考虑 DIHS 的可能，①迟发性皮疹：从服药到皮疹出现时间大于 3 周；②淋巴结肿大：≥ 2 个部位的淋巴结肿大；③发热：体温＞ 38℃；④内脏损害：谷丙转氨酶为正常值 2 倍以上、间质性肾炎、间质性肺炎或心肌炎；⑤血液学异常：白细胞升高或降低，嗜酸性粒细胞≥ 1.5×10⁹/L 或不典型淋巴细胞＞ 5%；⑥复发病程：尽管停用诱发药物并给予治疗，疾病仍出现病情复发或加重。符合前 5 条可确诊 DIHS。DIHS 鉴别诊断：临床上主要与病毒感染相关疾病（如传染性单核细胞增多症、麻疹、川崎病）、其他类型药疹（剥脱性皮炎、SJS/TEN、急性泛发性发疹性脓疱型药疹等）和淋巴瘤相关疾病（如血管免疫母细胞淋巴结病、淋巴瘤性红皮病、药物性假性淋巴瘤）等相鉴别。在出现系统症状前，DIHS 的皮疹通常很难与普通药疹相鉴别。

5. DIHS 治疗

（1）一般治疗：早期诊断和停用致敏药物对改善患者的预后至关重要。应根据患者病史、服用药物的理化特性、潜伏期以及既往报道来判断药物与本病的相关性。对症治疗包括降温、外用糖皮质激素软膏减轻皮肤症状。急性期应避免经验性使用抗生素或非甾体抗炎药，因为药物间交叉反应可能加重临床症状或使病情复杂化。

（2）糖皮质激素治疗：近年来更多的研究支持早期系统使用中等剂量糖皮质激素可显著改善临床症状，但有争议。可口服 1.0mg/（kg·d）（儿童 1.5mg/（kg·d））泼尼松或同等剂量其他糖皮质激素，症状无改善或出现加重，可考虑静脉给予 0.5 ~ 1.0g/d（儿童 20mg/（kg·d））甲泼尼龙琥珀酸钠冲击治疗 3 天。临床和实验室指标稳定后开始逐渐减量，疗程需适当延长至数周甚至数月以减少疾病的反复。需要注意的是，少部分患者使用糖皮质激素后可能会导致病毒（HHV6 或巨细胞病毒）的再激活进而加重病情。

（3）免疫球蛋白冲击疗法：不宜采用糖皮质激素冲击疗法以及糖皮质激素冲击治疗无效的重症 DIHS 患者，可考虑使用静脉注射免疫球蛋白（IVIG），一般用量为 0.2 ~ 0.4g/（kg·d），3 天后如果效果不明显，剂量可增至 0.6 ~ 0.8g/（kg·d）。联用糖皮质激素优于单用免疫球蛋白大剂量冲击疗法。

（4）免疫抑制剂治疗：免疫抑制剂如环磷酰胺、环孢素和单克隆抗体（如肿瘤坏死因子α拮抗剂）也有作为替代治疗的报道。需注意的是，有报道在使用糖皮质激素的同时应用免疫抑制剂环磷酰胺会使病情加重，故在应用大剂量糖皮质激素时要慎重考虑免疫抑制剂的应用。

（5）抗病毒治疗：抗病毒治疗的价值存在争议。有学者认为并非所有DIHS都伴有病毒的再激活。但对伴有脑脊髓膜炎的DIHS患者抗病毒治疗非常重要。有研究显示，DIHS患者使用更昔洛韦抗疱疹病毒治疗可阻止或减少HHV6再激活。部分学者认为联合抗病毒治疗可预防免疫重建综合征。

（6）建议的治疗流程：DIHS的临床变异较大，治疗应注意个体化原则，治疗方案应根据内脏器官受累的严重程度选择。首先应停用致敏药物，轻中症患者可给予外用糖皮质激素、支持治疗和必要的系统治疗；情况严重时（转氨酶大于5倍正常值、肾脏受累、肺炎、噬血现象和心脏受累）可给予相当于$1mg/(kg \cdot d)$糖皮质激素；若出现危及生命的现象如伴有骨髓衰竭的噬血细胞综合征、脑炎、重症肝炎、肾功能衰竭和呼吸功能衰竭等，可给予糖皮质激素和IVIG联用，并邀请多学科专家会诊。如果证实重症患者有相关病毒的再激活，可在糖皮质激素和IVIG治疗的基础上联合抗病毒药物（如更昔洛韦）。

6. DIHS预后　多数患者停止致敏药物后可完全康复。但临床病程和预后在个体间存在较大差异，有些患者迅速恢复且不出现长期并发症，而有些患者可出现终身的系统损害。皮肤方面的主要后遗症是慢性剥脱性皮炎，也可出现色素改变和瘢痕。10%的患者在数月到数年后出现自身免疫性疾病，包括1型糖尿病、自身免疫性甲状腺炎、硬皮病样移植物抗宿主病样皮损、红斑狼疮和白癜风等，称为免疫重建综合征。DIHS可危及生命，主要死因为肝细胞坏死。

【病例分析】

本例患者根据发病前口服别嘌呤醇病史，特征性面部及手足肿胀，躯干皮疹，发热（体温高于38℃），伴有肝肾功能损害、白细胞升高、嗜酸性粒细胞升高（＞$1.5 \times 10^9/L$）、淋巴结增大，综合判断，DIHS/DRESS诊断明确。

【治疗与随访】

重症药疹由于发病率低，目前临床没有病例对照研究报告。及时、正确的诊断非常重要，立刻停用可疑药物和加强基础支持治疗在重症药疹的治疗中的作用是毫无争议的。由于免疫及细胞毒机制的作用，免疫抑制剂及抗炎药物被用于治疗重症药疹。系统使用糖皮质激素仍然有争议，有些作者认为在早期使用糖皮质激素能阻断重症药疹的进展，但也有人认为在早期使用糖皮质激素不能阻断重症药疹的进展，甚至因为糖皮质激素的使用所诱发的脓毒血症而导致死亡率增加。

另近有作者报道 HHV-6 病毒的感染与 DRESS 的发生有相关性，系统使用糖皮质激素则有可能导致病毒的激活，从而加重 DRESS。大剂量的丙种球蛋白的使用也要更多的临床资料。大剂量的丙种球蛋白因可以阻断 Fas 介导的细胞凋亡而被一些学者用于重症药疹的治疗，也有另一些作者报道大剂量的丙种球蛋白的使用并没有改变重症药疹的进程，在皮肤再生上也没有缩短时间，另还因为较大剂量的使用还存在潜在的肾毒性，故并不作为重症药疹的标准治疗。环孢菌素有作者报道成功治疗重症药疹，但临床资料尚少，需要进一步证实其疗效。近期 TNF-α 作为一个前炎症介质受到临床医师的关注，正常健康人体内，常规方法检测不到 TNF-α，但在炎症性疾病和感染性疾病患者的血清及组织中可检测到。炎症性疾病中，TNF-α 主要来源于单核巨噬细胞，同时淋巴细胞、自然杀伤细胞、中性粒细胞、肥大细胞、角质形成细胞、内皮细胞等也能产生和释放 TNF-α，Paquet[35] 等发现在中毒性表皮松解坏死（toxic epidermal necrolysis，TEN）患者受累的皮肤的角质形成细胞和巨噬细胞 TNF-α 强表达，Correia 等[36] 及 Nassif 等[37] 则发现在 TEN 患者受累的皮肤的疱液中 TNF-α 强表达。Wolf[38] 等认为 DRESS 和 TEN 在发病机制上非常相似，都是由药物特异性 T 细胞释放或诱导细胞因子和趋化因子产生细胞毒作用而诱导迟发变态反应。到目前为止，有多例 TEN 患者被报道接受抗 TNF-α 治疗成功。Fisher[39] 报道一例单用 infliximab 成功治疗 TEN。

鉴于以上的报道，结合本例患者老年，既往有高血压及糖尿病史多年，给予患者 4 种治疗方案：①大剂量糖皮质激素；②大剂量丙种球蛋白；③大剂量糖皮质激联合大剂量丙种球蛋白；④ TNF-α 抑制剂。每种治疗方案的利弊都与患者及家属讨论，如糖皮质激素早期使用剂量较大，此后需缓慢减药停药，治疗时间偏长，可能出现的继发感染、溃疡、血压及血糖较难控制等不良反应；大剂量丙种球蛋白除了费用较大外，可能出现肾毒性；TNF-α 抑制剂无上述两种药物的不良反应，有成功案例报道，但使用经验较少。经与患者本人及家属讨论且知情同意，判断患者无肿瘤、结核及重症感染等后，采用了方案 4，予以患者单用肿瘤坏死因子受体 - 抗体融合蛋白治疗，首剂予以重组人 II 型肿瘤坏死因子受体 - 抗体融合蛋白 50mg，皮下注射，以及复方甘草酸苷 60ml，静脉点滴，加强生命体征支持及维持水电解质平衡，在尿量充足的前提下，每日补液维持在 3000 ~ 3500ml，此后继续予以重组人 II 型肿瘤坏死因子受体 - 抗体融合蛋白治疗，但改为 25mg，皮下注射，隔日 1 次，注射 8 次（共 9 支）。皮疹在首次注射重组人 II 型肿瘤坏死因子受体 - 抗体融合蛋白 24 小时后有所控制，无新皮疹出现，48 小时后明显得以控制，头面部及躯干开始出现轻度的脱屑，皮疹色泽转暗红色。1周后头面部及躯干红斑及脱屑基本消退，四肢少许暗红色。口腔溃疡有所控制。2周后皮疹基本消退，口腔少许溃疡。3周后皮疹、口腔溃疡完全消退，躯干轻度色素沉着。患者的皮肤瘙痒持续全程，即使在皮疹明显得以控制，缓解不明显，直至治疗后6周才有所缓解。患者体温（腋温）于治疗后2天降至38.3℃，第3天起再度上升至39℃左右，仅予以物理降温，持续3天后患者一般状况一般，追问家属及患者，患者曾在入院后第三天有受凉史，遂予以对症治疗2天后，体温降至38℃左右，1周后体温基本降至37℃以下，此后体温基本正常。2周后出院前1天体温再次上升至38℃左右，再次追问家属及患者，有再次受凉史，未予以特殊干预，隔日体温降至37℃左右。在整个诊治过程中患者血液中的嗜酸性粒细胞比率及计数持续上升，在发病后的2周达最高峰，嗜酸性粒细胞比率36.5%↑，嗜酸性粒细胞计数$7.84×10^9/L$↑，2周后逐渐开始下降，直至6周后基本恢复正常范围。在整个诊治过程中患者的肝酶指标仅在早期有轻度上升，在治疗后6天左右呈直线下降，1个月后基本恢复正常。肾功能指标缓解不明显，治疗1个月内呈逐渐上升趋势，直至治疗后6周明显好转。在整个诊治过程中患者另一个较为突出的表现是腹泻，但不伴有腹痛及里急后重。初入院时大便3～4次/日，黄色，蛋花样，无黏液脓血。入院后一周基本在7～8次/日，黄色，蛋花样，无黏液、脓血。多次查大便常规示正常，培养示无菌生长。直至3周后变为1～3次/日，黄色，软，略成形，无黏液、脓血。1个月后基本恢复正常。出院后随访3个月无复发，随访2年未发现有自身免疫性疾病。

【病例点评】

本例患者老年男性，有多种基础疾病（高血压及控制欠佳糖尿病），在口服别嘌呤醇后出现相对有特征性皮疹，面部肿胀性红斑，全身皮疹，并出现内脏多系统损伤，包括肝脏、肾脏、消化道、肺部，病情极其严重。传统的药物超敏反应综合征治疗采用大剂量糖皮质激素和大剂量的丙种球蛋白。本例患者，老年，基础疾病高血压和糖尿病控制一般，同时肾功能明显受损，肝功能也异常。此时如给予大剂量糖皮质激素及大剂量的丙种球蛋白，患者可能出现难以控制的高血压、血糖升高、胃溃疡、肾功能负担加重、骨质疏松及继发感染等多重不良反应，风险比较大，患者很可能死于这些不良反应。TNF-α作为前炎症因子参与多种炎症性疾病的早期发生发展，国外有不少报道TNF-α在中毒性表皮松解坏死症及药物超敏反应综合征中表达，并尝试使用TNF-α拮抗剂治疗中毒性表皮松解坏死症并获得成功。笔者所在的课题组，在与患者充分沟通并知情同意的基础上，给予患者重组人Ⅱ型肿瘤坏死因子受体-抗体融合蛋白治疗皮下注射，隔日1次，共计8次9支（首次加倍），患者体温、皮疹的控制都较传统治疗要恢复得快，住院 18 天出院。出院后随访无远期不良结局。在整个诊治过程中由于没有使用大剂量糖皮质激素，故未出现糖皮质激素使用导致的不良反应，同时因未使用大剂量丙种球蛋白，肾脏未承受负担且患者的治疗费用明显降低。虽然是个例报道，但本例患者的诊治经验可为重症药疹的治疗开辟一个新的天地。

尽管大剂量糖皮质激素是重症药疹治疗的常用方法，但是，由于患者自身条件的种种限制，仍然需要探索小剂量甚至非糖皮质激素治疗的方案。

十、坏疽性脓皮病

【病例介绍】

患者女，30 岁，因"腹部红斑、溃疡 1 周，伴发热"2019 年 5 月就诊于笔者所在医院。患者半个月前行剖宫产手术，出院后 1 周手术部位出现红斑、脓疱伴疼痛，至妇产科就诊，考虑伤口感染，予以"青霉素 G 800 万 U，每日 1 次"静滴 3 天，红斑继续扩展，脓疱破溃后出现溃疡，再次就诊产科改为"头孢西丁 3g，每日 2 次"治疗 3 天，红斑、溃疡仍继续扩展并出现发热，体温最高达 39.3℃，同时在静脉输液处出现红肿伴疼痛，请皮肤科会诊。皮肤科情况：腹部及右侧手臂数枚不规则环形斑块，边缘隆起，周围有暗红色浸润带，中央溃疡，表面见坏死组织、脓性分泌物、肉芽组织、结痂及瘢痕。实验室检查：白细胞计数 $13.45 \times 10^9/L$（正常 $4 \sim 10 \times 10^9/L$），中性粒细胞 81%（正常 50% ~ 70%），C 反应蛋白 120mg/L（正常 0 ~ 8mg/L）。ESR 108mm/h（正常 2 ~ 15mm/1h）。尿、粪常规正常。血生化检查：白蛋白 31g/L（正常 32.0 ~ 55.0g/L），球蛋白 54g/L（正常 25.0 ~ 45.0g/L）。体液免疫：IgG 20g/L（正常 7.51 ~ 15.60g/L）；自身抗体无异常。梅素螺旋体抗体、人免疫缺陷病毒、乙型肝炎表面抗原均（-）。胸部 X 线片：双下肺纹理增加、模糊。2 处不同部位皮损组织细菌和真菌镜检（包括抗酸染色）+ 培养均阴性。3 次脓液细菌和真菌镜检（包括抗酸染色）+ 培养均阴性。腹部及右侧手臂 2 处组织病理检查均显示：表皮破坏，真皮及皮下组织大量中性粒细胞、浆细胞、淋巴细胞及多核巨细胞浸润；高碘酸希夫（PAS）染色阴性。系统查体未见明显异常。诊断：坏疽性脓皮病。

【疾病讲解】

坏疽性脓皮病（pyoderma gangrenosum，PG）是一种少见的慢性、复发性、炎症性疾病，以非感染性、坏死性、疼痛性皮肤溃疡为主要临床特征。发病率较低，中位发病年龄 59 岁。PG 的病因不明，目前认为中性粒细胞功能异常、多种炎症因子的刺激、遗传易感性等多种因素均参与了 PG 的发病。过敏反应及外伤是 PG 发生的重要诱因，既往的文献报道 PG 患者 20% ～ 30% 起病前曾受外伤刺激。Ouazzani 等将发生于手术后的 PG 命名为手术后坏疽性脓皮病（postsurgical pyoderma gangrenosum，PSPG），常发生于手术后 4 天至 6 周，应用免疫抑制治疗可较快缓解。提示外科医师，若手术后切口迅速增大、形成溃疡，对抗生素反应差，应警惕 PSPG 的可能。50% 的 PG 患者常有潜在的系统疾病，常见的有炎症性肠病、关节炎及血液系统肿瘤等；而其中大部分是自身免疫性疾病，常伴有体液免疫、细胞免疫异常。

　　PG 典型的皮损初起为无菌性丘疹、脓疱、结节，继而发展成结节肿样损害，中心坏死，形成大小不等规则或不规则疼痛性、坏死性溃疡，淡紫色，溃疡边缘呈潜行性破坏。临床上根据皮损特点将 PG 可分为溃疡型、脓疱型、大疱型和增殖型 4 种类型。PG 皮损的病理改变不具特征性，典型损害为中央表皮和真皮发生坏死和溃疡，紧邻溃疡周围为密集的急性炎症细胞浸润，外有混合的炎症细胞及慢性炎症细胞浸润。溃疡型真皮有大量中性粒细胞浸润，脓疱型有毛囊周围中性粒细胞浸润且伴角层下脓疱形成，大疱型有中性粒细胞浸润及表皮内水疱形成，增殖型伴有周围栅栏状组织细胞和巨细胞的肉芽肿性反应。组织病理对患者的分型具有一定价值，因此对怀疑坏疽性脓皮病患者进行病理检查是必要的。PG 患者血液中尚无特异性标志物，因此诊断须排除其他导致皮肤溃疡的疾病，如韦格纳肉芽肿（Wegener's granulomatosis，WG）、显微镜下多动脉炎（microscopic polyarteritis，MPA）、变应性血管炎、深部真菌病、皮肤结核、皮肤肿瘤、晚期梅毒等，其中最需要鉴别的是韦格纳肉芽肿。韦格纳肉芽肿是一种自身免疫性坏死性肉芽肿性血管炎，该病主要累及小动脉、静脉及毛细血管，偶尔累及大动脉，其病理以血管壁的炎症为特征，继而进展为血管的弥漫性坏死性肉芽肿性炎症，临床常表现为鼻和鼻旁窦炎、肺病变和进行性肾功能衰竭，多数抗中性粒细胞胞质抗体胞质型（C-ANCA）阳性。坏疽性脓皮病与韦格纳肉芽肿主要区别是皮肤有穿凿性溃疡，同形反应阳性，一般不侵犯鼻腔、鼻旁窦、气管和肾脏，偶有抗中性粒细胞胞质抗体（ANCA）阳性，病理上有血管炎的表现，但无明显肉芽肿形成。PG 的临床、组织病理学和实验室发现均不具特异性，只能排他性诊断。所有患者需采集临床病史、进行体格检查和皮肤活检。对于有 PG 相关疾病的患者，发生溃疡时需怀疑该病。此外，一旦做出 PG 的诊断，应评估患者是否存在相关潜在疾病。50% 以上的 PG 患者伴有全身性疾病，其中最常见的是炎症性肠病、关节炎，以及血液系统疾病或血液系统恶性肿瘤。

　　目前没有公认的、经过验证的 PG 诊断标准。通过 Delphi 国际专家共识[40]

制定的溃疡型 PG 新诊断标准包括 1 项主要标准和 8 条次要标准，涉及组织学、病史、临床检查和治疗反应。诊断需要至少满足主要标准和 4 条次要标准。主要标准：溃疡边缘活检显示中性粒细胞浸润。次要标准：①排除感染；②病态反应性（pathergy）；③炎症性肠病或炎性关节炎的个人史；④迅速形成溃疡的丘疹、脓疱或水疱的病史；⑤溃疡部位存在周围发红、潜行性边缘和压痛；⑥多发性溃疡（至少有一个发生在小腿前侧）；⑦愈合的溃疡部位形成筛状或"皱纸样"瘢痕；⑧开始使用免疫抑制药物的 1 个月内溃疡变小

除皮疹局限、浅表者，所有患者均推荐系统治疗。系统使用糖皮质激素是 PG 的一线疗法，控制剂量相当于 1mg/（kg·d），皮疹泛发及严重者可能需增加初始剂量或冲击治疗。近期报道，吸入性糖皮质激素对于其他治疗反应较差的口周 PG 者有效。免疫抑制剂常作为辅助治疗或用于对糖皮质激素不能耐受者。国外文献报道，环孢素是 PG 患者最常用的免疫抑制剂，可通过阻断 T 辅助细胞的早期抗原活化而抑制淋巴因子的产生和分泌。中药雷公藤制剂可治疗 PG，其机制可能与其抗炎和双向免疫调节作用有关。TNF-α 升高与 PG 的发生有关。近年来，单用 TNF-α 拮抗剂或 TNF-α 拮抗剂联合糖皮质激素在 PG 的治疗中地位逐渐提升。多项随机双盲临床对照试验均证明英夫利昔单抗、依那西普、阿达木单抗、依法利珠单抗、阿法西普对绝大部分 PG 患者疗效显著。

【病例分析】

患者为年轻女性，剖宫产后半个月在剖宫产手术切口处出现红斑、溃疡，产科医师按常规的手术切口感染给予抗生素治疗，患者的症状无缓解，在静脉注射部位还出现同样的红斑、硬块及溃疡，并出现发热的症状，在发热时多次血培养及 2 处不同部位皮损组织细菌和真菌镜检（包括抗酸染色）+ 培养均阴性。3 次脓液细菌和真菌镜检（包括抗酸染色）+ 培养均阴性。在请皮肤科医师会诊后，建议行皮肤组织病理检查，腹部及右侧手臂 2 处组织病理检查均显示：表皮破坏，真皮及皮下组织大量中性粒细胞、浆细胞、淋巴细胞及多核巨细胞浸润；高碘酸希夫（PAS）染色阴性。其余相关的免疫及抗中性粒细胞胞质抗体（ANCA）系列检测均为阴性。按 Delphi 国际专家共识制定的溃疡型 PG 新诊断标准，患者满足 1 项主要标准和 5 条次要标准，最终诊断为坏疽性脓皮病。

【治疗与随访】

本例患者在诊断为坏疽性脓皮病后的治疗方案是：系统使用泼尼松 1mg/（kg·d）（患者体重为 60kg）。初始给予地塞米松 10mg，每日 1 次，静脉滴注，局部予以生理盐水清洗及简单更换纱布等局部处理。患者治疗后次日体温即下降至正常范围，溃疡局部分泌物明显减少，溃疡面不再扩大；3 天后皮疹明显无扩展，

将地塞米松减至 7.5mg，每日 1 次，静脉滴注；1 周后红斑、溃疡明显控制，缩小至原 2/3，改泼尼松 40mg，每日 1 次，口服；2 周后红斑、溃疡面缩小至原 1/3，改泼尼松 30mg，每日 1 次，予以出院；3 周后红斑、溃疡面缩小至原 1/4，改泼尼松 20mg，每日 1 次；4 周后红斑、溃疡面缩小至原 1/5，改泼尼松 15mg，每日 1 次；此后患者每 2 周复诊一次，逐渐将泼尼松减药量至停药，于第 6 周时患者皮疹完全消退，8 周后停药。此后每个月随访一次，随访 3 个月无复发。

【病例点评】

本例患者的病史比较清晰，剖宫产后半个月，既往无其他病史，红肿溃疡的皮疹经 1 周左右的抗生素治疗不缓解，在注射部位出现同形反应，血液及溃疡处分泌物多次培养均阴性，组织病理显示：真皮及皮下组织大量中性粒细胞浸润。其他实验室检查均无异常。坏疽性脓皮病的临床表现、组织病理学和实验室检查均不具特异性，难点在鉴别诊断，因为多种疾病易被误诊为坏疽性脓皮病，如血管闭塞性疾病、静脉疾病、血管炎、恶性肿瘤、皮肤感染、药物及外界原因导致的组织损伤性及溃疡性炎性疾病（如皮肤克罗恩病和溃疡性脂质渐进性坏死）、静脉淤积性溃疡、肉芽肿性多血管炎、自伤性溃疡、孢子丝菌病、结节性多动脉炎、青斑样血管病变、血管中心性 T 细胞淋巴瘤及冷球蛋白血症、坏死性筋膜炎等，需综合各项指标并排他后才能诊断。此例患者经给予中等剂量糖皮质激素（泼尼松 1mg/（kg·d））治疗后，症状及体征迅速得以控制，1 周后将其泼尼松由 60mg/d 减为 40mg/d，此后根据患者的病情变化逐渐将泼尼松减量至停药，随访无复发。此类患者的糖皮质激素系统使用，一是剂量不宜过小，二是需要长程。

参 考 文 献

[1] 中华医学会风湿病学分会. 系统性红斑狼疮诊断及治疗指南［J］. 中华风湿病学杂志，2010，14（5）：342-346.

[2] Gladman DD, Ibañez D, Urowitz MB. Systemic lupus erythematosus disease activity index 2000［J］. J Rheumatol，2002，29（2）：288-291.

[3] Ng KP, Cambridge G, Leandro MJ, et al. B cell depletion therapy in systemic lupus erythematosus: long-term follow-up and predictors of response［J］. Ann Rheum Dis，2007，66（9）：1259-1262.

[4] Lu TY, Ng KP, Cambridge G, Leandro MJ, et al. A retrospective seven-year analysis of the use of B cell depletion therapy in systemic lupus erythematosus at University College London Hospital: the first fifty patients［J］. Arthritis Rheum，2009，61（4）：482-487.

[5] Ramos-Casals M, Soto MJ, Cuadrado MJ, et al. Rituximab in systemic lupus

erythematosus: a systematic review of off-label use in 188 cases [J]. Lupus, 2009, 18 (9): 767-776.

[6] Turner-Stokes T, Lu TY, Ehrenstein MR, et al. The efficacy of repeated treatment with B-cell depletion therapy in systemic lupus erythematosus: an evaluation[J]. Rheumatology(Oxford), 2011, 50 (8): 1401-1408.

[7] Terrier B, Amoura Z, Ravaud P, et al. Safety and efficacy of rituximab in systemic lupus erythematosus: results from 136 patients from the French AutoImmunity and Rituximab registry [J]. Arthritis Rheum, 2010, 62 (8): 2458-2466.

[8] Cobo-Ibáñez T, Loza-Santamaría E, Pego-Reigosa JM, et al. Efficacy and safety of rituximab in the treatment of non-renal systemic lupus erythematosus: a systematic review[J]. Semin Arthritis Rheum, 2014, 44 (2): 175-185.

[9] Merrill JT, Neuwelt CM, Wallace DJ, et al. Efficacy and safety of rituximab in moderately-to-severely active systemic lupus erythematosus: the randomized, double-blind, phase II / III systemic lupus erythematosus evaluation of rituximab trial[J]. Arthritis Rheum, 2010, 62(1): 222-233.

[10] Rovin BH, Furie R, Latinis K, et al. Efficacy and safety of rituximab in patients with active proliferative lupus nephritis: the Lupus Nephritis Assessment with rituximab study [J]. Arthritis Rheum, 2012, 64 (4): 1215-1226.

[11] Wallace DJ, Stohl W, Furie RA, et al. A phase II, randomized, double-blind, placebo-controlled, dose-ranging study of belimumab in patients with active systemic lupus erythematosus [J]. Arthritis Rheum, 2009, 61 (9): 1168-1178.

[12] Navarra SV, Guzmán RM, Gallacher AE, et al. Efficacy and safety of belimumab in patients with active systemic lupus erythematosus: a randomized, placebo-controlled, phase 3 trial [J]. Lancet, 2011, 377 (9767): 721-731.

[13] 朱学骏. 天疱疮与类天疱疮的治疗 [J]. 临床皮肤科杂志, 2000, 29 (6): 381-382.

[14] Joly P, Mouquet H, Roujeau JC, et al. A single cycle of rituximab for the treatment of severe pemphigus [J]. N Engl J Med, 2007, 357 (6): 545-552.

[15] 常远, 陈喜雪, 王明悦等. 利妥昔单抗治疗天疱疮的长期疗效及安全性分析 [J]. 中华皮肤科杂志, 2020, 53 (4): 279-284

[16] Fisher AA. Contact dermatitis. Philadelphia: Lea &Febiger; 1973, 293-305.

[17] Fisher AA. Systemic eczematous "contact-type" dermatitis medicamentosa [J]. Annals of Allergy, 1966, 24 (8): 406-420.

[18] Andersen KE, Niels H, Torkil M. The baboon syndrome: systemically-induced allergic contact dermatitis [J]. Contact Dermatitis, 1984, 10 (2): 97-100.

［19］Klaschka F，Ring J. Systemically induced（hematogenous）contact eczema［J］. Semin Dermatol，1990，9（3）：210-215.

［20］Veien NK，Svejgaard E，Menné T. In vitro lymphocyte transformation to nickel：a study of nickel-sensitive patients before and after epicutaneous and oral challenge with nickel［J］. Acta Derm Venereol，1979，59（5）：447-451.

［21］中国中西医结合学会皮肤性病专业委员会色素病学组.白癜风诊疗共识（2018版）［J］，中华皮肤科杂志，2018，51（4）：247-250.

［22］Pasricha JS，Khaitan BK. Oral mini-pulse therapy with betamethasone in vitiligo patients having extensive or fast spreading disease［J］. Int J Dermatol，1993，32（10）：753-757.

［23］Kanwar AJ，Mahajan R，Parsad D. Low-dose oral mini-pulse dexamethasone therapy in progressive unstable vitiligo［J］. J Cutan Med Surg，2013，17（4）：259-268.

［24］Lee，Hemin，Kim，et al. A Retrospective Study of Methylprednisolone Mini-Pulse Therapy Combined with Narrow-Band UVB in Non-Segmental Vitiligo［J］. Dermatol，2016，232（2）：224-229.

［25］El Mofty M，Essmat S，Youssef R，et al. The role of systemic steroids and phototherapy in the treatment of stable vitiligo：a randomized controlled trial［J］. Dermatol Ther，2016，29（6）：406-412

［26］Seiter S，Ugurel S，Tilgen W，et al. Use of high-dose methylprednisolone pulse therapy in patients with progressive and stable vitiligo［J］. Int J Dermatol，2000，39（8）：624-627.

［27］中华医学会皮肤性病学分会银屑病专业委员会.中国银屑病诊疗指南（2018完整版）［J］.中华皮肤科杂志，2019，52（10）：667-701.

［28］秦万章，顾军.银屑病学［M］.南京：江苏凤凰科学技术出版社，2020：486-488.

［29］中华医学会皮肤性病学分会，中国医师协会皮肤科医师分会，中国中西医结合学会皮肤性病专业委员会.中国银屑病生物制剂治疗指南（2021）［J］.中华皮肤科杂志，2021，54（12）：1033-1047.

［30］Umezawa Y，Ozawa A，Kawasima T，et al. Therapeutic guidelines for the treatment of generalized pustular psoriasis（GPP）based on a proposed classification of disease severity［J］. Arch Dermatol Res，2003，295（1 Supplement）：S43-S54.

［31］Menter A，Korman NJ，Elmets CA，et al. Guidelines of care for the management of psoriasis and psoriatic arthritis：section 6. Guidelines of care for the treatment of psoriasis and psoriatic arthritis：case-based presentations and evidence-based conclusions.［J］. J Am Acad Dermatol，2011，65（1）：137-174.

[32] Pathirana D, Ormerod AD, Saiag P, et al. European S3-Guidelines on the systemic treatment of psoriasis vulgaris[J]. J Eur Acad Dermatol Venereol, 2009, 23(Supp12): 1-70.

[33] Chambers CD, Johnson DL. Emerging data on the use of anti-tumor necrosis factor-alpha medications in pregnancy [J]. Birth Defects Res A Clin Mol Teratol, 2012, 94 (8): 607-611.

[34] 中国医师协会皮肤科医师分会变态反应性疾病专业委员会. 药物超敏反应综合征诊治专家共识 [J]. 中华皮肤科杂志, 2018, 51 (11): 787-790.

[35] Paquet P, Nikkels A, Arrese JE, et al. Macrophages and tumor necrosis factor alpha in toxic epidermal necrolysis [J]. Arch Dermatol, 1994, 130 (5): 605-608.

[36] Correia O, Delgado L, Barbosa IL, et al. Fleming-Torrinha J. Increased interleukin 10, tumor necrosis factor alpha, and interleukin 6 levels in blister fluid of toxic epidermal necrolysis [J]. J Am Acad Dermatol, 2002, 47 (1): 58-62.

[37] Nassif A, Moslehi H, Le Gouvello S, et al. Evaluation of the potential role of cytokines in toxic epidermal necrolysis [J]. J Invest Dermatol, 2004, 123 (5): 850-855.

[38] Wolf R, Matz H, Marcos B, et al. Drug rash with eosinophilia and systemic symptoms vs toxic epidermal necrolysis: the dilemma of classification[J]. Clin Dermatol, 2005, 23(3): 311-314.

[39] Fischer M, Fiedler E, Marsch WC, et al. Antitumour necrosis factor-alpha antibodies (infliximab) in the treatment of a patient with toxic epidermal necrolysis [J]. Br J Dermatol, 2002, 146 (4): 707-709.

[40] Maverakis E, Ma C, Shinkai K, et al. Diagnostic Criteria of Ulcerative Pyoderma Gangrenosum: A Delphi Consensus of International Experts [J]. JAMA Dermatol, 2018, 154 (4): 461-466.

第8章 外用糖皮质激素类药物的应用历史、成分、剂型和药理作用

一、外用糖皮质激素类药物的应用历史

糖皮质激素的发现和使用是 20 世纪临床药物治疗学的三项重大发现（抗生素、激素和维生素）之一。糖皮质激素在皮肤科应用已几十年。系统或外用糖皮质激素对很多炎症性及免疫性皮肤病有效，而外用可减少系统的不良反应。近半个世纪以来，局部外用糖皮质激素在皮肤科得到了广泛的应用[1-4]。

1946 年，人类首次成功合成可的松（cortisone），1952 年，Goldman 用 2.5% 醋酸可的松软膏外用治疗 114 例各类皮肤病无效[5]。1950 年，人类首次成功合成氢化可的松（hydrocortisone）。1952 年，Sulzberger 和 Witten 首次外用糖皮质激素 Compound F（2.5% 醋酸氢化可的松软膏）治疗 42 例湿疹获得成功[6, 7]，从此开创了皮肤科外用糖皮质激素类药物的新纪元，这是皮肤科临床治疗的一次革命。

1954 年，Fried 首次合成其氟化物——氟氢可的松（fludrocortisone）。1955 年，Victor 临床证明外用醋酸氟氢可的松治疗皮肤病的疗效比醋酸氢化可的松强 10 倍[1]。

此后为了提高疗效并减少不良反应，药物学家利用改变其化学结构的方法相继合成了许多外用制剂。1956 年，合成卤化物曲安奈德（triamcinolone acetonide）。1960 年，Vickers 和 Tighe 外用曲安奈德成功治疗银屑病。1959 年，在墨西哥城 Syntex Laboratories SA 的研究部门首次合成高效能卤化物氟轻松（fluocinolone acetonide），1964 年，成功合成倍他米松戊酸酯（betamethasone 17-valerate），疗效 3 倍于氟轻松。

糖皮质激素至今仍是皮肤科应用最广泛的外用制剂。根据 Schäfer 等的研究，有 95% 的皮肤疾病外用药物含有糖皮质激素。没有其他药物像外用糖皮质激素那样成功治疗皮肤病。与之一致的是，世界著名皮肤病专家加利福尼亚大学旧金山分校皮肤科教授 Howard Maibach 将皮肤病学的历史划分为糖皮质激素治疗前和治疗后两个时代。

二、外用糖皮质激素类药物及其成分

临床上使用的外用糖皮质激素类药物，由糖皮质激素及基质两部分构成。根据是否含有其他药物成分又分为单纯外用糖皮质激素制剂及复方外用糖皮质激素制剂，前者仅含糖皮质激素，后者还同时含有抗菌、抗病毒或抗真菌等药物。

外用药物涂于皮肤表面到发挥作用，要经历以下过程：

（1）释放：药物从基质中释放出来，分布到皮肤表面。

（2）吸附：经过物理化学结合或黏附作用，药物结合到皮肤角质层。角质层作为药物贮存库，缓缓释放到以下皮肤组织中。

（3）渗透：药物通过皮肤中一系列的屏障，到达皮肤各部位。其中主要屏障是表皮角质层。

（4）代谢：皮肤中存在许多酶，可使药物发生氧化、还原、水解、甲基化、糖基化或键性结合等而失去药理作用。

（5）系统性吸收：药物通过真皮及皮下组织中的血管、淋巴管进入体循环，并分布到全身。

（一）糖皮质激素（glucocorticoid）

糖皮质激素是外用糖皮质激素类药物的核心成分，但在成品药中仅占很少的比例，如 0.1% 氢化可的松乳膏，其中氢化可的松仅占 0.1%。

常用的外用糖皮质激素类药物如下。

1. 醋酸氢化可的松软膏（hydrocortisone acetate cream）　常见的浓度有 1%、2.5%，其中 1% 浓度的为弱效外用糖皮质激素制剂。适用于过敏性、非感染性皮肤病和一些增生性皮肤病，如皮炎、湿疹、神经性皮炎、脂溢性皮炎及瘙痒症等。每日 2～4 次，涂于患处。不宜长期使用，并避免全身大面积使用；用药 1 周后症状未缓解，应向医师咨询；涂布部位如有灼烧感、瘙痒、红肿等，应停止用药，洗净。必要时向医师咨询；当药品性状发生改变时，禁止使用。孕妇、儿童需慎用。

2. 醋酸地塞米松（氟美松）乳膏（dexamethasone acetate cream）　常见的浓度为 0.05%，为弱效含氟外用糖皮质激素制剂。主要用于过敏性和自身免疫性炎症性疾病，如局限性瘙痒症、神经性皮炎、接触性皮炎、脂溢性皮炎、慢性湿疹等。每日 2～3 次，涂于患处。并发细菌及病毒感染时，应与抗菌药物合用；不能长期大面积应用。儿童应减少药物用量，不能采用封包治疗，用药时间不宜过长。老年患者用药尚不明确。孕妇及哺乳期妇女应权衡利弊后慎用，孕妇不能长期大面积或大量使用。

3. 丁酸氢化可的松乳膏（hydrocortisone butyrate cream） 常见商品名：尤卓尔。常见的浓度为 0.1%，为中效外用糖皮质激素制剂。适用于过敏性皮炎、脂溢性皮炎、湿疹等。每日 2 次，涂于患处。不宜大面积、长期使用。儿童可在医师指导下使用。孕妇和哺乳期妇女慎用。调查或市场经验等研究显示，本品有危害人类胎儿的明确证据；但在某些情况（如孕妇存在严重的、危及生命的疾病，没有更安全的药物可供使用，或药物虽安全但使用无效），孕妇用药的获益大于危害。

4. 地奈德乳膏（desonide cream） 常见商品名：力言卓。常见的浓度为 0.05%，为非氟双酯结构的弱效外用糖皮质激素制剂。适用于接触性皮炎、神经性皮炎、脂溢性皮炎、湿疹、银屑病、扁平苔藓、单纯性苔藓、汗疱疹等引起的皮肤炎症和皮肤瘙痒的治疗。每日 2～4 次，涂于患处。银屑病及其他顽固性皮肤病可采用封包治疗，若发生感染则应结束封包，并使用适当抗菌药物治疗。儿童应用安全性较好，可以应用于柔嫩部位皮损及儿童皮炎湿疹的外用治疗。长期使用此类药品可导致儿童生长发育迟缓。老年患者未进行该项试验且无可靠参考文献。尚无充分的人体试验考察其致畸效应，孕妇应充分权衡利弊后慎用本品，且不应大剂量、大面积长期使用此类药品。尚不知外用地奈德乳膏是否泌入乳汁，但几乎不可能对婴儿造成不良影响，哺乳期妇女需慎用本品。

5. 醋酸曲安奈德乳膏（triamcinolone acetonide acetate cream） 常见的浓度为 0.1%，为中效外用糖皮质激素制剂。适用于过敏性皮炎、湿疹、神经性皮炎、脂溢性皮炎及瘙痒症等。每日 2～3 次，涂于患处。不宜长期使用，并避免全身大面积使用。儿童必须在成人监护下使用。老年患者用药尚不明确。孕妇及哺乳期妇女用药尚不明确。

6. 丙酸氟替卡松乳膏（fluticasone propionate cream） 常见的浓度为 0.05%，为中效外用糖皮质激素制剂。成人及 1 岁以上（含 1 岁）儿童可使用。适用于各种糖皮质激素可缓解的炎症性和瘙痒性皮肤病，如湿疹包括特异性湿疹和盘状湿疹；结节性痒疹；银屑病（泛发斑块状除外）；神经性皮肤病包括单纯性苔藓；扁平苔藓；脂溢性皮炎；接触性皮炎；盘状红斑狼疮；泛发性红斑（全身类固醇激素治疗的辅助用药）；虫咬皮炎等。弱效糖皮质激素无效的 1 岁以上（含 1 岁）儿童在医师指导下可用本品缓解特应性皮炎引起的炎症和瘙痒。禁用于肛周及外阴瘙痒。每日 1～2 次，涂于患处。1 岁以下儿童禁用本品。儿童用药时应尽可能采用最低有效治疗剂量并避免长期持续使用本品。老年患者用药尚不明确。孕妇禁用，哺乳期妇女慎用。

7. 糠酸莫米松乳膏（mometasone furoate cream，Elocon）　常见商品名：艾洛松。常见的浓度为 0.1%，为中效不含氟外用糖皮质激素制剂。适用于湿疹、神经性皮炎、特应性皮炎及皮肤瘙痒症。每日 1 次，涂于患处。孕妇及哺乳期妇女慎用。可以安全地用于面部及柔嫩部位、儿童、老年人，既可以作为轻中度皮肤病的初始治疗，又可以在疾病控制后通过主动维持治疗控制复发。还可在重度皮肤病中作为初始治疗或作为阶梯治疗的选择之一。

8. 糠酸莫米松凝胶（mometasone furoate gel）　常见的浓度为 0.1%，为中效外用糖皮质激素制剂。适用于湿疹、神经性皮炎、特应性皮炎及皮肤瘙痒症。每日 1 次，涂于患处。凝胶剂型外用后局部皮肤可形成薄膜，凉爽透气。急性期糜烂渗出的皮损也可以应用，与糠酸莫米松乳膏相比应用范围扩大。

9. 丙酸倍氯米松软膏（beclometasone dipropionate cream）　商品名：倍氯霜。常见的浓度为 0.025%，为强效外用糖皮质激素制剂。适用于过敏性与炎症性皮肤病和相关疾病，如湿疹、过敏性皮炎、接触性皮炎、神经性皮炎、扁平苔藓、盘状红斑狼疮、掌跖脓疱病、瘙痒症、银屑病等。每日 2 ~ 3 次，涂于患处，必要时予以包扎。不宜长期大面积应用，亦不宜采用封包治疗，大面积使用不能超过 2 周；治疗顽固、斑块状银屑病，若用药面积仅占体表面积的 5% ~ 10%，可连续应用 4 周，每周用量均不能超过 50g；伴有皮肤感染，必须同时使用抗感染药物；不可用于眼部。婴儿应慎用，避免长期大量封包给药。老年患者避免长期大量封包给药。孕妇应慎用，避免长期大量用药。

10. 醋酸氟轻松乳膏（fluocinonide cream）　商品名：肤轻松。常见的浓度为 0.025%，为强效外用糖皮质激素制剂。适用于较严重的湿疹、皮炎及银屑病等。每日 2 次，涂于患处。封包治疗仅适于慢性肥厚或掌跖部位的皮损。1 周总量不得超过 50g。本品不能长期大面积应用。由于婴幼儿、儿童体表面积相对较大，应尽可能减少药物用量，用药时间不宜过长且不能采用封包治疗。老年患者避免长期大量封包给药。孕妇及哺乳期妇女用药应权衡利弊后慎用，孕妇不能长期、大面积或大量使用。

11. 哈西奈德（氯氟舒松）乳膏（halcinonide cream）　浓度为 0.1%，为强效含氟含氯外用糖皮质激素制剂。适用于接触性皮炎、特应性皮炎、神经性皮炎、面积不大的银屑病、硬化萎缩性苔藓、扁平苔藓、盘状红斑狼疮、脂溢性皮炎（非面部）、肥厚性瘢痕。每日 2 次，涂于患处。儿童应为小面积，短期应用，一旦消退迅速停药，1 岁以内儿童尽量不用此药。孕妇及哺乳期妇女慎用。

12. 哈西奈德溶液（halcinonide solution）　商品名：乐肤液。浓度为 0.1%，

为强效含氟含氯外用糖皮质激素制剂。适用于接触性皮炎、特应性皮炎、神经性皮炎、面积不大的银屑病、硬化萎缩性苔藓、扁平苔藓、盘状红斑性狼疮、脂溢性皮炎（非面部）、肥厚性瘢痕。每日 2 次，涂于患处。儿童应为小面积，短期应用，一旦消退迅速停药，1 岁以内儿童尽量不用此药。孕妇及哺乳期妇女慎用。

13. 卤米松（卤美他松）乳膏（halometasone cream） 常见商品名：澳能、尤乐宁。常见的浓度为 0.05%，为超强效卤化外用糖皮质激素制剂。主要用于对糖皮质激素治疗有效的非感染性炎症性皮肤病如脂溢性皮炎、接触性皮炎、特应性皮炎、局限性神经性皮炎、钱币状湿疹和寻常型银屑病。每日 1 ～ 2 次，涂于患处。药效欠佳者或较顽固的患者，可改用短时的封包以增强疗效，但应限于小面积皮肤。无论患者的年龄，均应避免长期连续使用。本品应慎用于面部或皱褶部位，且只能短期使用。对于婴幼儿及儿童，避免长期连续治疗，以免 HPA 轴抑制的发生。连续性治疗不应超过 2 周；2 岁以下的儿童，治疗不应超过 7 天。敷药的皮肤面积不应超过体表面积的 10%。老年患者用药尚不明确。对孕妇用药进行了皮质类固醇安全性评价，也专门用卤米松进行了动物实验，已证明可能有潜在致畸性，或对胚胎和（或）幼胎产生其他不良作用，孕妇使用本品必须注意权衡利弊，应有明确的治疗指征，而且不应大剂量使用，不应用于大面积皮肤（特别不应使用密封性包扎）或长时间使用。本品活性物质及其代谢产物是否泌入乳汁尚不清楚，哺乳期妇女应慎用。国内有经验丰富的皮肤科医生仍认为由于卤米松乳膏属于超强效激素，对儿童应格外慎重，一般不宜首先推荐外用。

对于慢性皮肤病，如银屑病或慢性湿疹，使用卤米松乳膏时不应突然停用，应交替使用润肤剂或药效更弱的另一种糖皮质激素，逐渐减少本品的用药剂量。

14. 丙酸氯倍他索乳膏（clobetasol propionate cream） 常见商品名：恩肤霜。常见的浓度有 0.02%，为超强效外用糖皮质激素制剂。适用于慢性湿疹、银屑病、扁平苔藓、盘状红斑狼疮、神经性皮炎、掌跖脓疱病等糖皮质激素外用治疗有效的皮肤病。主要用于严重的顽固性湿疹、皮炎及斑块状银屑病等，可短期使用。每日 2 次，涂于患处。不能长期大面积应用，亦不宜采用封包治疗。大面积使用不能超过 2 周；治疗顽固、斑块状银屑病，若用药面积仅占体表的 5% ～ 10%，可以连续应用 4 周。每周用量均不能超过 50g。不能应用于面部、腋窝及腹股沟等皮肤皱褶部位。婴儿及儿童不宜使用。老年患者用药尚不明确。孕妇及哺乳期妇女应权衡利弊后慎用。孕妇不能长期、大面积或大量使用。

15. 双醋二氟松霜（diflorasone diacetate cream，Psorcon） 常见商品名：索康霜。常见的浓度为 0.05%，为超强效外用糖皮质激素制剂。适用于银屑病、接触性皮炎、钱币状湿疹、慢性手足部皮炎、汗疱疹等。每日 2 次，涂于患处。

面部、外生殖器及皱褶部位不宜应用，儿童、孕妇及哺乳期妇女慎用。

16. 丁酸氯倍他松乳膏（clobetasone butyrate cream）　常见商品名：力夫康。常见的浓度为 0.05%，为中效外用糖皮质激素制剂。适用于短期治疗和控制湿疹及皮炎，包括特应性皮炎、原发刺激性和过敏性皮炎。适用于成年及 12 岁以上儿童。每日 2 次，涂于患处，不能封包，且连续使用不得超过 7 天。老年患者用药尚不明确。没有本品用于孕妇的充足数据，对动物的研究证明有一定生殖毒性，但对人体的危险未知。建议孕妇及哺乳期妇女使用前应咨询医师。

17. 倍他米松乳膏（betamethasone cream）　常见的浓度为 0.1%，为超强效外用糖皮质激素制剂。适用于过敏性皮炎、湿疹、神经性皮炎、脂溢性皮炎及瘙痒症等。每日 2 ～ 4 次，涂于患处。儿童及孕妇需慎用。

（二）含糖皮质激素的外用复方制剂

在糖皮质激素制剂中配以其他药物，如角质溶解剂、抗细菌药物、抗真菌药物、抗病毒药物等，形成复方制剂，可以兼顾治疗，还有一定的协同作用，如复方地塞米松乳膏、复方曲安奈德霜、复方酮康唑软膏、曲安奈德益康唑乳膏、复方醋酸氟轻松酊、复方曲安奈德软膏、曲咪新乳膏、卤米松/三氯生乳膏、复方酮康唑洗剂等。需要注意的是，复方制剂中的成分如促渗剂氮酮或角质溶解剂水杨酸等会提高激素的效能。对于怀疑合并有细菌或真菌感染的皮损，可以使用含相应抗微生物药物的复方制剂 1 ～ 2 周；斑块状银屑病可以使用含卡泊三醇或他扎罗汀的复方制剂；肥厚、角化性皮损可使用含角质溶解剂水杨酸的复方制剂。

常用的复方糖皮质激素制剂品种繁多，近年来不断有新产品诞生，多起到协同增效、减少不良反应的效果，具体如下。

1. 复方曲安奈德（compound triamcinolone acetonide）　主要成分为曲安奈德。曲安奈德为糖皮质激素，具有抗炎、止痒及抗过敏作用。主要包含下列药物：

（1）醋酸曲安奈德尿素软膏（triamcinolone acetonide acetate and urea ointment）：每 10g 含醋酸曲安奈德 0.01g，尿素 1.0g。加入尿素可溶解角蛋白，增加蛋白质的水合作用，兼有止痒、抗菌等作用，并能增加药物经皮肤的穿透性。适用于扁平苔藓、过敏性皮炎、湿疹、神经性皮炎、脂溢性皮炎及瘙痒症，亦可用于手足皲裂。每日 2 ～ 3 次，涂于患处。孕妇（特别是妊娠 3 个月内的孕妇）禁用，哺乳期妇女禁用。

（2）复方曲安奈德乳膏（compound triamcinolone acetonide cream）：常见商品名为康纳乐。每克含曲安奈德 1.0mg（0.1%）、制霉菌素 10 万 U、硫酸新霉素（按新霉素计）2500U 及短杆菌肽 250U。制霉菌素为广谱抗真菌药，对念珠菌属的抗菌活性高，新型隐球菌、曲菌、毛霉菌、小孢子菌、荚膜组织浆胞菌、皮炎芽生菌及皮肤癣菌通常亦敏感；硫酸新霉素对葡萄球菌属（甲氧西林敏感株）、棒状杆菌属及大肠埃希菌、克雷伯菌属、变形杆菌属等肠杆菌科细菌有良好抗菌作用。适用于同时伴有敏感真菌和敏感细菌感染的皮炎。每日 2～3 次，涂于患处。

本品含有多种抗生素，长期使用会导致不敏感细菌和霉菌等的过量生长，引起二重感染。本品含有新霉素，能引起肾中毒和耳中毒，对于大面积烧伤、营养性溃疡等患者应慎用。避免全身大面积使用及长期使用，一般用药不宜超过 4～6 周。婴儿及儿童不宜使用。老年患者应避免长期大量使用。孕妇及哺乳期妇女慎用。

（3）曲咪新乳膏（triamcinolone acetonide acetate and miconazole nitrate and neomycin sulfate cream）：常见商品名为顺峰康霜，旧称皮康霜。每克含硝酸咪康唑 10mg、醋酸曲安奈德 1mg、硫酸新霉素 3000U。其中硝酸咪康唑为广谱抗真菌药，对某些革兰氏阳性细菌也有抗菌作用；硫酸新霉素对多种革兰氏阳性与阴性细菌有效。适用于湿疹、接触性皮炎、脂溢性皮炎、神经性皮炎、体癣、股癣及手足癣等。每日 2～3 次，涂于患处。

本品不得长期大面积使用。连续使用不能超过 4 周，面部、腋下、腹股沟及外阴等皮肤细薄处连续使用不能超过 2 周。儿童如长期使用，须慎重。孕妇及哺乳期妇女应在医师指导下使用。

（4）曲安奈德益康唑乳膏（triamcinolone acetonide and econazole nitrate cream）：常见商品名为派瑞松、益富清。含 1% 硝酸益康唑、0.1% 曲安奈德。其中硝酸益康唑为抗真菌药，对皮肤癣菌、霉菌和酵母菌（如念珠菌）等有抗菌活性，对某些革兰氏阳性菌也有效。适用于伴有真菌感染或有真菌感染倾向的皮炎、湿疹；由皮肤癣菌、酵母菌和霉菌所致的炎症性皮肤真菌病，如手足癣、体癣、股癣、花斑癣；尿布皮炎；念珠菌性口角炎；甲沟炎；由真菌、细菌所致的皮肤混合感染。每日 2 次，涂于患处。治疗皮炎、湿疹时，疗程 2～4 周。治疗炎症性真菌性疾病应持续至炎症反应消退，疗程不超过 4 周。

本品不得长期大面积使用。连续使用不能超过 4 周，面部、腋下、腹股沟及外阴等皮肤细薄处连续使用不能超过 2 周。儿童，孕妇及哺乳期妇女应在医师指导下使用。

（5）曲安奈德新霉素贴膏（triamcinolone acetonide and neomycin paste）：商品名为肤疾宁。含醋酸曲安奈德不少于 16μg/cm^2，硫酸新霉素不少于 90U。其中硫酸新霉素为氨基糖苷类抗生素，对葡萄球菌属（甲氧西林敏感株）、棒状杆菌属有良好作用，对大肠埃希菌、克雷伯菌属、变形杆菌属等肠杆菌科细菌亦有良好作用。适用于局限性神经性皮炎、慢性湿疹，也可用于小面积的银屑病。皮肤破溃处禁用。急性、亚急性炎症及渗出糜烂性皮肤病禁用。本品贴敷时间长短依据皮损厚度和严重程度定。可以连续使用 24 小时，即晚上在洗澡后贴上，第二天晚上取下，换新的贴药，直至局部皮肤变软。毛发部位或对橡胶膏过敏者不宜敷贴。儿童慎用。孕妇及哺乳期妇女慎用。

（6）复方醋酸曲安奈德溶液（compound triamcinolone acetonide acetate solution）：每毫升含醋酸曲安奈德 1mg、水杨酸 20mg、月桂氮酮 0.02ml、丙二醇 0.45ml、乙醇适量。本品为醋酸曲安奈德和水杨酸的复方制剂，具有糖皮质激素的抗炎抗过敏作用和水杨酸的去角质作用，两药协同增强了对慢性瘙痒及过敏性皮肤病的疗效。适用于过敏性皮炎、神经性皮炎、慢性湿疹等。每日 2 次，涂于患处，症状控制后改为每日或隔日 1 次，连用不超过 1 周。小儿不推荐使用。

2. 复方卤米松（compound halometasone）　主要药物是卤米松 / 三氯生乳膏（halometasone/triclosan cream）。商品名：新适确得。浓度为 0.05%。每克含卤米松水化合物 0.5mg，三氯生 10mg。其中三氯生具有广谱抗菌作用。适用于已并发三氯生敏感细菌继发感染，而糖皮质激素又有疗效的炎症性皮肤病，如脂溢性皮炎、接触性皮炎、特应性皮炎、局限性神经性皮炎、钱币状湿疹。每日 2～3 次，涂于患处。连续用药不应超过 2～3 周（儿童不应超过 2 周）。2 岁以下的儿童，本品的治疗不应超过 7 天，敷药治疗的皮肤面积不应超过体表面积的 10%，应避免封包。孕妇及哺乳期妇女慎用。

3. 复方丙酸倍氯米松（compound beclometasone dipropionate）　主要包含下列药物。

（1）复方倍氯米松樟脑乳膏（compound beclometasone dipropionate and camphor cream）：又称无极膏。每 10g 含薄荷脑 0.35g、合成樟脑 0.56g、水杨酸甲酯 0.3g、冰片 0.05g、麝香草酚 0.025g、丙酸倍氯米松 0.001g。丙酸倍氯米松一般为强效外用糖皮质激素，但本复方中丙酸倍氯米松浓度很低，为 0.01%，故是弱效激素，可减轻炎症反应；冰片有止痛消肿作用；薄荷脑局部应用时，有促进血液循环及消炎、止痒等作用，可用于消炎、止痒、止痛、减轻水肿等；水杨酸甲酯具有局部刺激作用，可促进局部血液循环，亦有止痒的作用。适用于虫咬皮炎、丘疹性荨麻疹、湿疹、接触性皮炎、神经性皮炎、皮肤瘙痒等。每日 2～3 次，涂于患处。禁用于皮肤损伤、糜烂或开放性伤口。15 岁以下儿童请遵医嘱使用。孕妇及哺乳期妇女慎用。

（2）复方硝酸咪康唑软膏（compound miconazole nitrate ointment）：每克含硝酸咪康唑 20mg、薄荷脑 35mg、合成樟脑 56mg、水杨酸甲酯 30mg、冰片 5mg、麝香草酚 2mg、丙酸倍氯米松 0.1mg。适用于体股癣、手足癣等，亦用于丘疹性荨麻疹、湿疹、皮肤瘙痒症等。每日 2 ～ 3 次，涂于患处，必要时可用敷料包扎或敷盖。禁用于皮肤损伤、糜烂或开放性伤口。15 岁以下儿童请遵医嘱使用。孕妇及哺乳期妇女慎用。

4. 复方倍他米松（compound betamethasone） 主要包含下列药物。

（1）他扎罗汀倍他米松乳膏（tazarotene and betamethasone dipropionate cream）：商品名为乐夫松。每克含他扎罗汀 0.5mg（0.05%）、二丙酸倍他米松（以倍他米松计）0.5mg（0.05%）。他扎罗汀为外用的类维生素 A 的前体药，具有调节表皮细胞分化和增殖等作用。他扎罗汀与中强效糖皮质激素倍他米松联合应用可起到协同增效作用，减轻局部刺激，减少糖皮质激素引起的急性耐受、停药反跳及皮肤萎缩。适用于慢性斑块状银屑病。洗净患处待皮肤干爽后，将适量本品均匀涂抹于患处，避免接触正常皮肤，用药后须用肥皂水将手洗净。每日 1 次，睡前应用。每次用药总面积不得超过全身体表面积的 20%。每周总用量不超过 45g。孕妇、哺乳期妇女及计划妊娠的妇女禁用。18 岁以下患者禁用。

（2）卡泊三醇倍他米松软膏（calcipotriol and betamethasone ointment，Daivobet）：商品名为得肤宝。每克含卡泊三醇 50µg、二丙酸倍他米松 0.5mg。是近年出现的糖皮质激素与维生素 D_3 衍生物的复方新制剂，可抑制角质形成细胞过度增殖，促进正常分化，减少银屑病皮损部位的增生和分化，同时能发挥抗炎、免疫抑制的作用，适用于稳定性斑块状银屑病。每日 1 次，涂于患处。推荐 4 周为 1 个疗程。每日最大剂量不超过 15g，每周最大剂量不超过 100g，治疗面积不应超过体表面积的 30%。18 岁以下患者禁用。孕妇只有当利益大于弊端时才可使用。倍他米松可以泌入乳汁，但在治疗剂量内对婴儿没有不良影响，卡泊三醇不泌入乳汁。哺乳期不能将本品涂敷于乳房。

（3）卡泊三醇倍他米松凝胶（calcipotriol betamethasone gel，Xamiol）：商品名为赛美尔。成分同得肤宝，每克含卡泊三醇 50µg、二丙酸倍他米松 0.5mg。适用于成人头部银屑病的外用治疗。每日 1 次，涂于患处。推荐 4 周为 1 个疗程。1 个疗程结束后，在医学监测下可重复进行此疗程。每天最大剂量不超过 15g，每周最大剂量不超过 100g，治疗面积不应超过体表面积的 30%。本品不可用于面部，使用后应将手部清洗干净以避免接触面部。禁用于红皮病型、剥脱型和脓疱型银屑病患者。儿童及 18 岁以下的青少年不能使用本品。孕妇只有当利益大于弊端时才可使用本品。哺乳期不能将本品涂敷在乳房上。

（4）复方克霉唑乳膏（compound clotrimazole cream）：商品名为奥青。每克含二丙酸倍他米松（以倍他米松计）0.5mg、克霉唑 10mg、硫酸庆大霉素（以庆大霉素计）1.0mg。本复方中倍他米松具有消炎、止痒和收缩血管作用，用以对抗因各种原因引起的皮肤炎症反应；克霉唑为广谱抗菌药，能破坏真菌细胞膜，杀灭真菌，用以预防及治疗伴随皮肤炎症的真菌感染。适用于对糖皮质激素敏感的炎症性皮肤病，如接触性皮炎、湿疹及神经性皮炎等伴发细菌或真菌感染。每日 2 次，涂于患处。婴儿或幼儿不宜长期或大面积使用。老年患者慎用。孕妇及哺乳期妇女应在医师指导下，权衡利弊后慎用。

（5）克霉唑倍他米松乳膏（clotrimazole and betamethasone dipropionate cream）：商品名为荷洛松。每克含克霉唑 10mg、二丙酸倍他米松 0.643mg。本复方中的克霉唑为广谱抗真菌药，可作用于真菌细胞膜，使细胞内容物外漏产生抗真菌作用；二丙酸倍他米松具有持久的抗炎、止痒和收缩血管的作用。适用于红色毛癣菌、须发癣毛癣菌、絮状表皮菌及犬小孢子菌所引起的手、足癣和体、股癣，也可用于由白念珠菌引起的皮肤念珠菌病。每日 2 次，涂于患处。

5. 复方丙酸氯倍他索（compound clobetasol propionate）　包含下列药物。

（1）复方丙酸氯倍他索软膏（compound clobetasol propionate ointment）：商品名为金纽尔。每克含丙酸氯倍他索 0.5mg、维 A 酸 0.25mg。本品为由丙酸氯倍他索与维 A 酸组成的复方制剂。具有抗炎、抗皮肤角化异常等作用，适用于寻常型银屑病的治疗。每日 2 次，薄薄一层均匀涂于患处。本品不宜大面积（＞10% 体表面积）使用，不宜连续使用超过 4 周。本品不宜采用封包治疗，不能用于伴有严重炎症，或溃疡的黏膜，不能用于面部、腋窝及腹股沟等皮肤皱褶部位；应远离眼部。婴儿、儿童（＜12 岁）禁用。虽然尚无直接证据显示人类皮肤外用丙酸氯倍他索、维 A 酸导致畸胎，但动物实验显示丙酸氯倍他索和维 A 酸均有致畸作用，因此孕妇禁用本品。哺乳期妇女应慎用本品，且在用药期间应暂停用药，以免婴儿经口摄入本品。

（2）复方酮康唑软膏（compound ketoconazole ointment）：商品名为皮康王、宝龙康。每克含酮康唑 10mg 和丙酸氯倍他索 0.5mg。本复方中酮康唑为抗真菌药；丙酸氯倍他索为超强效糖皮质激素，具有较强的抗炎、抗过敏作用。适用于体癣、股癣、手足癣、花斑癣、阴道炎等浅部真菌病，银屑病、湿疹、脂溢性皮炎、特应性皮炎、神经性皮炎、接触性皮炎等。每日 2 次，涂于患处。婴幼儿、儿童、孕妇及哺乳期妇女禁用。值得注意的是，本复方中丙酸氯倍他索浓度为 0.05%，高于丙酸氯倍他索乳膏（恩肤霜）的 0.02%，需谨慎使用。

（3）复方酮康唑发用洗剂（compound ketoconazole lotion for scalp disorders）：

商品名为康王。每克含酮康唑 15mg、丙酸氯倍他索 0.25mg。本复方中酮康唑为广谱抗真菌药，对皮肤癣菌和念珠菌均有抑菌或杀菌作用；丙酸氯倍他索为糖皮质激素，具有较强的抗炎、抗过敏作用，两药并用可提高疗效。用于治疗和预防多种真菌引起的感染，如头皮糠疹（头皮屑）、脂溢性皮炎和花斑癣，能迅速缓解由脂溢性皮炎和头皮糠疹引起的瘙痒和脱屑。取本品约 5ml，涂于患处或已湿润的头发上，轻轻搓揉，与头皮充分接触，2 ～ 5 分钟后用清水冲洗干净。脂溢性皮炎和头皮糠疹，每周 2 次，连用 2 ～ 4 周，巩固治疗可每 1 ～ 2 周 1 次；花斑癣，每日 1 次，连用 5 天。婴幼儿和儿童慎用。孕妇及哺乳期妇女禁用。

6. 复方氟米松（compound flumetasone） 主要为复方氟米松软膏（compound flumetasone ointment）。商品名：奥深。每克含匹伐酸氟米松 0.2mg、水杨酸 30mg。本复方中氟米松为中效合成二氟外用糖皮质激素，具有抗炎、抗过敏、血管收缩和抗组织增生等作用。C21 位上三甲基醋酸基团的引入使得氟米松很难经皮吸收，这导致氟米松很低的浓度即可产生药效；水杨酸具有角质层分离及脱屑作用，同时还有助于稳定皮肤中的保护性酸性皮层，加入水杨酸可促进糖皮质激素穿透到角质层的深层部位，同时还可加快及增强糖皮质激素的药效。适用于对糖皮质激素治疗有效的非感染性皮肤病，尤其是和角化过度有关的皮肤病，如脂溢性皮炎、接触性皮炎、特应性皮炎、局限性神经性皮炎、寻常型银屑病、扁平苔藓及掌跖角化过度症。每日 1 ～ 2 次，涂于患处。婴幼儿及儿童应慎用，避免长期连续治疗，封闭治疗时用药时间尽量短，用药面积也应尽量小。孕妇或哺乳期妇女应慎用，切勿大剂量或长期使用。

7. 复方氟轻松（compound fluocinonide） 包含下列药物。

（1）复方醋酸氟轻松酊（compound fluocinonide tincture）：商品名为皮炎宁酊。每 1ml 含醋酸氟轻松 0.4mg、水杨酸 50mg、间苯二酚 100mg、冰片 20mg、甘油 0.05ml。本复方中醋酸氟轻松具有较强的抗炎作用，能使炎症部位的血管收缩，降低毛细血管的通透性，减少炎症的早期渗出、充血、水肿和细胞浸润，缓解红肿热痛等症状，并有抗过敏作用；水杨酸具有溶解皮肤角质、杀真菌作用；冰片具有止痛、抗菌作用。适用于神经性皮炎、银屑病。每日 2 次，涂于患处。用于头部时，应将本品用 75% 乙醇溶液按 1 ：1 的比例稀释后再使用。婴幼儿不宜使用。儿童慎用，妊娠期及哺乳期妇女慎用。

（2）醋酸氟轻松冰片乳膏（fluocinonide acetate and borneol cream）：含醋酸氟轻松 0.01%、冰片 0.5%。加入冰片具有抗菌止痛作用，并具有清凉感。适用于皮炎、湿疹、银屑病及非特殊性肛门、生殖部位瘙痒等。每日 2 次，涂于患处，封包治疗仅适用于慢性肥厚或掌跖部位的皮损。婴儿，儿童体表面积相对较大，应尽可能减少药物用量，用药时间不宜过长且不能采用封包治疗，不能用于面部。孕妇不能长期、大面积或大量使用。

（3）新霉素氟轻松乳膏（neomycin sulfate and fluocinonide cream）：每克含硫酸新霉素 3500U、醋酸氟轻松 0.25mg、冰片 5mg。本复方中硫酸新霉素为氨基糖苷类抗生素，对需氧革兰氏阴性杆菌有强大的抗菌活性，对产碱杆菌属、莫拉菌属、枸橼酸菌属、不动杆菌属、布鲁氏菌属、嗜血杆菌属及分枝杆菌属等亦有一定的抗菌活性；醋酸氟轻松为合成的含氟强效糖皮质激素，外用可使真皮毛细血管收缩，抑制表皮细胞的增殖或再生，抑制结缔组织内纤维细胞的新生，稳定细胞内溶酶体膜，具有较强的抗炎及抗过敏的作用；冰片具有止痛、消肿作用。适用于过敏性皮炎、亚急性慢性湿疹、阴囊湿疹、皮肤瘙痒症和外阴瘙痒等。每日 2 ～ 3 次，涂于患处。本品不能长期、大面积使用。应用于面部及皮肤皱褶部位应慎重权衡利弊。眼部禁用。儿童应尽可能减少药物用量，且不能采用封包治疗。孕妇及哺乳期妇女应权衡利弊后慎用。

8. 复方地塞米松（compound dexamethasone）　复方醋酸地塞米松乳膏（compound dexamethasone acetate cream）：商品名为皮炎平。每克含醋酸地塞米松 0.75mg、薄荷脑 10mg、樟脑 10mg。本复方中地塞米松为糖皮质激素，具有抗炎、抗过敏作用；薄荷脑、樟脑具有促进局部血液循环和轻度的消炎、止痛及止痒作用。产品止痒效果强于单纯使用地塞米松制剂。适用于局限性瘙痒症、神经性皮炎、接触性皮炎、脂溢性皮炎及慢性湿疹。每日 2 ～ 3 次，涂于患处。病情较重或慢性炎症患者，每日 5 ～ 8 次或遵医嘱。孕妇及哺乳期妇女慎用。

（三）部分含糖皮质激素的"消字号"产品和化妆品

值得注意的是，部分厂家通过将产品注册为"消字号"规避监管。"消字号"仅属于卫生消毒用品范畴，不具备治疗效果，产品的许可证发放与管理仅由省级以下卫生行政部门负责，监管相对药物宽松，无良厂家会把某些含有激素甚至强效激素的药品包装成"消字号"产品，并宣传为纯天然或中药产品，迷惑患者，患者使用后见效快，易产生信任，导致连续甚至长期使用，引起许多不良反应。

例如，2019 年"315"活动期间，《中国消费者报》在网上选购了 8 款热销的自称"纯天然""植物提取""不添加任何激素"的宝宝湿疹霜送至测评机构SGS 检测，结果显示，只有 2 款未检测出激素。其中"苗疆域草婴儿紫草软膏"被检出含 476.6mg/kg 地塞米松醋酸酯、11.6mg/kg 地塞米松、0.1mg/kg 莫米他松糠酸酯及倍他米松醋酸酯，地塞米松醋酸酯含量甚至与药品相当。"鹊肤霜（儿童型）"被检出含 176.8mg/kg 倍氯米松二丙酸酯、0.6mg/kg 倍他米松二丙酸酯，还检出倍氯米松、氯倍他索丙酸酯,倍氯米松二丙酸酯含量甚至与药品相当。"雪肌霜（儿童型）"被检出含 200.2mg/kg 莫米他松糠酸酯、3mg/kg 氯倍他索丙酸酯,莫米他松糠酸酯含量达到药品标准的 1/5。"帮宝消湿止痒膏"被检出含 75.2mg/kg 氯倍他索丙酸酯,其氯含量接近药品标准的 1/3。

还有无良厂家将糖皮质激素掺进化妆品中,达到所谓"特效嫩肤、美白"的作用,造成消费者在不知情的情况下长期误外用激素,产生不良反应。

有研究按照国家标准检测方法 GB/T 24800.2—2009《化妆品中四十一种糖皮质激素的测定液相色谱 / 串联质谱法和薄层层析法》检测了 2014 ～ 2016 年市场流通的 110 个批次面膜样本。其中阳性样品为 20 个批次,不合格率约为 18.2%,大部分阳性产品被检出含 1 种激素,有 2 个样品中同时被检出含 2 种激素。检出的激素种类主要有氯倍他索丙酸酯、倍他米松、地塞米松、曲安奈德醋酸酯、莫米他松糠酸酯等。其中氯倍他索丙酸酯为强效激素,检出率高达 14.5%,检出含量在 10 ～ 200μg/g,其次为曲安奈德醋酸酯,检出率为 2.7%,检出含量高达 350μg/g。

（四）使用含糖皮质激素的外用复方制剂的注意问题

使用含糖皮质激素的复方制剂需要注意以下几点[8]。

1. 外用抗生素耐药问题　抗生素耐药的问题是全世界医学界关注的问题之一。系统使用的抗生素不建议外用,因会增加耐药机会,在选择含抗生素的复方糖皮质激素制剂时需注意。

2. 外用抗生素过敏问题　许多外用复方糖皮质激素制剂含有新霉素,有一定作用,但近年对新霉素过敏的病例报道并不少见,新霉素已成为标准筛查变应原之一,因此尽可能选用含低过敏率外用抗生素的复方糖皮质激素制剂。

3. 复方制剂中的成分过多问题　由于可能存在药物之间的相互作用,外用复方糖皮质激素制剂会导致接触性皮炎。外用药接触致敏后再使用结构相似的内服药可导致系统性接触性皮炎等问题,因此复方制剂中的成分越简单越好。

4. 选用可能含有透皮吸收促进剂、角质剥脱剂的复方制剂时需格外谨慎　复方制剂中加入丙二醇、二甲基亚砜（DMSO）、氮酮、脂质体等透皮吸收促进剂,可明显改善药物在表皮的通透和扩散,进而提高激素的强度。透皮吸收促进剂有皮肤刺激性,当丙二醇、二甲基亚砜含量或浓度增高时,对皮肤的刺激作用会增强,故不适用于皱褶部位。

复方制剂中加入角质剥脱剂也会提高激素的强度。例如,醋酸曲安奈德尿素软膏含有尿素,对角质层有水合作用,可溶解角蛋白,使激素的吸收增加 2 ～ 8 倍。

复方醋酸氟轻松酊、复方氟米松含有水杨酸，对角质层有剥脱作用，也可使激素的吸收增加 2 ～ 3 倍。

（五）外用糖皮质激素制剂的基质

基质（matrix）由许多复杂的化学物质混合而成，是外用糖皮质激素的载体，对外用糖皮质激素类药物的释放、渗透及吸收都有直接影响。理想的基质应该能携带糖皮质激素到达真皮，而又防止很快地被吸收入血液。基质还有防止药物腐化变质的作用。因此，基质的作用不能忽视。常用的基质有以下几种[8]：

1. 润肤剂　如丁基硬脂酸酯、甘油、羊毛脂、矿物油等。包被糖皮质激素分子，可以减少经皮水分丢失，保护皮肤，增加皮肤弹性。

2. 乳化剂　如羊毛脂、胆固醇、乳化蜡，用于水包油制剂如霜剂及洗剂的乳化制备。

3. 保湿剂　如甘油、丙二醇，用于水包油制剂中，维持水分。

4. 溶剂　如乙醇、甘油、丙二醇等，用于洗剂、溶剂、凝胶、喷雾剂中溶解药物，减少其黏度。

5. 促渗剂　如氮酮、二甲基亚砜、丙二醇，促进药物的吸收及透皮吸收。

6. 防腐剂（抗氧化剂及化学稳定剂）　如乙醇、对苯类、夸特 -15、硫柳汞用于制剂的防腐。

7. 香味剂　如香料，用于增加制剂的香味[9]。

基质对外用糖皮质激素的疗效有很大影响，同一糖皮质激素，在相同浓度下，在不同的基质中，治疗作用可不完全相同。例如，丙二醇、氮酮可以促进糖皮质激素的溶解，增加其皮肤吸收，从而增加疗效。基质也会产生不良反应，如皮肤刺激、诱导皮肤变态反应等。在选择基质时，应注意与皮肤及药物分子的相互作用，药物在其中的稳定性、释放速率和溶解度，以及适用皮肤面积[6]。

良好的基质应具备下列特点：

（1）无色、无味，无刺激、无染色。

（2）药物在基质中溶解性高、稳定性好(不能因溶解而失去药物原有的特性)。

（3）药物在基质中释放快，如二甲基亚砜、氮酮及丙二醇等可使药物从基质中快速释放，增加透皮吸收。

（4）根据皮损特点有辅助治疗作用: 如软膏、硬膏及油包水的乳膏，封闭性能好，可以阻止汗液的蒸发，增加角质层的水合程度，使角质层间水分增多，极性分子易通过水相扩散（如尿素对角质层有水合作用，可使糖皮质激素的抗炎效能增加 2 ～ 10 倍）[10, 11]；而粉剂、洗剂、霜剂等可促进皮肤水分蒸发，有干燥作用。

因此，应该重视糖皮质激素、基质成分与皮肤之间物理及化学方面的相互影响。例如，糠酸莫米松乳膏的基质成分比较优化，其封包样作用可在局部形成保护膜，形成糠酸莫米松储存库，从而增强抗炎作用，延长抗炎时间[12]。

三、外用糖皮质激素类药物的剂型

在临床上，为适应不同的治疗需求，常将外用糖皮质激素制备成不同的剂型（dosage form），如软膏、乳膏、洗剂等。外用糖皮质激素制剂的剂型对吸收起决定性作用[13]。

（一）主要剂型

目前，外用糖皮质激素制剂包括乳膏、软膏、硬膏、溶液、乳液（洗剂）、凝胶/水凝胶、酊剂、洗发水、泡沫、贴膏等。

不同剂型的外用糖皮质激素制剂的皮肤吸收能力大小的排序：贴膏＞硬膏＞软膏＞乳膏＞凝胶＞溶液。加入促渗剂能提高疗效。

1. 乳膏（cream） 其赋形剂是几种不同的有机化合物（油）和水的混合物，通常包含防腐剂。乳膏具备以下特征：

（1）白色，稍有油腻感。

（2）组成成分可导致刺激、刺痛感或过敏。

（3）多用途性（几乎可用于任何部位），因此用量最大。

（4）不影响美观。

（5）持续应用有干燥作用，因此更适用于急性渗出性炎症。

（6）对于间擦部位最有效（如腹股沟、腋窝）。

2. 软膏（ointment） 其基质包含种类有限的有机化合物，软膏中脂类占70%以上，主要由油脂组成，如凡士林，含很少水或不含水。多数软膏不含防腐剂。软膏具备以下特征：

（1）半透明。

（2）用后皮肤表面持续存在油腻感。

（3）更加润滑，因此适合较干皮肤。

（4）具有隔绝性，较乳膏渗透性更好，故效力更强。

（5）封包作用较强，不用于急性（渗出性）湿疹样炎症或间擦部位，如腹股沟。

软膏类激素适用于慢性期或者亚急性期皮肤病患者，但并不适用于急性期皮肤病患者，因软膏剂型不利于渗液、红肿等急性病变的消退。

3. 凝胶（gel）　是由丙二醇和水组成的无油脂混合物，有些也含有乙醇。凝胶具备以下特征：

（1）透明的基质，有时呈黏稠胶状。

（2）可用于急性渗出性炎症，以及使用其他剂型会导致头发缠结的头皮区域。

4. 溶液和乳液（洗剂）（solution and lotion）　可含有水、乙醇及其他化学物质，具备以下特征：

（1）透明或乳状外观。

（2）因为易穿过头发，无残留，最适于头皮。

（3）若用于间擦部位如腹股沟，可能会有刺痛和干燥感。

5. 酊剂（tincture）　是指不挥发性药物溶于乙醇中所得的溶液。具备以下特征：

（1）因含有乙醇，有一定刺激性。

（2）渗透性较强，适用于肥厚、苔藓化的皮损。

（3）为液体，适用于头皮及毛发浓密部位。

6. 泡沫（foam）　多为气雾剂（aerosol）。泡沫可以有效扩散，并且比其他制剂更容易涂抹，尤其适用于头皮及多毛区域。

7. 洗发水（shampoo）　为特殊的洗剂（lotion）。可洗净附着在头皮和头发上人体分泌的油脂、汗垢、头皮上脱落的细胞，以及外来的灰尘、微生物、定型产品的残留物和不良气味等，保持头皮和头发清洁及头发美观。用于治疗头皮皮肤病。

8. 贴膏（paste）　贴膏类激素因缓释性、有效性及作用持久等特点，被广泛应用于皮肤病的临床治疗。

贴膏可阻碍患者局部皮肤汗液蒸发，使患处皮肤含水量升高，可加快局部皮肤新陈代谢，继而进一步增强皮肤对激素的吸收[14]。

（二）剂型的选择

由于同一种药物的不同剂型疗效不同，不同剂型的同一外用糖皮质激素效能分级可能不同，如 0.1% 糠酸莫米松软膏在美国外用糖皮质激素分级法中属于高强效（2 级），而 0.1% 乳膏及洗剂则属于中强效（4 级）[10]。

根据皮损性质及部位选择不同剂型的皮肤外用药。不同的剂型对于皮损可发挥不同的作用，可直接影响治疗效果。软膏透气性差，润肤性强，适用于肥厚、角化及脱屑性皮损，尤其是掌跖部位，而不适用于面部等柔嫩部位的非肥厚、角化的皮损。乳膏及凝胶可用于各种急性、亚急性、慢性皮损。凝胶、洗剂及溶液更适合头皮及毛发浓密部位。酊剂适用于肥厚、苔藓化的皮损。在急性湿疹的渗出期，选用溶液湿敷为宜，若选用软膏剂型，虽然药物及浓度相同，但会使炎症及症状加剧。具体选择见表 8-1。

表 8-1 基于皮损性质的外用糖皮质激素剂型选择

剂型	皮损性质
软膏	肥厚、角化及脱屑性皮损，尤其是掌跖部位
乳膏、凝胶	各种急性、亚急性、慢性皮损
凝胶、洗剂、溶液	头皮及毛发浓密部位
酊剂	肥厚、苔藓化的皮损

四、外用糖皮质激素类药物的药理作用

外用糖皮质激素的主要药理作用包括抗炎、免疫抑制、抗增生、收缩血管，故适用于以增生、炎症、免疫为特点的皮肤病，同时，可用于缓解烧灼感和瘙痒[15, 16]。具体如下。

（一）抗炎和免疫抑制作用

糖皮质激素的抗炎和免疫机制很多，且很复杂。糖皮质激素在细胞水平上具有双重作用。一方面，糖皮质激素分子穿入细胞膜后与胞质中特异性糖皮质激素受体结合（基因组途径），形成配体－受体复合物，通过皮质类固醇结合球蛋白转运至细胞核内，并下调促炎基因的表达。另一方面，通过膜结合受体和第二信使（非基因组途径）起作用，它负责在几分钟内发生糖皮质激素的快速作用。该途径不需要从头合成蛋白，并通过调节靶细胞（如单核细胞、T 细胞和血小板）的激活和反应水平而起作用[13]，见图 8-1。

基因组效应需要至少 1 ~ 2 小时后发生，非基因组效应只需要几分钟。

糖皮质激素受体具有几种同工型。糖皮质激素通过 α- 同工型受体产生作用，而较高水平的 β- 同工型受体可能引起对糖皮质激素的耐药性。糖皮质激素受体存在于人体的大多数细胞中，可发挥广泛的全身作用。在皮肤中，糖皮质激素受体位于表皮的角质形成细胞和真皮的成纤维细胞中。

当受体未被糖皮质激素分子占据时，它们通常存在于细胞质中。失活的受体与热休克蛋白（HSP）（如 HSP90、HSP70 和免疫亲和蛋白）等蛋白结合。亲

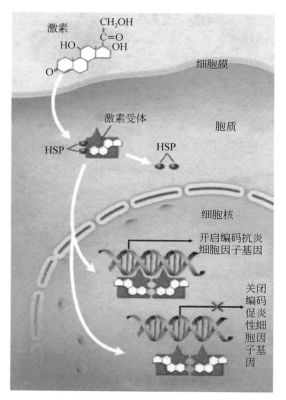

图 8-1 糖皮质激素抗炎机制示意

脂性糖皮质激素分子通过被动扩散进入细胞。在细胞内，它与受体结合，热休克蛋白和免疫亲和蛋白从受体上解离，然后糖皮质激素－受体复合物转移到细胞核中。在核内，该受体－糖皮质激素二聚体复合物结合到特定的 DNA 序列，即糖皮质激素反应元件。这种相互作用诱导了参与代谢过程的抗炎蛋白和调节蛋白的合成。此过程称为反式激活。在此过程中可能会发生代谢作用和某些药物不良反应。

当糖皮质激素分子直接或间接与促炎基因转录因子［如 AP-1、NF-κB 或干扰素调节因子 3（IRF-3）］的调节相互作用时，此过程被称为"超压"。这种负调节带来抗炎和免疫抑制作用[17]。

糖皮质激素具体通过以下机制减轻炎症：

（1）抑制多形核白细胞和单核细胞黏附到血管内皮，减少炎症部位的多形核白细胞和单核细胞数量，同时还降低多形核白细胞的抗菌和吞噬活性。

（2）抑制自然杀伤细胞和抗体依赖性细胞介导的细胞毒作用。

（3）减少朗格汉斯细胞数量，从而减弱其抗原提呈能力。

（4）抑制与前列腺素、白三烯、血小板活化因子和花生四烯酸途径其他衍生物产生有关的磷脂酶 A2 的释放。

（5）T 细胞产生减少和 T 细胞凋亡增加，部分原因是 IL-2 减少导致。

（6）降低内皮细胞的 ELAM-1（内皮－白细胞黏附分子 -1）和 ICAM-1（细胞间黏附分子 -1）表达。

（7）抑制促炎基因转录因子的激活，如 AP-1 和 NF-κB。脂蛋白与膜磷脂（磷脂酶 A2 的底物）结合，无法形成花生四烯酸。花生四烯酸可产生诸如前列腺素和白三烯的炎症介质。

（8）减少 IL-1α、IL-2、TNF 和粒细胞－巨噬细胞集落刺激因子的释放。

（9）糖皮质激素受体复合物抑制诱导型环氧合酶（COX-2）异构体的形成，但对 COX-1 的抑制作用最小。环氧合酶参与前列腺素的合成。

（10）降低诱导型一氧化氮（NO）合酶的水平，这种酶能增加 NO 的合成。NO 是一种血管扩张剂和炎症介质[18, 19]。

（二）抗增生作用

外用糖皮质激素可以抑制角质形成细胞的有丝分裂，使基底层细胞体积减小、角质层和颗粒层变薄。外用糖皮质激素减少角质形成细胞生长因子，从而导致增殖减少，同时伴随黑素细胞的减少。外用糖皮质激素可抑制成纤维细胞增殖、迁移、趋化，同时减少胶原蛋白和糖胺聚糖的合成，从而真皮表现出萎缩、体积减小。随着这些过程的继续，弹性蛋白和胶原纤维开始出现异常聚集。外用糖皮质激素抗增生作用有助于银屑病及瘢痕增生的治疗[20]，但这也是外用糖皮质激素诱导医源性不良反应的机制。外用糖皮质激素还可抑制炎症后期肉芽组织增生。

（三）血管收缩作用

外用糖皮质激素可增加血管张力，减少毛细血管通透性，稳定溶酶体膜。血管收缩作用的机制尚不清楚，可能是由于阻断了组胺和缓激肽等血管扩张剂的作用。真皮浅层毛细血管收缩可减少红斑，有助于抗炎。血管收缩活性和抗炎作用之间的相互关系已被用于血管收缩试验，进行效能分级。

此外，外用糖皮质激素还有缓解烧灼感和瘙痒的作用。外用糖皮质激素通过抑制细胞因子的作用和减轻局部炎症而间接地控制瘙痒。故临床上常将外用糖皮质激素与他克莫司软膏混合外用，可显著减轻他克莫司软膏外用造成的烧灼感、瘙痒等皮肤刺激反应。

参 考 文 献

［1］Rattner H. The status of corticosteroid therapy in dermatology［J］. Calif Med，1955，83（5）：331-335.

［2］Schäfer H，Zesch A，Schalla W，et al. Pharmakokinetik externer glucocorticoide［J］. Allergologie，1984，3：194-198.

［3］Kerscher M，Williams S，Lehmann P. Topical Treatment with glucocorticoids［M］// Ring J，Przybilla B，Ruzicka T. Handbook of Atopic Eczema. Berlin：Springer，2006.

［4］刘淮，刘景桢.外用糖皮质激素的适应症与副作用［J］.皮肤病与性病，2016，38（1）：19-20.

［5］Goldman L，Thompson RG，Trice ER. Cortisone acetate in skin disease：local effect in the skin from topical application and local injection［J］. AMA Arch Derm Syphilol，1952，65（2）：177-186.

［6］Lahiri K. A Treatise on Topical Corticosteroids in Dermatology［M］. Singapore：Springer，2018.

［7］Sulzberger MB，Witten VH. The effect of topically applied compound E in selected dermatoses［J］. J Invest Dermatol，1952，19（2）：101-102.

［8］李林峰.肾上腺糖皮质激素类药物在皮肤科的应用［M］.北京：北京大学医学出版社，2004.

［9］中国中西医结合学会皮肤性病专业委员会.卤米松乳膏临床应用专家共识［J］.中国中西医结合皮肤性病学杂志，2019，18（3）：272-274.

［10］郑志忠.外用糖皮质激素效能分级的临床意义［J］.中华皮肤科杂志，2007，40（9）：583-584.

［11］Schnopp C，Holtmann C，Stock S，et al. Topical steroids under wet-wrap dressings in atopic dermatitis：a vehicle-controlled trial［J］. Dermatology，2002，204（1）：56-59.

［12］李邻峰.糠酸莫米松乳膏临床应用专家共识［J］.中国中西医结合皮肤性病学杂志，2017，16（1）：88-90.

［13］张建中.糖皮质激素皮肤科规范应用手册［M］.上海：上海科学技术出版社，2011.

［14］王秀华.外用激素治疗皮肤病优越性及注意事项［J］.中国医疗美容，2014，4（6）：83.

［15］晋红中，吴超.如何选择外用糖皮质激素类药物［J］.中华全科医师杂志，2015，14（7）：505-508.

［16］中国中西医结合学会皮肤性病专业委员会环境与职业性皮肤病学组.规范外用糖皮质激

素类药物专家共识［J］.中华皮肤科杂志，2015，48（2）：73-75.

［17］Cato AC，Nestl A，Mink S. Rapid actions of steroid receptors in cellular signaling pathways［J］. Sci STKE，2002，138：re9.

［18］Ahluwalia A. Topical glucocorticoids and the skin-mechanisms of action：an update［J］. Mediators Inflamm，1998；7（3）：183-193.

［19］Hafezi-Moghadam A，Simoncini T，Yang Z，et al. Acute cardiovascular protective effects of corticosteroids are mediated by non-transcriptional activation of endothelial nitric oxide synthase［J］. Nat Med，2002，8（5）：473-479.

［20］Uva L，Miguel D，Pinheiro C，et al. Mechanisms of action of topical corticosteroids in psoriasis［J］. Int J Endocrinol，2012：561018.

第9章　外用糖皮质激素类药物的结构修饰及构效关系

一、外用糖皮质激素类药物的基本化学结构

糖皮质激素的化学结构基本骨架由 21 个碳原子组成，其共同核心为环戊烷多氢菲，其中 A、B、C 环为饱和的菲，D 环为环戊烷，见图 3-1。

常见的外用糖皮质激素类药物有氢化可的松、醋酸氢化可的松、丁酸氢化可的松、醋酸地塞米松、曲安西龙（去炎松）、哈西奈德（氯氟舒松）、氯倍他索、卤米松（卤美他松）、双醋二氟松、糠酸莫米松、倍他米松、曲安奈德、氟轻松、莫美他松等。

可的松是第一个尝试外用治疗皮肤病的糖皮质激素，但是效果不理想。1950年，科学家通过还原可的松 C11 位上的羰基，成功合成了氢化可的松，氢化可的松成为第一个人工合成的糖皮质激素。氢化可的松的结构特征是在甾核 C 环的C11 位上有羟基，而在 D 环的 C17 位上有 α 羟基，对糖代谢的作用较强，而对水、盐代谢的作用较弱，具有显著的抗炎作用。

1952 年，Sulzberger 和 Witten 两位学者首先将氢化可的松外用治疗皮炎，发现它在外用治疗中较母体化合物可的松具有更高的抗炎活性，疗效显著，从此开创了皮肤科外用糖皮质激素类药物治疗的新纪元[1]。目前外用糖皮质激素类药物已成为皮肤科领域中最常用的药物之一。

氢化可的松既是人工合成也是天然存在的糖皮质激素，抗炎作用为可的松的1.25 倍，也具有免疫抑制作用、抗毒素作用、抗休克及一定的盐皮质激素活性等，血浆半衰期为 8 ～ 12 小时。它具有环戊烷多氢菲的四环基本骨架，构成激素的基本骨架，亦是胆固醇、胆酸、维生素 D 的基本骨架。后续的一系列外用糖皮质激素均在氢化可的松结构（图 5-2）基础上修饰开发而成[2, 3]。

二、外用糖皮质激素类药物的结构修饰

糖皮质激素的化学结构是影响其疗效的主要因素。对氢化可的松的基本结构进行修饰，产生了众多疗效不同的外用糖皮质激素。结构修饰的目的主要是增加

糖皮质激素的疗效、减少不良反应[4]。

（一）结构修饰目的

（1）促进皮肤对药物的吸收。

（2）降低药物在皮肤内的降解。

（3）增强药物与糖皮质激素受体的结合能力。

（4）减少药物在体内的吸收，以减少系统性不良反应。

（5）增加药物对糖皮质激素受体结合的特异性，避免对其他受体结合产生不良反应，减少盐皮质激素作用[5]。

（二）常用的结构修饰

1. 氢化（hydrogenation） 可的松外用无活性，是由于它在皮肤上 C11 位的酮基未转变为羟基，而只有 C11 位为羟基的氢化可的松外用才有效。

2. 脱氢（dehydrogenation） 氢化可的松 C1、C2 位为单键，脱氢插入双键，转变为泼尼松龙，抗炎效价增加 4 ～ 5 倍。

3. 卤化（halogenation） 在 C6a 和 C9a 位加卤素（氟、氯、溴、碘），可增强抗炎活力，减少分解代谢，如地塞米松、倍他米松。例如，氢化可的松在 $C9\alpha$ 位加氟原子后转变为氟氢可的松（fludrocortisone），糖皮质激素与细胞受体的亲和力增加，抗炎效价增加 10 倍以上。卤素原子加入越多，抗炎效价越高。氟化虽然会增加疗效，但同时增加激素的盐皮质激素不良反应，增加水钠潴留等不良反应的风险。

4. 酯化（esterification） C16、C17 和 C21 位酯化，可增加亲脂性、穿透力，改变其油 / 水分配系数，促进糖皮质激素渗入表皮角质层，达到有效浓度，提高药物的生物利用度，增强其抗炎活性。例如，在氢化可的松 $C17\alpha$ 位加上丁酸成为丁酸氢化可的松，嗜脂性增强，渗透性提高，其抗炎效价可增强 10 倍。在倍他米松（betamethasone）的 $C17\alpha$ 位加上戊酸成为倍他米松戊酸酯（betamethasone-17-valerate），其抗炎效价比母体增加 450 倍。

5. 甲基化（methylation） 如倍他米松 $C16\beta$ 位有甲基，同时在 $C9\alpha$ 位加入氟原子、C21 位加入氯原子，$C17\alpha$ 位加入丙酸则形成丙酸氯倍他索，其穿透力增强并与抗炎效价发生协同作用，成为超强效糖皮质激素之一，抗炎效价是氢化可的松的 112.5 倍。加入甲基的糖皮质激素可消除水盐代谢的不良反应。

6. 加入缩丙酮（addition of acetonide） 曲安西龙（triamcinolone）口服有效，但外用无效。在其 C16、C17 位加入缩丙酮，改造为曲安奈德（triamcinolone acetonide），可掩盖极性基团，使免受周围的化学反应影响而失活，同时增加糖皮质激素的疏水性，从而增强其穿透性，不仅使其抗炎效价增加了 10 倍，而且也延长了其作用时间。

部分外用糖皮质激素具有不止一种结构修饰。例如，卤米松是在地塞米松结构基础上修饰而成，地塞米松 C1、C2 位间引入双键，C2 位引入氯可提高抗炎活性 4 倍，并减少水钠潴留的不良反应，C9 位加氟可极大地提高抗炎作用，但也增加了水钠潴留的不良反应，C16 位甲基化平衡了 C9 位氟化的问题，可减少水钠潴留的不良反应。最终经改造后的卤米松，其抗炎活性可提高 120 倍[6, 7]。

（三）结构修饰与效力

糖皮质激素基本分子结构的改变能增强抗炎和抗增生的强度，或可增加通过皮肤屏障层的概率。改变其作用强度有以下主要途径：

（1）改变它在受体部位的内在活性，以改变其作用强度，即增加它与细胞质内特异性糖皮质激素受体的结合能力。

（2）提高其脂溶性，通过促进受体结合位置更大的利用度来增加抗炎作用，如通过 C16 和 C17 位缩酮化物及 C17 和 C21 位侧链与酯化物的改变等，即其亲脂性越强，生物利用度越高。另外，C17 和 C21 位侧链及酯化物的改变，可阻止极性羟基与周围发生化学反应或被代谢失活，C21 位酯化物也保护了 C20 位酮基不受细胞还原作用的影响。

部分外用糖皮质激素的结构修饰与效力存在一定关联（表 9-1），如软性激素（soft topical steroid），糠酸莫米松就属于软性激素。之所以称为软性激素，是因为其结构修饰使得疗效增加但不良反应减弱，系统吸收造成全身不良反应少，特别是对 HPA 轴抑制甚少[8]。出现这一现象的原因是 C1、C2 位双键，具有增加疗效的功能；C9、C21 位氯化，可增强抗炎活性；C16 位甲基化降低水盐代谢，C17 位糠酸酯化增加亲脂性，强化局部疗效，减少系统吸收，降低不良反应的风险。各种外用糖皮质激素的结构修饰与相互关系见图 9-1。

表 9-1　部分外用糖皮质激素的结构修饰与效力的关系

前体药物	结构修饰	药物	抗炎效力
氢化可的松	C9α 位加氟	氟氢可的松	↑ 13 倍
氢化可的松	C9α 位加氟 C17α 位加甲基	地塞米松	↑ 35 倍
曲安西龙	C16、C17 位加缩丙酮基	曲安奈德	↑ 10 倍

续表

前体药物	结构修饰	药物	抗炎效力
氟轻松	C21 位加醋酸根	醋酸氟轻松	↑ 5 倍
倍他米松（游离）	C17 位加戊酸根	戊酸倍他米松	↑ 450 倍
氢化可的松	增加氟	曲安奈德	↑ 40 倍
氢化可的松	增加氟、氯	氯倍他索	↑ 112.5 倍
可的松 泼尼松	C11 位的氧变为羟基	氢化可的松 泼尼松龙	惰性变活性

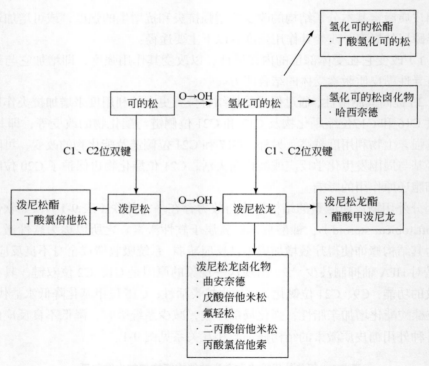

图 9-1　各种外用糖皮质激素的结构修饰与相互关系

三、丁酸氢化可的松的结构与特点

自 20 世纪 50 年代初，外用糖皮质激素被用于皮肤科以来，人们就试图合成比氢化可的松更有效的糖皮质激素；60 年代末，荷兰 Brocade 药厂实验室利用

Hansch 和 Fujita 的结构 - 活性关系法，几经改进，成功地在氢化可的松的 C17 位上引入了长链丁酸酯，合成了一种新的化学药物——丁酸氢化可的松。

丁酸氢化可的松乳膏（商品名：尤卓尔）（10g ：0.01g）是中效外用糖皮质激素的一种，其 0.1% 制剂与 0.1% 曲安奈德抗炎效价相同，为不含氟的糖皮质激素，在同一浓度下可与含氟糖皮质激素等效。由于在氢化可的松分子上引入了 17- 丁酸酯，油 / 水分配系数比醋酸氢化可的松大 10 倍，使得丁酸氢化可的松的脂溶性更好，从而在外用治疗时能够达到更好的疗效，同时保留了氢化可的松不良反应较轻的优点，是一种可以用于儿童的外用糖皮质激素[9]。

本品外用适量，涂搽于患处。用后轻轻揉搽，每日 2 ～ 3 次。对顽固、肥厚性皮损可采用封包疗法。本品经皮肤迅速吸收，在皮肤内迅速显示高浓度，向血转运后，被酯酶水解为氢化可的松。在消化道、肝、肾及膀胱分布较多，主要随粪便排泄。

本品可用于各型湿疹、过敏性皮炎、特应性皮炎、神经性皮炎、日光性皮炎、放射性皮炎、扁平苔藓、婴儿苔藓、进行性掌跖角化病、银屑病、非特异性肛门、外阴及阴囊瘙痒症等。

使用时注意事项如下：

（1）皮肤结核、单纯疱疹、水痘、带状疱疹、皮肤溃疡、烫伤、冻伤勿用。

（2）勿长期封包使用，以免产生一系列不良反应。

（3）孕妇、哺乳期妇女慎用，婴儿、儿童不可长期大量使用。

（4）伴有感染的皮肤创面原则上不用。

四、含氟外用糖皮质激素类药物

对糖皮质激素进行卤化可以明显增强其效能，尤其是氟化，但同时不良反应亦可能会相应增加。氟化的方法通常是在糖皮质激素甾体基本骨架结构的 C6、C9 位添加氟。含氟外用糖皮质激素类药物是口周皮炎的诱因，相对不含氟的糖皮质激素皮肤萎缩、毛细血管扩张等不良反应发生率高[10]。

系统使用含氟的长效糖皮质激素制剂（如地塞米松）容易引起激素性肌病，加重皮肌炎。氢化可的松、糠酸莫米松等外用糖皮质激素不含氟。

临床上常用的外用含氟糖皮质激素如下：

（1）曲安西龙（triamcinolone）。

（2）曲安奈德（triamcinolone acetonide）。

（3）地塞米松（dexamethasone）。

（4）倍他米松（betamethasone）。

（5）氟氢可的松（fludrocortisone）。

（6）氯倍他索（clobetasol）。

（7）氟轻松（flucinolone acetonide）。

（8）丁酸氯倍他松（clobetasone butyrate）。

（9）哈西奈德（halcinonide）。

（10）二氟可龙（diflucortolone）。

（11）氟氢缩松（fludroxycortide）。

（12）去羟米松（desoximetasone）。

（13）氟米龙（fluorometholone）。

（14）卤米松（halometasone）。

（15）双丙酸阿氯米松（alclomethasone dipropionate）。

（16）氟替卡松（fluticasone）。

（17）双醋二氟松（diflorasone diacetate）。

五、卤米松的结构与特点

卤米松，又称卤美他松，其化学结构是在地塞米松的骨架基础上增加了卤族基团，即 C2 位加氯，C6 位加氟，C15 位有一个水分子，增加了抗炎、抗过敏、抗增生、收缩血管及止痒作用。卤米松的抗炎效价较地塞米松提高 120 倍以上。卤米松外用起效快，适用于多种类型和不同原因的炎症性皮肤病，能迅速减轻和消除瘙痒等症状。

卤米松乳膏含 0.05% 卤米松，为强效含氟外用糖皮质激素，其基质主要是凡士林，有保湿滋润作用。目前尚无动物长期使用卤米松致癌的研究数据或相关临床报道。人体试验显示，皮肤大面积（400cm^2）均匀涂抹卤米松乳膏，2 次 / 日，连续用药 7 日，经皮吸收量极低，仅有 1.41% 的剂量透皮吸收，大部分经肾脏代谢[11]。

卤米松乳膏可治疗特应性皮炎、银屑病、扁平苔藓、结节性痒疹、大疱性类天疱疮、白癜风、斑秃等疾病，疗效可靠，安全性高[12]。

连续使用一般不超过 2～3 周，但使用卤米松乳膏治疗白癜风时需适当延长治疗时间。中国、欧洲、日本等的白癜风指南均指出，强效激素治疗非面部白癜风疗程可达 3 个月。

卤米松乳膏尤其适用于中重度、肥厚性皮损，除非特别需要，一般不应在面部、乳房、会阴部及皱褶部位使用，但外阴硬化萎缩性苔藓可以使用[13]。

对疗效欠佳或症状较顽固的患者，使用卤米松乳膏短时湿包，疗效好、安全性高。重度成年特应性皮炎患者，使用卤米松乳膏湿包 2 次 / 日，2 小时 / 次，7日后病情显著改善，且血浆皮质醇水平未见显著改变。对于掌跖部皮损或明显肥厚、症状顽固者，可采用卤米松乳膏封包疗法。因封包显著增加药物吸收，不推荐长期大面积使用，通常也不推荐用于儿童，但儿童重症斑秃可酌情使用[14]。

建议根据临床具体情况，单独使用或联合其他药物或疗法进行治疗。采用降阶梯疗法、间歇疗法、序贯疗法等，可增强卤米松乳膏的疗效，减少不良反应。

参 考 文 献

［1］Sulzberger MD，Witten VH. The effect of topically applied compound F in selected dermatoses ［J］. J Invest Dermatol，1952，19（2）：101.

［2］Mehta AB，Nadkarni NJ，Patil SP，et al. Topical corticosteroids in dermatology. Indian J Dermatol Venereol Leprol ［J］. 2016，82（4）：371-378.

［3］Lahiri K. A Treatise on Topical Corticosteroids in Dermatology ［M］. Singapore：Springer，2018.

［4］张建中 . 糖皮质激素的分类及其在皮肤科的应用 ［J］. 皮肤科学通报，2015，32（3）：241-247.

［5］李林峰 . 肾上腺糖皮质激素类药物在皮肤科的应用 ［M］. 北京：北京医科大学出版社，2004.

［6］张建中 . 糖皮质激素皮肤科规范应用手册 ［M］. 上海：上海科学技术出版社，2011.

［7］王家璧 . 卤米松在中国 5 年临床疗效观察回顾 ［J］. 临床皮肤科杂志，2008，37（12）：775-776.

［8］中国中西医结合学会皮肤性病专业委员会环境与职业性皮肤病学组 . 规范外用糖皮质激素类药物专家共识 ［J］. 中华皮肤科杂志，2015，48（2）：73-75.

［9］杨从荣，周咏梅，徐涛 . 丁酸氢化可的松在皮肤科的应用 ［J］. 继续医学教育，2006，20（33）：59-60.

［10］Maddin S. What is new in therapeutics? ［J］. J Eur Acad Dermatol Venereol，1992，1：31-36.

［11］Li Y，Xu W，Li L. Efficacy and safety of halometasone cream to treat chronic generalized eczema and the effects of halometasone cream on serum cortisol levels ［J］. Biomed Res Int，2017：1-7.

［12］Katayama I，Aihara M，Ohya Y，et al. Japanese guidelines for atopic dermatitis 2017 ［J］. Allergol Int，2017，66：230-247.

［13］van der Meijden WI，Boffa MJ，Ter Harmsel WA，et al. 2016 European guideline for the management of vulval conditions［J］. J Eur Acad Dermatol Venereol，2017，31（6）：925-941.

［14］中国中西医结合学会皮肤性病专业委员会 . 卤米松乳膏临床应用专家共识［J］. 中国中西医结合皮肤性病学杂志，2019，18（3）：272-274.

第 10 章　外用糖皮质激素类药物的效能和分级

一、效能的概念与临床意义

外用糖皮质激素的临床疗效是指糖皮质激素在临床应用中显示的抗炎作用强度，来自临床实际使用、切实的实践数据。

（一）效能

外用糖皮质激素的效能（potency）是指外用糖皮质激素的作用强度。通常效能高的外用糖皮质激素临床疗效也高，但不良反应发生率可能也高。根据效能高低，可对外用糖皮质激素进行分级[1]。

糖皮质激素的临床疗效还与药物穿透能力、皮肤吸收量等各种因素相关，故外用糖皮质激素的临床疗效与效能一般呈正相关，但有时也不完全平行[2]。

（二）临床效能评价

糖皮质激素效能评价通常通过试验科学判定，具体如下。

1. 人体血管收缩试验（又称 McKenzie-Stoughton 试验）　本试验 1962 年由 McKenzie-Stoughton 发明，是目前唯一被 FDA 认可的药效学方法，是评估外用糖皮质激素效能的最常用方法之一。缩血管作用越强，提示糖皮质激素效能越强[3,4]。

本试验亦称变白试验，它测量了各种稀释度的外用糖皮质激素在人体皮肤上引起的可见变白程度。这与临床疗效密切相关，因此该试验构成了当前外用糖皮质激素分级系统的基础。一些临床研究表明，在临床使用中血管收缩活性与抗炎活性之间存在相互关系，两者基本上呈正相关，血管收缩能力最强者，临床抗炎效力也最强。

但血管收缩活性有时也并不完全与临床疗效一致。一项比较血管收缩、临床结局、治疗指数和疗效 / 安全性 / 成本的研究发现，只有 62% 的研究药物血管收缩测定与临床疗效相一致[5]。

人体血管收缩试验的具体方法如下：选 30 名健康志愿者，将待测的激素配成悬液（或溶解于 95% 的乙醇溶液中），稀释成浓度 10^{-1}、10^{-2}、10^{-3}、10^{-4}……的溶液，然后将稀释好的各种浓度的药物与 0.2ml 的对照物在志愿者双前臂屈侧已画好的部位，各涂成 1in（1in=2.54cm）直径的面积，分别做好标记，待酒精挥发后，将涂药区用带孔的铅板保护包扎，16 小时后取下，用水清洗测试区皮肤，然后在自然光下看结果（是否变白）。如变白发生在越低的浓度，则表明其血管收缩作用越强，疗效就越强。不同的外用糖皮质激素与 1% 氢化可的松进行对比。

目前用激光多普勒技术测定皮肤血流量，以及毛细血管镜检查或经皮水分丢失测定，使血管收缩判定更加客观，可以大大改善试验判定的准确性。

2. Dumas 和 Scholtz 小斑块银屑病生物测定法　是对血管收缩测定法的一种改进，可以测量外用糖皮质激素的抗炎能力。在这个测试中，糖皮质激素制剂是直接在银屑病斑块皮损上测试，而不是在正常皮肤上[6]。

3. 大鼠胸腺退化试验和抗肉芽肿试验　也用于评价外用糖皮质激素的抗炎作用[7]。

4. 成纤维细胞试验　用于测定外用糖皮质激素的抗增生性[7]。

5. 组胺针刺式生物测定法　由 Reddy 和 Singh 发明，是一种评估糖皮质激素效能简单可靠的方法。尽管是非临床测定法，但是测定法机制类似，且涉及各种皮肤病，因此提高了其适用性[8]。

6. 鼠耳背紫外线皮炎抑制试验　通过涂药量判断激素效能。

7. 鼠耳巴豆油诱发水肿抑制试验　即诱发皮炎前涂受试的糖皮质激素，用能够抑制半数动物不发生皮炎所需的药量，以比较其抗炎强度。

二、影响外用糖皮质激素类药物效能的因素

外用糖皮质激素穿入角质层吸收到表皮及真皮，其效能和不良反应直接与其穿透率相关。糖皮质激素的吸收率受皮肤的状态、激素的化学结构和基质的配方等因素影响。所有糖皮质激素外用之后，都在一定程度上进入血液循环，长期使用可以引起对肾上腺功能的抑制。

但在正常皮肤上外用糖皮质激素吸收得很少。在前臂外用氢化可的松大约渗透 1%，其他激素的吸收都不超过氢化可的松。外用糖皮质激素疗效的增加不取决于吸收的多少，而主要取决于激素的抗炎效能。外用的激素通常仅有 1% 的治疗作用，约有 99% 的激素被擦掉、洗掉或随角质层脱落而消除[9]。影响外用糖皮质激素类药物效能的主要因素通常有以下几方面。

（一）外用糖皮质激素分子的化学结构

糖皮质激素分子的化学结构是影响其效能的主要因素。对氢化可的松的结构

修饰产生了众多的外用糖皮质激素种类，修饰的目的主要是增加其疗效及减少不良反应。修饰主要通过增加糖皮质激素分子与细胞质内特异性糖皮质激素受体的结合能力、提高脂溶性等来增加抗炎作用。

（二）药物浓度

外用糖皮质激素类药物的浓度对效能影响也较大。在一定范围内，浓度越高，到达目标细胞的糖皮质激素分子数量越多，效能越强。但超过一定浓度后，效能则不再增加。因此，外用糖皮质激素类药物的浓度并非越高越好。

（三）皮肤吸收率

外用糖皮质激素类药物的皮肤吸收率一般在 0.25% ～ 3%，皮肤吸收率越高，效能越强。

（四）剂型

药物剂型对外用糖皮质激素类药物效能影响也较大[10]。同一浓度的同一外用糖皮质激素制剂，一般硬膏的疗效大于软膏，软膏大于乳膏，乳膏大于洗剂。

基质决定了外用糖皮质激素类药物的剂型，其中的化学成分对外用糖皮质激素类药物的释放、渗透及透皮吸收都有直接影响。二甲基亚砜（DMSO）、氮酮、丙二醇等具有促渗的效果，可以大大提高外用糖皮质激素的效能。若乙醇透皮吸收率为 1，丙二醇则为 5，DMSO 为 9，1% 氮酮为 50% DMSO 的 13 倍。

值得注意的是，外用糖皮质激素类药物的使用频率并不会影响其效能，每日使用次数增多并不增加其疗效[11]。

三、外用糖皮质激素类药物的分级

目前临床使用的外用糖皮质激素制剂多达几千种，依据其效能由强至弱，不同的学者做出了几种不同的分级标准。外用糖皮质激素类药物的效能分级，目前主要是基于血管收缩试验。

（一）分类分级

世界卫生组织（WHO）将外用糖皮质激素分为 7 类 4 组，其中Ⅰ类为超强效类，Ⅱ类和Ⅲ类为强效类，Ⅳ类和Ⅴ类为中效类，Ⅵ类和Ⅶ类为弱效类。在这个系统中，效能是基于外用糖皮质激素分子的活性、浓度和基质的性质。相同的药物若具有不同的基质,可以归于不同的组别[2]。在这个分类中,糖皮质激素的7类分为4组,具体见表10-1。

表 10-1　世界卫生组织外用糖皮质激素分类

效能	分类	外用糖皮质激素	剂型、浓度
超强效	I	丙酸氯倍他索	乳膏 0.05%
		醋酸二氟拉松	软膏 0.05%
强效	II	安西奈德	软膏 0.1%
		二丙酸倍他米松	软膏 0.05%
		去羟米松	乳膏、软膏 0.025%
		醋酸氟轻松	乳膏、软膏或凝胶 0.05%
		哈西奈德	乳膏 0.1%
	III	二丙酸倍他米松	乳膏 0.05%
		倍他米松戊酸酯	软膏 0.1%
		醋酸二氟拉松	乳膏 0.05%
		曲安奈德	软膏 0.1%
中效	IV	去羟米松	乳膏 0.05%
		氟轻松	软膏 0.025%
		氟氢缩松	软膏 0.05%
		氢化可的松戊酸酯	软膏 0.2%
		曲安奈德	乳膏 0.1%
	V	二丙酸倍他米松	乳液 0.02%
		倍他米松戊酸酯	乳膏 0.1%
		氟轻松	乳膏 0.025%
		氟氢缩松	乳膏 0.05%
		丁酸氢化可的松	乳膏 0.1%
		氢化可的松戊酸酯	乳膏 0.2%
		曲安奈德	乳液 0.1%
弱效	VI	倍他米松戊酸酯	乳液 0.05%
		地奈德	乳膏 0.05%
		氟轻松	溶液 0.01%
	VII	地塞米松磷酸钠	乳膏 0.1%
		醋酸氢化可的松	乳膏 1%
		醋酸甲泼尼龙	乳膏 0.25%

不同国家对外用糖皮质激素的分级并不一致。例如，美国将外用糖皮质激素按效能分为 7 级，从高至低依次分为 1 级（超强效）、2 级（高强效）、3 级（强效）、4 级（中强效）、5 级（中效）、6 级（弱效）和 7 级（最弱效），其中 1级比氢化可的松强 600 倍。该分级法全面且细致，但对一般皮肤科医师而言显得较烦琐。该具体分类方法见表 10-2[12]。

表 10-2　美国常用糖皮质激素外用制剂效能分级

效能	分类	浓度、成分	剂型
超强效 （superpotent）	I	0.05% 丙酸氯倍他索	软膏、乳膏、溶液和泡沫
		0.05% 醋酸双氟拉松	软膏
		0.1% 醋酸氟轻松	乳膏
		0.05% 丙酸卤倍他索	软膏、乳膏
高强效 （high potency）	II	0.05% 二丙酸倍他米松	软膏和乳膏
		0.025% 布地奈德	乳膏
		0.25% 去羟米松	软膏、乳膏
		0.05% 醋酸双氟拉松	乳膏
		0.05% 氟轻松	软膏、乳膏和凝胶
		0.1% 哈西奈德	乳膏、软膏
		0.1% 糠酸莫米松	软膏
强效 （moderate potency）	III	0.1% 戊酸倍他米松	软膏、泡沫
		0.05% 地塞米松	乳膏
		0.05% 醋酸双氟拉松	乳膏
		0.05% 丙酸氟替卡松	软膏
		0.1% 曲安奈德	软膏
		0.5% 曲安奈德	乳膏
中强效 （moderate potency）	IV	0.12% 戊酸倍他米松	泡沫
		0.1% 匹伐氯可托龙	乳膏
		0.05% 氟氢缩松	软膏
		0.025% 氟轻松	软膏
		0.025% 哈西奈德	乳膏
		0.2% 戊酸氢化可的松	软膏
		0.1% 糠酸莫米松	乳膏、乳液
		0.1% 曲安奈德	乳膏

续表

效能	分类	浓度、成分	剂型
中效 （moderate potency）	V	0.1% 戊酸倍他米松	乳膏
		0.1% 匹伐氯可托龙	乳膏
		0.025% 氟氢缩松	软膏
		0.05% 氟氢缩松	乳膏
		0.01% 氟轻松	乳膏
		0.025% 氟轻松	乳膏
		0.1% 丁酸氢化可的松	软膏、乳膏、乳液
		0.1% 氢化可的松丁丙酸酯	乳膏
		0.2% 戊酸氢化可的松	乳膏
		0.1% 泼尼卡酯	乳膏
		0.025% 曲安奈德	软膏
弱效 （low potency）	VI	0.05% 二丙酸阿氯米松	软膏、乳膏
		0.05% 地奈德	软膏、乳膏、乳液、水凝胶和泡沫
		0.01% 氟轻松	油
		0.025% 氟氢缩松	乳膏
		0.025% 曲安奈德	乳膏
最弱效 （low potency）	VII	0.5% 和 1% 氢化可的松	软膏、乳膏 (OTC)
		2.5% 氢化可的松	软膏、乳膏、乳液

　　其他国家和地区如韩国与日本则分别将外用糖皮质激素的效能分为 7 级与 5 级；英国、德国、荷兰、新西兰分为 4 级，其中英国和新西兰，将 1 级列为最强。新西兰糖皮质激素外用制剂效能分级见表 10-3。

表 10-3　新西兰糖皮质激素外用制剂效能分级

效能	药物名称
1 级　超强效（效能是氢化可的松的 600 倍）	丙酸氯倍他索
	二丙酸倍他米松（在丙二醇基质中）
2 级　强效（效能为氢化可的松的 100 ～ 150 倍）	戊酸倍他米松
	二丙酸倍他米松
	戊酸二氟可龙
	戊酸氟替卡松
	丁酸氢化可的松
	糠酸莫米松
	醋丙甲泼尼龙

续表

效能	药物名称
3 级　中效（效能为氢化可的松的 2～25 倍）	丁酸氯倍他松
	氟轻松
	曲安奈德
4 级　弱效	氢化可的松
	醋酸氢化可的松

我国临床上最常用的分级方法是将糖皮质激素类药物效能分为 4 级，即超强效、强效、中效及弱效。此方法更适合国情，有利于临床医师掌握[13-15]，具体见表 10-4。

表 10-4　中国常用糖皮质激素外用制剂效能分级

效能	药物名称	常用浓度（%）
弱效	醋酸氢化可的松（hydrocortisone acetate）	1.0
	醋酸甲泼尼龙（methylprednisolone acetate）	0.25
中效	醋酸泼尼松龙（prednisolone acetate）	0.5
	丁酸氢化可的松（hydrocortisone butyrate，尤卓尔）	0.1
	醋酸地塞米松（dexamethasone acetate，皮炎平）	0.05
	丁酸氯倍他松（clobetasone butyrate）	0.05
	曲安奈德（triamcinolone acetonide，去炎松 -A）	0.025～0.1
	醋酸氟氢可的松（fludrocortisone acetate）	0.025
	氟轻松（fluocinolone acetonide，肤轻松）	0.01
强效	丙酸倍氯米松（beclomethasone dipropionate）	0.025
	糠酸莫米松（mometasone furoate，艾洛松）	0.1
	氟轻松（fluocinolone acetonide，肤轻松）	0.025
	哈西奈德（halcinonide）	0.025
	戊酸倍他米松（betamethasone valerate）	0.05
超强效	丙酸氯倍他索（clobetasol propionate，恩肤霜）	0.02～0.05
	哈西奈德（halcinonide）	0.1
	卤米松（halometasone，尤乐宁）	0.05
	双醋二氟松（diflorasone diacetate，索康）	0.05
	戊酸倍他米松（betamethasone valerate）	0.1

（二）起始治疗的建议强度

不同皮肤病外用糖皮质激素起始治疗的建议强度各国也有所不同，具体见表 10-5[16]。

表 10-5 外用糖皮质激素起始治疗的建议强度（美国）

Ⅰ～Ⅱ级	Ⅲ～Ⅳ级	Ⅴ～Ⅶ级
银屑病	特应性皮炎	皮炎（眼睑）
扁平苔藓	钱币状湿疹	皮炎（尿布部位）
盘状狼疮[+]	皮脂缺乏性湿疹	轻症的皮炎（面部）
严重手部湿疹	淤积性皮炎	轻症的肛周炎症
常春藤中毒（严重）	脂溢性皮炎	轻度间擦疹
慢性单纯性苔藓	硬化萎缩性苔藓（女阴）	
角化性湿疹	间擦疹（短程）	
足皲裂	癣（短程控制炎症）	
硬化萎缩性苔藓（皮肤）	疥疮（杀疥虫药后）	
斑秃	间擦疹（严重病例）	
钱币状湿疹（严重）	肛周炎症（严重病例）	
特应性皮炎（顽固成人病例）	严重皮炎（面部）	

注：一旦炎症被控制，即应停止治疗、换用弱效制剂或间断治疗。
+ 可用于面部。

（三）使用时注意事项

在理解外用糖皮质激素药物的效能分级时，要注意以下几点[17]：

（1）不同成分的外用糖皮质激素，通常效能分级不同。一般可以按照等效剂量大致换算不同激素的效能，1mg 倍他米松 =1.2mg 曲安奈德 -A=6.5mg 醋酸曲安西龙 =8mg 醋酸泼尼松 =36mg 氢化可的松。因此 1g 倍他米松乳膏约等于醋酸氢化可的松乳膏 36g。

（2）由于受浓度及基质的影响，部分分级有时不一定正确，仅供参考。同一糖皮质激素在不同浓度下通常效能不同。同一浓度下的同一糖皮质激素在不同基质中的效能也会有所不同。例如，0.1% 曲安奈德软膏在 WHO Ⅶ级外用激素分类中为Ⅲ级强效激素；0.1% 曲安奈德乳液在 WHO Ⅶ级外用激素分类中则为Ⅴ级中效激素；0.01% 氟轻松在中国常用激素外用制剂效能分级是中效激素，而0.025% 氟轻松为强效激素。

（3）不同厂家因为生产工艺流程的差异，同一浓度糖皮质激素效能也可能不同。

（4）由于存在个体差异，同一糖皮质激素在不同患者中应用的效果可能不同。

例如，某些强效糖皮质激素在某些患者中应用的效果可能低于中效糖皮质激素[18]。

四、影响外用糖皮质激素类药物皮肤吸收和疗效的因素

影响外用糖皮质激素类药物皮肤吸收和疗效的因素多种多样，具体如下[19]：

（1）病种及患者的个体差异。

（2）使用糖皮质激素的种类不同：不同的糖皮质激素的治疗指数不同。

（3）患者的年龄差异：儿童与成人药物吸收率不同。

（4）患病部位不同：不同部位糖皮质激素的吸收率不同。

（5）药物基质不同，其吸收率不同。

（6）用药方式：用药前洗澡 3 ～ 5 分钟，或局部湿敷 10 分钟，待皮肤水合后处于湿润状态时搽药，可提高外用糖皮质激素类药物的吸收，增加疗效。封包可使药物穿透力增强，提高外用糖皮质激素制剂的疗效。

（7）皮肤温度：气温高时吸收多，气温低时则吸收少。

参 考 文 献

［1］Drake LA，Dinehart SM，Farmer ER，et al. Guidelines of care for the use of topical glucocorticosteroids. American Academy of Dermatology［J］. J Am Acad Dermatol，1996，35（4）：615-619.

［2］Lahiri K. A Treatise on Topical Corticosteroids in Dermatology［M］. Singapore：Springer，2018.

［3］McKenzie AW，Stoughton RB. Method for comparing percutaneous absorption of steroids［J］. Arch Dermatol，1962，86：608-610.

［4］Mckenzie AW. Comparison of steroids by vasoconstriction［J］. Br J Dermatol，1966，78：182-183.

［5］Olsen EA. A double-blind controlled comparison of generic and trade-name topical steroids using the vasoconstriction assay［J］. Arch Dermatol，1991，127：197-201.

［6］Dumas KJ，Scholtz JR. The psoriasis bio-assay for topical corticosteroid activity［J］. Acta Derm Venereol，1972，52（1）：43-48.

［7］Yohn JJ，Weston WL. Topical glucocorticosteroids［J］. Curr Probl Dermatol，1990，2：38-63.

［8］Reddy BS，Singh G. A new model for human bioassay of topical corticosteroids［J］. Br J Dermatol，1976，94（2）：191-193.

［9］赵辨. 中国临床皮肤病学［M］. 南京：江苏科学技术出版社，2010.

［10］Stoughton RB. Are generic formulations equivalent to trade name topical glucocorticoids?［J］. Arch Dermatol，1987，123（10）：1312-1314.

［11］晋红中，吴超. 如何选择外用糖皮质激素类药物［J］. 中华全科医师杂志，2015，14（7）：505-508.

［12］Tollefson MM, Bruckner AL. Section on dermatology. Atopic dermatitis：skin-directed management. Pediatrics. 2014；134（6）：e1735-e1744.

［13］卫生部. 糖皮质激素类药物临床应用指导原则［J］. 中华内分泌代谢杂志，2012，28（2）：171-202.

［14］中国中西医结合学会皮肤性病专业委员会环境与职业性皮肤病学组. 规范外用糖皮质激素类药物专家共识［J］. 中华皮肤科杂志，2015，48（2）：73-75.

［15］谢阳，万苗坚. 皮肤科常用糖皮质激素类药物的类型及适应证［J］. 中国医学文摘（皮肤科学），2015，32（3）：283-288.

［16］Habif TP. Clinical dermatology：a color guide to diagnosis and therapy. 4th ed［M］. St. Louis：Mosby，Inc，2004.

［17］Dermatology Expert Group. Therapeutic guidelines：dermatology. Version 3［M］. Melbourne：Therapeutic Guidelines Limited，2009.

［18］李林峰. 肾上腺糖皮质激素类药物在皮肤科的应用［M］. 北京：北京大学医学出版社，2004.

［19］张建中. 糖皮质激素皮肤科规范应用手册［M］. 上海：上海科学技术出版社，2011.

第 11 章　外用糖皮质激素类药物的适应证和禁忌证

一、外用糖皮质激素类药物的适应证

尽管外用糖皮质激素类药物不能治愈皮肤病，并且停药后可能会导致病情反弹加重，但如果正确合理使用并在医学监督下进行，它仍是一种相对安全和有价值的治疗炎症性皮肤病的好方法。

外用糖皮质激素类药物的适应证主要有皮炎湿疹类皮肤病、红斑鳞屑性皮肤病、自身免疫性皮肤病、皮肤血管炎、非感染性肉芽肿、皮肤淋巴细胞浸润症、白癜风、斑秃、血管瘤、增生性瘢痕、皮肤 T 细胞淋巴瘤等，具体如下[1-9]。

（一）皮炎湿疹类皮肤病

皮炎湿疹类皮肤病（dermatitis and eczema skin disease）是皮肤科最常见的疾病，是由多种原因引起的皮肤过敏性炎症反应，临床上以红斑、丘疹、渗出和皮肤瘙痒为特征，可呈急性、亚急性和慢性经过。皮炎湿疹类皮肤病包括湿疹、皮炎、特应性皮炎、慢性单纯性苔藓、脂溢性皮炎等，均对糖皮质激素敏感。

皮炎湿疹类皮肤病原则上不宜全身应用糖皮质激素，而以局部外用为主。外用糖皮质激素应根据皮损情况、患者状况、病变部位、面积等选用适当剂型和药物。

1. 湿疹（eczema）　是由多种内外因素引起的瘙痒剧烈的一种皮肤炎症反应。分急性、亚急性、慢性三期。

急性湿疹无渗出者，可直接外用糖皮质激素霜剂，如 1% 氢化可的松霜、0.025% 地塞米松乳膏或 0.1% 曲安奈德乳膏；有糜烂渗出者，待渗出控制后可直接外用糖皮质激素乳膏；小面积的亚急性湿疹可直接外用糖皮质激素乳膏，每日 2 次外用；合并感染（细菌或真菌）者，应联合使用相应的抗细菌药物（如莫匹罗星、夫西地酸）、抗真菌药物或氯碘羟喹乳膏（具有抗真菌、细菌双重感染的作用），亦可选用糖皮质激素与抗菌药物的复方制剂（如复方醋酸地塞米松乳膏、复方曲安奈德乳膏或曲安奈德益康唑乳膏等）；慢性湿疹主要选用糖皮质激素乳膏、软膏或硬膏，对慢性湿疹苔藓样变显著者，可选用强效糖皮质激素硬膏、软膏。慢性湿疹治疗好转后可维持治疗（每周用 2～3 次），可选用中弱效糖皮质激素并逐渐过渡到非激素类药物。

对于手部湿疹，《中国手部湿疹诊疗专家共识（2021 版）》认为：外用糖皮质激素（topical corticosteroid，TCS）是手部湿疹的一线治疗用药。TCS 强度一般可分为弱效、中效、强效、超强效 4 级。常用的弱效 TCS 包括 1% 氢化可的松乳膏、0.05% 地奈德乳膏等，中效 TCS 包括 0.1% 曲安奈德乳膏、0.05% 丙酸氟替卡松乳膏、0.1% 糠酸莫米松乳膏等，强效 TCS 包括 0.05% 卤米松乳膏、0.05% 二丙酸倍他米松乳膏等，超强效 TCS 包括 0.1% 氟轻松乳膏、0.05% 氯倍他索乳膏等。应根据皮损的性质和部位选择合适强度的糖皮质激素，使用时间应尽可能短。对于轻中度手部湿疹，选择局部外用中 / 强效糖皮质激素 2～4 周，重度患者可选择强效糖皮质激素 4～8 周或超强效糖皮质激素 2 周治疗。症状好转后可改为长期"主动维持治疗"（proactive maintenance therapy），即在易复发的原有皮损区每周 2 次应用 TCS 或钙调磷酸酶抑制剂，同时配合润肤剂，可有效降低复发频率，减少糖皮质激素用量。对于急性发作的手部湿疹及 TCS 疗效不佳的中重度手部湿疹患者，可选择湿包疗法（wet-wrap therapy，WWT），治疗时间通常为 2～14 天。对于顽固性肥厚性皮损、角化型皮损，还可选用含有水杨酸、维 A 酸、维生素 D_3 衍生物等成分的复方糖皮质激素制剂外用或封包[10]。

2. 接触性皮炎（contact dermatitis）　是皮肤或黏膜单次或多次接触外源性物质后，在接触部位甚至以外的部位发生的炎症性反应。外用糖皮质激素可治疗体表面积小于 20% 的接触性皮炎。

变应性接触性皮炎皮损面积小、渗出少的轻中度病例通常外用中高效糖皮质激素如 0.1% 曲安奈德或 0.05% 氯倍他索，每日 2 次，注意需根据皮损的部位、严重程度、患者年龄等因素选择合适的强度及剂型。儿童建议使用弱效糖皮质激素如 0.1% 丁酸氢化可的松。

对于刺激性接触性皮炎，立即去除刺激物是治疗的关键。刺激性接触性皮炎的亚急性期可外用 0.1% 丁酸氢化可的松乳膏或 0.1% 曲安奈德乳膏，亦可用中强效软性激素 0.1% 糠酸莫米松。系统性接触性皮炎可根据病情选择合适的外用糖皮质激素乳膏。

值得注意的是，外用糖皮质激素亦有发生接触致敏的可能。据报道，英国糖皮质激素致接触性皮炎的患病率为 4.9%，西班牙的患病率为 0.2%，温哥华为 2.3%。Mayo 诊所的一项调查发现糖皮质激素致接触性皮炎患病率达 2.9%。各地发现的糖皮质激素致接触性皮炎的患病率不同，原因是多方面的，推测可能与地理环境，使用激素的类型、频率、剂量、浓度，以及所使用的赋形剂有关。另外还可能与斑贴试验所用的糖皮质激素试剂和研究样本大小存在差异，以及患者原发的慢性皮肤病不同有关。

施辛等[11]选择适宜外用糖皮质激素治疗但疗效欠佳的患者 1822 例，按照国际接触性皮炎研究组的规定做糖皮质激素皮肤斑贴试验。结果显示 1822 例患者中，78 例斑贴试验阳性，占 4.28%；其中男 33 例，女 45 例；取掉斑试物后 96 ～ 168 小时判读结果阳性 33 例，占 42.31%；氢化可的松丁酸酯（阳性 28 例）、地塞米松磷酸钠盐（阳性 25 例）、醋酸曲安奈德（阳性 17 例）等发生过敏较多。74 例被检阳性糖皮质激素与临床使用的药物存在关联。结果提示临床外用糖皮质激素接触过敏并不罕见，在外用糖皮质激素治疗皮肤炎症时，宜注意糖皮质激素过敏问题。

有研究表明，C16 位甲基化的糖皮质激素如地塞米松可能通过干扰蛋白质的结合及其卤化作用，降低糖皮质激素分子的致敏性。因此，当提示可能有外用糖皮质激素过敏时，应优先使用 C16 位甲基化的糖皮质激素[4]。

3. 特应性皮炎（atopic dermatitis，AD）　是一种有遗传过敏倾向，以剧烈瘙痒、皮肤干燥和湿疹样变为特点的慢性、复发性、炎症性皮肤病。本病常合并过敏性鼻炎、哮喘等其他特应性疾病，故被认为是一种系统性疾病。特应性皮炎对外用糖皮质激素中度敏感，一直是特应性皮炎外用治疗的主流药物，兼具抗炎和止痒的功效，疗效确切。目前，无论是美欧、日、韩各国还是我国的特应性皮炎诊疗指南或共识，均把糖皮质激素列为特应性皮炎外用治疗的一线药物。

AD 患者的皮肤通常存在高密度的金黄色葡萄球菌定植，而 AD 发病与金黄色葡萄球菌定植的增加有关。在接受外用糖皮质激素治疗的 AD 患者中，可以观察到金黄色葡萄球菌水平显著降低。因此，外用糖皮质激素可以使 AD 非患处和患处皮肤上的微生物群正常化[4]。

特应性皮炎分级治疗的理念已被皮肤科学界广泛接受，即根据特应性皮炎的严重程度将特应性皮炎治疗分为四个阶段。在第一阶段（干性皮肤）主要采取保湿润肤和避免刺激；第二阶段（轻度 AD）外用较弱效的激素和（或）钙调磷酸酶抑制剂；第三阶段（中度且有时严重泛发的 AD）外用更高效的激素和（或）钙调磷酸酶抑制剂、光疗；第四阶段（持续性重度 AD）除了采取前一个阶段的治疗措施外，还需要加用系统性免疫抑制治疗、生物制剂和光疗。

糖皮质激素不仅具有抗炎作用，而且具有止痒作用，可避免搔抓，是 AD 的一线疗法。应根据患者的年龄、皮损部位、皮损面积、严重程度和分期，选择不同剂型和强度的糖皮质激素制剂，以快速有效地控制炎症，减轻症状。初治时应选用足够强度的制剂，以求在数天内迅速控制炎症，炎症控制后逐渐过渡到中弱效糖皮质激素或钙调磷酸酶抑制剂。面颈部及皱褶部位推荐短期使用中弱效糖皮质激素。肥厚性皮损可采用封包疗法。急性期泛发性严重或顽固皮损推荐短期（通常 3 天，时间不超过 14 天）湿包治疗，可快速有效控制症状，该疗法特别适用于不宜系统用药的儿童患者，但要注意长期大面积外用糖皮质激素可能导致皮肤和系统性不良反应。

中重度或易复发 AD 患者皮损控制后，应过渡到长期"主动维持治疗"，即在易复发的原有皮损区每周 2 次外用糖皮质激素或钙调磷酸酶抑制剂，配合全身外用保湿润肤剂，能有效减少复发，减少外用糖皮质激素用量[12]。

特应性皮炎患者存在着皮肤屏障受损，外用保湿润肤剂是 AD 的基础治疗，有助于恢复皮肤屏障功能，减轻瘙痒。保湿润肤剂不仅能阻止水分丢失，还能修复受损的皮肤屏障，减弱外源性不良因素的刺激，从而减少疾病的发作次数和严重程度，因此外用糖皮质激素治疗 AD 通常不能单独使用，联合外用保湿润肤剂是非常必要的[13]。

另外，外用糖皮质激素还可与外用钙调磷酸酶抑制剂（0.03% 及 0.1% 他克莫司软膏和 1% 吡美莫司乳膏）联合使用，通常先外用糖皮质激素数周控制 AD 皮损，以后改为外用钙调磷酸酶抑制剂维持治疗[14]。

4. 慢性单纯性苔藓（lichen simplex chronicus） 又称神经性皮炎，是一种常见的主要表现为皮肤苔藓样变和剧烈阵发性瘙痒的慢性神经功能障碍性皮肤病。

慢性单纯性苔藓通常以外用糖皮质激素治疗为主，兼具了抗炎和软化、减少皮肤厚度的功效。中强效糖皮质激素如氟轻松、倍他米松或曲安奈德等均有良好的效果。会阴部皮损通常使用弱效糖皮质激素，但对肥厚的皮疹，可使用中效糖皮质激素，皮疹好转后可换成低效能的激素和减少使用频率。

糖皮质激素封包在慢性单纯性苔藓治疗中十分有效，应该在任何可能的情况下应用，以增加药效。封包的敷料也可以作为物理屏障以阻止搔抓，从而阻止"瘙痒—搔抓—皮肤损伤"的恶性循环。曲安奈德新霉素贴膏对肥厚性皮损效果佳，可夜间贴敷。

5. 脂溢性皮炎（seborrheic dermatitis） 又称脂溢性湿疹，是发生在皮脂腺丰富部位的一种慢性丘疹鳞屑性炎症性皮肤病。外用糖皮质激素通常被认为是脂溢性皮炎的一线或二线药物，具体取决于疾病的严重程度。通常，外用弱至中效糖皮质激素即可快速清除皮损和相关症状。软膏比乳膏和洗剂更有效。

婴儿头部皮损可外用弱效糖皮质激素，如 1% 氢化可的松乳膏或洗剂，连用数日，也可以与水杨酸制剂、抗真菌药或润肤剂等合用。成人头皮脂溢性皮炎可外用中效或强效激素，如 0.1% 曲安奈德二甲砜溶液、哈西奈德溶液、0.1% 戊酸倍他米松洗剂；面部可外用弱效糖皮质激素，不宜超过 1 周，待急性炎症控制后应逐渐过渡到非激素类药物；躯干和四肢部位的皮疹也可外用弱效糖皮质激素，如 1% 氢化可的松乳膏、复方曲安奈德乳膏或 0.1% 曲安奈德乳膏等。脂溢性外耳炎可用弱效糖皮质激素乳膏或软膏。某些复方制剂中含有新霉素，新霉素是强变应原，易发生过敏，尽量避免应用。待皮损好转后，应停用糖皮质激素制剂，改用醋酸铝溶液继续治疗。脂溢性睑缘炎应外用含糖皮质激素的眼科制剂。最好将糖皮质激素与其他药物（如抗真菌药）和角质剥脱剂（如水杨酸）等联合使用。单独长期外用糖皮质激素治疗脂溢性皮炎易复发，减少糖皮质激素使用频率和强度可能有助于减少复发的风险[4]。

相较于无毛发区域，毛发区域的脂溢性皮炎通常伴有更严重的瘙痒，建议在开始两周内使用效能更强的糖皮质激素治疗，然后使用中效糖皮质激素洗发水维持治疗。

6. 自体敏感性皮炎（autosensitization dermatitis） 又称自身敏感性湿疹，是在某种皮肤病变基础上由于处理不当或理化因素刺激，使患者对自身组织产生的某种物质敏感性升高，产生更广泛的皮肤炎症反应。

自体敏感性皮炎亚急性或慢性皮损可直接外用糖皮质激素乳膏；合并感染性者应首先应用抗生素药膏（如夫西地酸、莫匹罗星、氯碘羟喹等）或糖皮质激素抗生素复合制剂，如复方硝酸益康唑软膏、曲安奈德益康唑乳膏、曲咪新乳膏及复方曲安奈德乳膏等。皮疹若有渗出应首先采用冷湿敷，待渗出停止后再改成外用糖皮质激素乳膏或非糖皮质激素抗炎制剂。

7. 丘疹性荨麻疹（papular urticaria） 又称虫咬皮炎（insect bite dermatitis），是指昆虫叮咬皮肤而引起的炎性皮肤病。由于节肢动物唾液里的乙酸注入人体，引起局部皮肤的变态反应，通常瘙痒剧烈，建议使用强效外用糖皮质激素治疗。

8. 汗疱疹（pompholyx） 又称出汗不良性湿疹，是一种对称发生在掌跖的深在性小水疱性皮肤病。一般需选用强效糖皮质激素外用，封包治疗效果更好。汗疱疹脱屑时可加用尿素霜或使用糖皮质激素尿素复方制剂如曲安奈德尿素软膏等。

9. 钱币状湿疹（nummular eczema） 湿疹的一种特殊类型，表现为钱币状或盘状湿疹样红色斑片，上有密集的丘疱疹或结痂、鳞屑，伴有瘙痒。可外用糖皮质激素抗炎治疗。由于在患者活动性损害表面经常发现大量凝固酶阳性金黄色葡萄球菌或白色葡萄球菌，常与抗生素软膏联合用药或使用含抗生素的复方制剂（参照湿疹的治疗）。

10. 尿布皮炎（diaper dermatitis） 其实是一种刺激性接触性皮炎。由于婴儿的粪便未及时清洁干净，粪便中产氨细菌分解尿液中的尿素产生氨类，刺激婴儿娇嫩的皮肤，再加上尿液浸渍，即导致尿布皮炎。

轻度尿布皮炎，皮肤轻度红斑，无须用药，清洗患儿臀部后涂上含氧化锌的护臀霜护理即可。若 3 天未改善，并出现成片红斑，红斑上有丘疹、丘疱疹或小水疱，或糜烂渗液、浅溃疡、脓疱等中重度尿布疹，则需外用糖皮质激素药物治疗。

由于尿布区域湿度大和尿布起封包作用，外用糖皮质激素的经皮吸收会显著增加，因此用药疗程应缩短，一般不超过 1～2 周，且应选用弱效糖皮质激素，通常外涂 1% 或 2.5% 氢化可的松软膏，一般 3～7 天即可见效。若继发真菌感染，可外用曲安奈德益康唑乳膏；继发细菌感染，加用莫匹罗星软膏、护臀膏、红霉素眼膏或者金霉素眼膏等。

在尿布区域应避免局部外用含有中强效糖皮质激素的复方制剂，因为引起皮肤萎缩或 HPA 轴受抑制的风险高。

11. 褶烂（intertrigo） 是皱褶部位的皮肤由于潮湿、温暖、摩擦等出现的急性皮肤炎症。外用中效糖皮质激素可用于严重的褶烂和肛周皮炎的短期治疗。通常使用 0.01% 氟轻松乳膏、0.1% 丁酸氢化可的松乳膏。需注意适当的抗真菌治疗很重要，以避免合并的真菌生长。

12. 肛周皮炎（perianal dermatitis） 为一种慢性局限性神经性皮炎，是一种有瘙痒感的、伴有皮肤损害的神经功能障碍性皮肤病。轻至中度肛周皮炎，可在早晚清洗后外用弱效糖皮质激素，如 1% 氢化可的松乳膏。必要时可联合抗细菌或抗真菌药物治疗。一旦症状好转，应逐渐减少使用，并外用皮肤屏障修复乳替代。

13. 光敏性皮炎（photosensitive dermatitis） 是患者对紫外线过敏所致，仅见于少数人。患者通常在日晒后 1～2 天发病，皮疹多发于面部、颈部和颈前"V"形区、手背及上肢伸侧，表现为小丘疹、小水疱、自觉瘙痒。如不积极治疗，可形成慢性光敏性皮肤病。

糖皮质激素具有抗炎和免疫调节的作用，对光敏性皮炎有效。但需注意即使外用糖皮质激素，仍必须采取涂防晒霜如对氨基苯甲酸、二氧化钛制剂，或物理遮挡等避光措施。高度敏感者，应避免日光灯的照射，还应避免与光敏性物质接触。根据皮损部位和疾病的严重程度，选择相应抗炎强度和基质的制剂。应避免长期和持续外用强效糖皮质激素，以避免出现过敏和皮肤萎缩[4]。

14. 摩擦性苔藓样疹（frictional lichenoid eruption） 俗称沙土皮炎，是发生于手背、前臂、肘和膝部的丘疹性皮炎。本病实际上是一种对外界刺激的非特异性皮肤反应，多发于易摩擦和暴露部位，如手背、前臂，有时也发生于指节、肘、膝、大腿等处，为 1～3mm 大小多角形或圆形小丘疹。丘疹细密成群，覆有少许细糠秕样鳞屑，时有苔藓化，一般为肤色，较重者可呈淡红色。

本病具有自限性，不经治疗 4 ～ 8 周可自愈。治疗可缩短病程，一般采用炉甘石洗剂外搽、弱效糖皮质激素乳膏外涂的方法。

15. 造口周围皮炎（peristomal dermatitis）　在造口患者中并不少见，是由于皮肤被尿液、粪便、汗液或分泌物等物质刺激，从而出现皮肤炎症或皮肤溃烂等问题。

本病需要有效的护理而不造成造口袋粘连。在外用糖皮质激素治疗之前，应该识别和纠正感染（细菌或真菌感染等）和刺激因素。建议对严重的皮损临时外用糖皮质激素以控制病情。糖皮质激素初始外用不应超过 4 周，并且只在更换造口袋时应用，为避免复发，好转后每 2 ～ 4 周外用一次糖皮质激素。糖皮质激素水溶液或乙醇溶液制剂优于乳膏或软膏制剂，推荐使用[4]。

16. 淤积性皮炎（stasis dermatitis）　是一种下肢慢性潮红、鳞屑、瘙痒和肿胀（炎症）的皮肤病。常有深褐色皮肤色素沉着，易发生于静脉曲张和水肿患者。

本病可按湿疹局部用药原则处理，糖皮质激素药膏与保湿润肤剂联合外用。可联合外用多磺酸黏多糖乳膏，以改善微循环。若有溃疡伴感染，可先用 1 ： 8000 高锰酸钾溶液或 0.1% ～ 0.5% 依沙吖啶（雷佛奴尔）湿敷，待分泌物减少后再外用莫匹罗星软膏等抗生素药膏或外科换药。

17. 妊娠瘙痒性荨麻疹性丘疹及斑块病（pruritic urticarial papules and plaques of pregnancy，PUPPP）　是一种常发生于初产妇妊娠末期的剧烈瘙痒性皮肤病，是妊娠期间常见的皮肤病，发病率大约是 1/200。典型特点是腹部沿张力线分布红色瘙痒性皮疹，通常在产后几周内自然缓解，不会影响到产妇和胎儿的健康。妊娠末期若患此病，可先外用氟轻松乳膏、曲安奈德乳膏等，待皮疹开始消退后换用其他弱效糖皮质激素乳膏，必要时可口服泼尼松。

（二）红斑鳞屑性皮肤病

红斑鳞屑性皮肤病（erythematous scaly skin disease）有多种类型。

1. 多形红斑（erythema multiforme）　又称渗出性多形红斑，是一种以多形性皮疹和虹膜样红斑为特征、严重程度不等的自限性炎症性皮肤病。

对于轻症，皮损为水肿性红斑、丘疹时，可酌情外用糖皮质激素治疗，面部皮损可用 0.1% 丁酸氢化可的松乳膏或 0.1% 糠酸莫米松乳膏；其他部位皮损可选用曲安奈德益康唑乳膏或丙酸氯倍他索乳膏，后者每周用量不宜超过 50g，连续用药不宜超过 2 周。

2. 环状红斑（erythema annulare）　又称回状红斑，是皮肤上出现环状红斑性损害的总称。环状红斑不是一个独立的疾病，泛指各种原因引起的真皮炎症反应，如血管扩张、充血和细胞浸润。通常包括单纯性回状红斑、离心性环状红斑、匍行性回状红斑、慢性迁移性红斑和风湿性边缘性红斑等疾病。

本病应针对病因进行治疗，可短期外用糖皮质激素乳膏。

3. 剥脱性皮炎（dermatitis exfoliativa） 是一种由多种原因引起的少见而严重的皮肤病，又称红皮病（erythroderma）。其特点是全身或大面积皮肤弥漫性红斑、肿胀及脱屑。

本病可外用温和的润肤剂。由本病导致的皮肤屏障功能的破坏，会令所有外用药物的系统吸收明显增加，且皮损面积大，通常选择外用中效、弱效糖皮质激素制剂，如1%氢化可的松乳膏、0.1%丁酸氢化可的松乳膏或0.1%曲安奈德乳膏，一般1～2周以上可以缓解病情。治疗过程中应注意，外用糖皮质激素制剂不能大面积、长时间使用，以防激素经皮吸收造成HPA轴受抑制。即使是外用弱效糖皮质激素，亦有可能引起全身不良反应。若面积小、使用时间短，因病情需要，可外用强效糖皮质激素，但需警惕并监测其不良反应。

4. 银屑病（psoriasis） 是一种表现为皮肤红斑、银白色鳞屑，由遗传与环境共同作用诱发的免疫介导的慢性、复发性、炎症性、系统性疾病。

糖皮质激素是国内外指南推荐的银屑病外用治疗的一线用药[15]。

在外用糖皮质激素的选择上，寻常型银屑病一般选用中至强效糖皮质激素，慎用超强效糖皮质激素。应根据患者年龄选择合适的糖皮质激素，在取得满意效果后应逐渐减少用量和频次。不宜长期单一外用糖皮质激素治疗，应根据皮损部位、面积和类型选择合适的糖皮质激素和剂型[16]。

急性期不宜外用刺激性强的药物，以免加重病情或诱发红皮病；静止期可涂抹作用较强的药物，多选用中至强效糖皮质激素制剂，如糠酸莫米松（每日1次）、地塞米松（每日2次）、丙酸氯倍他索（每日2次）或卤米松（每日2次）等。丙酸氯倍他索每周用量不宜超过50g，不宜用于12岁以下儿童、孕妇和哺乳期妇女，面部亦不宜应用。氢化可的松乳膏效能弱，通常不推荐使用。小的、局限性、肥厚性斑块可用中强效糖皮质激素乳膏封包或氟轻松贴膏贴敷。一旦见效后不宜骤然停药，以防反跳，可改用中效糖皮质激素制剂或非激素类抗炎药物维持治疗。

常将外用糖皮质激素类药物和非激素类药物联合使用，可实现快速缓解，减少对外用糖皮质激素长期治疗的需要，从而减少糖皮质激素的不良反应，减少治疗时间和费用，具体如下[17, 18]：

（1）外用糖皮质激素联合外用维A酸，可以防止皮肤萎缩，且不会减弱糖皮质激素的治疗效果。

（2）外用糖皮质激素联合维生素 D_3 衍生物如卡泊三醇、他卡西醇有协同作用。联合使用起效快、疗效高，抑制炎症，抑制表皮增生，修复皮肤屏障，安全性好，减少各自的不良反应，可长期使用。糖皮质激素与维生素 D_3 衍生物长期交替外用是大多数银屑病患者最合适的治疗方案。

（3）外用糖皮质激素联合水杨酸制剂，可促进糖皮质激素的渗透，提高疗效，缩短疗程，还可促进表皮的正常角化，止痒，缓解症状，减少激素的不良反应，尤其适用于斑块状银屑病。

（4）外用糖皮质激素联合外用地蒽酚治疗银屑病，疗效显著。

另外，外用糖皮质激素联合光疗，可提高疗效，延缓复发，减少不良反应。需要注意的是，维生素 D_3 衍生物、水杨酸不宜在光疗前外用。建议配合外用含神经酰胺/类神经酰胺的保湿剂，尤其是寻常型银屑病进行期和红皮病型银屑病，坚持使用能降低银屑病复发率和减轻复发时的严重程度。

对于红皮病型和脓疱型银屑病，宜选用弱效或中效糖皮质激素；面部、腋窝、阴囊等部位及儿童可选用中低效非氟化糖皮质激素；掌跖银屑病可选用超强或强效糖皮质激素。

有部分学者提出糖皮质激素制剂稀释外用，可降低激素浓度，可短时间用于寻常型银屑病进行期、红皮病型银屑病和泛发性脓疱型银屑病的治疗。还可选用外用复方制剂治疗银屑病，起到类似联合治疗的作用。目前临床常用的有他扎罗汀倍他米松软膏、复方丙酸氯倍他索软膏（维 A 酸加丙酸氯倍他索）、卡泊三醇倍他米松软膏等复方制剂。复方制剂提高了临床治疗效能，使用更为方便，患者乐于接受。该类制剂在银屑病治疗中的有效性及安全性已被证实。

选择最佳用药策略，可考虑序贯、联合、轮换、间歇等多种疗法以期避免长期或持续外用引起的不良反应，如皮肤萎缩、毛细血管扩张、萎缩纹、紫癜、多毛等。药物总量控制应得当：超强效激素制剂每天不超过 2 次，疗程不超过 2～4 周，每周不超过 50g，原则上在取得明显疗效后逐渐减量，不主张长期连续使用，同时遵循说明书指导意见，敏感部位如面部、皱褶部位等慎用，婴幼儿慎用。

对于皮损肥厚、常规外用糖皮质激素效果不佳的银屑病，可予皮损内注射糖皮质激素。一般选用曲安奈德（5mg/ml 或 10mg/ml），可每 4～6 周重复注射。在银屑病甲病中，可行甲皱襞皮损内注射曲安奈德，效果理想。

对于头皮银屑病，最合适的外治方法是使用溶液、洗剂、凝胶、泡沫、喷雾剂、油剂或洗发水。一周 2 次使用药物可以延迟复发。许多治疗头皮银屑病的配方含有强效糖皮质激素，如丙酸氯倍他索，这类药物易引起不良反应，需特别谨慎。

0.01% 醋酸氟轻松的新型油脂制剂被归类为弱效（Ⅵ类、美国）糖皮质激素，在基质中添加润肤剂，有助于改善皮肤屏障功能及促进糖皮质激素成分的渗透，成为治疗头皮银屑病的有效方法。

5. 副银屑病（parapsoriasis）　一种原因不明的慢性红斑鳞屑性皮肤病，以红斑、丘疹、浸润、脱屑而无自觉症状或轻微瘙痒为特征。副银屑病的分型尚不统一，命名混乱。通常分为如下 4 型：①急性苔藓样糠疹；②慢性苔藓样糠疹；③小斑块状副银屑病；④大斑块状副银屑病。

对于前 3 型副银屑病，可外用焦油类制剂或糖皮质激素制剂治疗。

6. 玫瑰糠疹（pityriasis rosea）　是常见的急性、自限性炎症性皮肤病，好发于躯干和四肢近端，有大小不等、数目不定玫瑰色斑片，其上覆有糠状鳞屑，一般持续 6 ～ 8 周而自愈。对于炎症明显、自觉瘙痒的病例，可酌情少量外用弱效或中效糖皮质激素乳膏或软膏。

7. 单纯糠疹（pityriasis simplex）　又称白色糠疹，是以发生于颜面部位的浅表性干燥鳞屑性色素减退为特征的一种慢性皮肤病。本病与儿童的皮脂腺发育尚不完善，皮肤表面缺乏皮脂，再受到紫外线刺激有关。可短期外用弱效糖皮质激素制剂如 1% 氢化可的松软膏，需同时外用保湿类护肤品改善皮肤干燥状况。

8. 毛发红糠疹（pityriasis rubra pilaris）　一种少见的慢性鳞屑性炎症性皮肤病，以黄红色鳞屑性斑片和角化性毛囊性丘疹为特征。中、强效糖皮质激素乳膏或软膏外用有一定疗效，但在大面积长期外用时，应警惕经皮吸收后可能对 HPA 轴产生抑制。

9. 扁平苔藓（lichen planus）　是一种慢性复发性炎症性皮肤病，典型皮损为多角形扁平紫红色丘疹，常累及黏膜。外用糖皮质激素特别是强效或超强效糖皮质激素是皮肤和黏膜扁平苔藓的首选治疗方法之一。

（1）皮肤扁平苔藓：瘙痒多剧烈，糖皮质激素多用于小面积的皮损，可选用强效或超强效激素，如丙酸氯倍他索乳膏和卤米松乳膏，在夜间封包效果更佳。每 4 周 1 次近端甲皱襞注射激素可治疗甲扁平苔藓，病变通常在 3 ～ 4 个月消退。肥厚性皮损需要用较高浓度的糖皮质激素如曲安奈德注射液 10 ～ 20mg/ml 皮损内注射，需注意局部不良反应，一旦出现应及时停药。不宜长期在面部和外阴部位外用糖皮质激素，以免引起萎缩、脱色和感染等局部不良反应。

（2）黏膜扁平苔藓：局部外用糖皮质激素是治疗黏膜扁平苔藓的首选治疗。0.1% 氟轻松溶于黏附性凝胶或基质中外用，0.05% 丙酸氯倍他索或 0.05% 氯倍他米松戊酸酯吸入治疗有良好效果，建议每天 4 ～ 6 次。含有 0.1% 的曲安奈德、1% 羧基纤维素的牙膏，对口腔扁平苔藓也有效。肥厚、糜烂性扁平苔藓可皮损内注射糖皮质激素治疗。阴道、直肠和肛门损害可选用氢化可的松栓或 1% 氢化可的松乳膏。

在治疗口腔扁平苔藓时，部分患者中有发生口腔念珠菌病的潜在风险。为了预防口腔念珠菌感染，应同时使用葡萄糖酸氯己定含漱液漱口、外用抗念珠菌治疗（如制霉菌素片口含），甚至口服抗真菌药。

10. 硬化萎缩性苔藓（lichen sclerosus et atrophicus，LSA）　是一种病因尚未明确的慢性炎症性皮肤病，特点为多数境界清楚的瓷白色硬化性丘疹和斑块，后期可形成白色萎缩斑，好发于女性外阴和男性阴茎包皮部位。

外用糖皮质激素是治疗 LSA 的首选药物，可显著减少炎症和瘙痒。通常外用强效或超强效糖皮质激素如 0.01% 氟轻松乳膏、0.05% 丙酸氯倍他索乳膏或 0.05% 卤米松乳膏等对早期皮损疗效显著，4 周左右起效，起效后可改用弱效糖皮质激素如丁酸氢化可的松乳膏或非激素类抗炎药物维持治疗，一般每日 1 次，治疗 4 周后改为隔日 1 次，再用 4 周后减为每周 2 次，夜间用药，如有症状反复可再改为有效控制症状的剂量，一般共需治疗 1～3 个月。如果外用激素药膏不起作用，也可用曲安奈德混悬液直接皮损内注射，每 1～2 周 1 次，4～6 次为 1 个疗程。除了糖皮质激素，润肤剂在 LSA 中的使用亦非常重要。

外用糖皮质激素治疗 LSA 在预防皮肤恶性肿瘤中发挥着重要作用。研究发现，未治疗或未规律治疗的 LSA 皮疹可能进一步发展为皮肤恶性肿瘤。

11. 干燥性闭塞性龟头炎（balanitis xerotica obliterans，BXO）　与阴茎干枯（kraurosis penis）可能为同一疾病。有学者认为本病与硬化萎缩性苔藓为同一疾病，也有学者认为各种原因的慢性龟头炎长期不愈者均可发展成为 BXO。

本病多发生在未割包皮的男性。在龟头和包皮上可见白色光滑萎缩性斑块。长期不愈的斑块，可发展为鳞状细胞癌。研究表明，在疾病的早期和中期，外用强效的糖皮质激素可以改善病情，限制疾病的进展，抑制晚期病情的进一步恶化，但在大多数情况下不能治愈。对严重皮疹，可行激素皮损内注射治疗。包皮缩窄者可做包皮松解术。尿道口狭窄者可行尿道扩张术。

12. 金黄色苔藓（lichen aureus）　是一种好发于下肢的以金黄色色素沉着性苔藓样丘疹、斑丘疹为特征的少见病。外用糖皮质激素乳膏或软膏有效。

13. 条纹状苔藓（lichen striatus）　指以线状排列的多角形小丘疹为典型皮损的慢性炎症性疾病。外用糖皮质激素软膏有效。

14. 光泽苔藓（lichen nitidus）　是一种慢性丘疹性皮肤病。其特征是针帽大小具有光泽的小丘疹，多数聚集，但不融合。外用中效含氟糖皮质激素软膏（如曲安奈德）有效。

15. 连圈状秕糠疹（远山）〔pityriasis circinata（Toyama）〕　是一种少见的

轻度角化过度性皮肤病，又称正圆形秕糠疹。可外用中弱效糖皮质激素软膏治疗。

（三）药疹

药疹（drug eruption）又称药物性皮炎，是药物通过口服、外用和注射等途径进入人体而引起的皮肤黏膜炎症的反应。常见的药疹包括固定性药疹、发疹型药疹、荨麻疹型药疹、湿疹型药疹、扁平苔藓样型药疹、光敏性药疹、麻疹样或猩红热样药疹、紫癜型药疹、大疱性表皮坏死松解型药疹、多形红斑型药疹、剥脱性皮炎型药疹、史蒂文斯－约翰逊综合征（SJS）、中毒性表皮坏死松解型药疹（TEN）、伴嗜酸性粒细胞增多和系统症状的药疹（DRESS）、急性泛发性发疹性脓疱病（AGEP）等多种型别。

其中部分药疹型别可外用糖皮质激素制剂治疗，具体如下：固定性药疹的局限性红斑或水疱未破溃者可外用中强效糖皮质激素，每日2次；发疹型药疹（主要包括麻疹样型和猩红热样型）剧痒或炎症明显，皮损又无糜烂和渗出时，可选用中效糖皮质激素如丁酸氢化可的松乳膏，每日2次外用；湿疹型和光敏性药疹同湿疹皮炎的治疗；扁平苔藓样型药疹同扁平苔藓的治疗；剥脱性皮炎或红皮病型药疹若无渗出，可短期外用弱效糖皮质激素如氢化可的松乳膏或丁酸氢化可的松乳膏等；其他类型的药疹一般不宜外用糖皮质激素治疗。

（四）结缔组织病

结缔组织病（connective tissue disease，CTD）有以下几种。

1. 红斑狼疮（lupus erythematosus）　为结缔组织病的一种，可分为慢性盘状型、急性系统型和亚急性型。

外用糖皮质激素是治疗各亚型皮肤型红斑狼疮（cutaneous lupus erythematosus，CLE）的重要方法。研究表明，在CLE中，外用强效激素比弱效激素更有效，有助于降低瘢痕的形成率。由于CLE可能需要长期治疗，为最大限度地减少糖皮质激素的不良反应，建议采用连续用2周、停用2周的间歇治疗方式。为避免系统吸收和对HPA轴的抑制，最好将外用糖皮质激素量控制在每周少于45mg强效激素和10mg中效激素内（非封包情况下）。

（1）盘状红斑狼疮：通常需要强有力的外用糖皮质激素治疗。根据不同皮损采用不同的制剂和治疗方法。对于面部，最好外用0.05%地奈德乳膏或0.1%曲安奈德软膏，每日2次，同时使用防晒霜。而对于其他部位皮损，建议外用强效糖皮质激素，如0.05%醋酸氟轻松乳膏或0.05%氯倍他索软膏，每日2次外用，连用 2 周，停用 2 周，有利于减少激素的局部不良反应。浸润肥厚的皮损或深达皮下的皮损可采用封包治疗或皮损内注射曲安奈德，每 3 ~ 4 周注射一次，但应注意避免局部皮肤萎缩。

（2）亚急性皮肤型红斑狼疮：环形红斑型常不需要外用治疗，丘疹鳞屑型皮疹鳞屑较多，可外用糖皮质激素乳膏。

（3）系统性红斑狼疮：需系统应用糖皮质激素治疗。若有盘状红斑狼疮的皮疹可外用糖皮质激素治疗，参照盘状红斑狼疮的治疗。

他克莫司软膏对各型皮肤红斑狼疮有疗效，且不会导致毛细血管扩张和皮肤萎缩等激素的不良反应，可外用糖皮质激素与他克莫司软膏联合使用，起到协同增效、降低不良反应的效果[19]。

2. 皮肌炎（dermatomyositis，DM）　是一组主要累及皮肤和肌肉的自身免疫性疾病，可发生多种内脏器官损害，也可仅累及皮肤或肌肉。以独特的皮肤损害（如水肿性紫红色斑、指关节伸侧紫红色丘疹和皮肤异色症等）和肌无力为特征。外用强效或超强效糖皮质激素制剂能够抑制皮肤炎症和瘙痒。Gottron 丘疹亦可用糖皮质激素治疗。头皮皮损可外用糖皮质激素溶液或喷雾剂。

3. 局限性硬皮病（localized scleroderma）　又称硬斑病，是一种患病部位慢慢发生硬化萎缩的皮肤病，多数患者的发病部位为头皮、前额、四肢等。

局限性硬皮病以外用治疗为主。早期可用糖皮质激素涂搽或封包，如曲安奈德或氟轻松软膏等，尤以含氟制剂为佳，如哈西奈德、复方咪康唑或丙酸氯倍他索等。皮损内注射糖皮质激素效果更佳。

4. 白塞病（Behçet's disease）　是一种原因不明，好发于男性青壮年，以口腔溃疡、外阴溃疡、眼炎及皮肤损害为临床特征的，累及多个系统的全身性、慢性、血管炎症性疾病。对轻型损害的白塞病，眼和口腔溃疡可外用糖皮质激素制剂治疗。

（五）大疱性皮肤病

大疱性皮肤病（bullous dermatosis）是指一组以大疱为基本损害的自身免疫性皮肤病，包括天疱疮、大疱性类天疱疮、良性黏膜类天疱疮、线状 IgA 大疱性皮肤病、疱疹样皮炎、妊娠疱疹、家族性慢性良性天疱疮、获得性大疱性表皮松解症等。

在自身免疫性大疱性皮肤病中，如大疱性类天疱疮外用糖皮质激素在疾病活动部位的真皮 - 表皮交界处可获得高药物浓度，并可能通过抑制细胞因子、趋化因子、蛋白水解酶、补体激活和炎症细胞的趋化来控制局部炎症。因此，外用强效糖皮质激素是一种治疗各种自身免疫性大疱性皮肤病较好的选择，也可避免系统治疗所导致的许多不良反应。

但外用糖皮质激素仍可能起系统作用，尤其是皮肤起水疱时，糖皮质激素的吸收会增加 16 倍，需重视其发生风险。大量研究表明，局部外用 0.05% 丙酸氯倍他索可以降低清晨皮质醇水平，第一天首次外用 0.05% 丙酸氯倍他索乳膏 20 ～ 30g 即可发生；若每天使用 40g 0.05% 丙酸氯倍他索乳膏，其效果相当于每天口服 60mg 泼尼松。

1. 天疱疮（pemphigus）　是一种慢性、复发性、严重的表皮内棘刺松解性大疱性皮肤病。病理表现为基底层上棘层松解。临床主要分为寻常型天疱疮、落叶型天疱疮、红斑型天疱疮、增殖型天疱疮。

与大疱性类天疱疮相比，大剂量系统使用糖皮质激素目前仍是天疱疮的一线治疗方法（尽管不良反应有时会限制其使用）。对于轻度或局限性（特别是黏膜）皮损，外用强效糖皮质激素被推荐作为单药治疗或辅助治疗，有助于减少系统治疗的剂量。

天疱疮外用药物中，丙酸氯倍他索是首选，尤其适用于落叶型天疱疮与红斑型天疱疮。对于寻常型天疱疮患者，在正常减量过程中出现新发水疱，数量＜ 3 个 / 月，首先外用强效糖皮质激素；如果 1 周后没有控制，仍有新发水疱（1 ～ 3 个 / 月），病情波动，则将口服糖皮质激素剂量升至目前剂量的前 1 个治疗剂量[20]。

天疱疮口腔损害通常难以愈合，建议使用可溶性倍他米松磷酸钠漱口水（0.5mg/10ml），每天口含 4 次氢化可的松片剂（2.5mg）和雾化吸入哮喘药物（二丙酸倍氯米松 50 ～ 200μg 或布地奈德 50 ～ 200μg）。对于孤立的黏膜病变如口腔糜烂，可以外用曲安奈德凝胶和丙酸氯倍他索制剂。皮损内注射曲安奈德可能对顽固的口腔病变有效[21]。

2. 大疱性类天疱疮（bullous pemphigoid，BP）　是最常见的自身免疫性大疱性皮肤病，好发于老年人，以红斑的基础上出现疱壁紧张的水疱、大疱为特点，手足、四肢最多见，也可泛发全身，伴有程度不等的瘙痒。

大剂量系统使用糖皮质激素仍是治疗大疱性类天疱疮的主要方法。由于老年人多体质虚弱，易合并各种系统疾病，系统使用糖皮质激素成为老年人死亡率增加的危险因素，特别是在糖皮质激素耐受性较差的情况下。

1989 年，Westerhof[22]首次尝试外用强效糖皮质激素治疗大疱性类天疱疮，对 10 名大疱性类天疱疮住院患者，将丙酸氯倍他索乳膏涂在患处皮肤上，每天 2 次，直到痊愈，此后再持续使用 2 周。所有患者的皮疹在治疗的 4 ～ 17 天均实现了完全上皮化，取得了不错的效果。现欧洲皮肤病学论坛和欧洲皮肤病与性病学会推荐每日 2 次全身外用 0.05% 丙酸氯倍他索乳膏或软膏（10 ～ 40g/d）（不包括面部），作为轻度泛发性大疱性类天疱疮的一线治疗。

皮损局限者，即受累面积小于 10% 体表面积，可长期外用糖皮质激素制剂，多数病例可以缓解。上海交通大学医学院附属瑞金医院皮肤科采用强效糖皮质激素外用替代糖皮质激素口服或静脉滴注治疗大疱性类天疱疮，取得了不错的疗效，可避免出现激素的系统性不良反应[23]。

目前欧洲皮肤病学论坛和欧洲皮肤病与性病学会已达成共识推荐，对于轻中度和局限性的大疱性类天疱疮，外用强效糖皮质激素被推荐为首选治疗，尤其适用于高龄、水疱仅发生在正常皮肤上、无红斑、无瘙痒的患者；而对严重呈泛发型的大疱性类天疱疮，外用激素和系统用激素并列被推荐为首选治疗[24]。

中国医师协会皮肤科医师分会自身免疫性疾病亚专业委员会发布的《大疱性类天疱疮诊断和治疗的专家建议》建议选择强效外用糖皮质激素，如 0.05% 氯倍他索乳膏或卤米松软膏，用于皮损处，水疱糜烂部位除外。对于泛发性大疱性类天疱疮，全身正常皮肤也需应用，但不用于面部。外用糖皮质激素减量需遵循逐渐缓慢减量的原则[25]。

外用糖皮质激素治疗大疱性类天疱疮既有优点又有缺点；优点包括不良反应少，并发症少，临床效果好，复发率小，治愈率高；不足之处在于治疗过程会耗费大量的时间和精力，这是因为外用糖皮质激素治疗需要每天为患者全身涂抹药物。

3. 瘢痕性类天疱疮（cicatricial pemphigoid）　又称良性黏膜类天疱疮（benign mucous membrane pemphigoid），是一种比较少见的发生于黏膜的大疱性疾病。以水疱为主要临床表现，好发于口腔、眼结膜，愈合后往往形成瘢痕。

建议考虑疾病的部位和严重程度来指导治疗。单独外用糖皮质激素治疗仅限用于口腔黏膜，因此部位风险较低，不太可能产生瘢痕。其他黏膜病变如眼、咽、食管和喉黏膜，通常病情较重，推荐系统使用糖皮质激素作为一线治疗。鼻、咽和食管疾病可配合使用糖皮质激素喷雾剂和吸入剂。

推荐使用中强效外用糖皮质激素治疗口腔部位的皮损，需规范操作，每次用药前用纸巾将黏膜擦干。建议选用丙酸氯倍他索和戊酸倍他米松凝胶及软膏，它们较易被涂抹在黏膜上，还可使用地塞米松漱口水（100μg/ml）漱口，漱口 5 分钟后吐出，每天 2 ～ 4 次，每次 5ml。因夜间口腔分泌减少，可与明胶配合，睡前一次用药，增强药物对黏膜的黏附。牙医制造的可植入口腔的乙烯基修复材料也可以促进吸收和提供一些覆盖能力，增加糖皮质激素的效能。

对于外用糖皮质激素疗效不佳的口腔损害，可考虑皮损内激素注射，每 2 ～ 4

周注射一次曲安奈德。

4. 线状 IgA 大疱性皮肤病（linear IgA bullous dermatosis，LABD）　是一种发生于儿童和成年人的慢性获得性表皮下水疱病。本病特点为基底膜线状 IgA 沉积，不伴发谷胶敏感性肠病，HLA-B8 阳性仅占 30%，使之成为与大疱性类天疱疮和疱疹样皮炎完全不同的独立疾病。

线状 IgA 大疱性皮肤病成人型皮损为多形性，可呈环形或成群丘疹、水疱和大疱，对称分布于四肢伸侧表面，如肘、膝和臀部，自觉瘙痒明显。儿童型皮损表现为炎症基底上的张力性水疱，这些损害最常见于外阴和口周区域皮肤，常成丛排列，新发损害常在旧皮损的周围出现，水疱形成"颈圈"样改变。

本病疗程较长，多数患者的疾病过程为持续数年后逐渐自然缓解。强效糖皮质激素如 0.05% 丙酸氯倍他索乳膏已被推荐用于轻度疾病，并可能有助于改善药物诱导的线状 IgA 大疱性皮肤病。对炎症较轻处、儿童或皮肤皱褶处可选用 0.1% 丁酸氢化可的松乳膏，其他情况可用 0.1% 曲安奈德乳膏或 0.1% 倍他米松乳膏等。但大多数患者仍需要氨苯砜系统治疗，外用糖皮质激素只能作为辅助用药。

5. 疱疹样皮炎（dermatitis herpetiformis）　是指一种慢性复发性皮肤病，皮损以水疱为主，呈多形性，集簇分布，瘙痒剧烈。常伴谷胶过敏性肠病。

局部外用糖皮质激素类药物如糠酸莫米松乳膏或丙酸氟替卡松乳膏等能起到抗炎、止痒的效果。

6. 妊娠疱疹（herpes gestationis）　即妊娠性类天疱疮（pemphigoid gestationis，PG），是一种罕见的、发生在妊娠期和产褥期的多形性瘙痒性红斑、丘疱疹或疱疹样皮疹，再次妊娠会复发的一种自身免疫性疾病。

系统使用糖皮质激素是主要治疗手段。少数轻症和皮疹局限的患者不需系统使用糖皮质激素治疗，仅需外用糖皮质激素类药物如丁酸氢化可的松乳膏、曲安奈德乳膏等联合抗组胺药治疗。需避免外用强效糖皮质激素，因存在低出生体重胎儿的风险。

7. 家族性良性天疱疮（familial benign pemphigus）　又称 Hailey-Hailey 病，是一种显性遗传的慢性水疱病，以颈腋腹股沟反复出现水疱与糜烂为特征。

对家族性良性天疱疮慢性无感染的皮损，外用弱效糖皮质激素有效，如丁酸氢化可的松乳膏，但通常需用中效到强效糖皮质激素，如糠酸莫米松乳膏、地塞米松乳膏等；有感染的皮损，需待渗出控制后，可选用含有抗生素的糖皮质激素复合制剂，如复方曲安奈德乳膏、新霉素氟轻松乳膏等。此外，还可行皮损内注射糖皮质激素，一周 1 次。联合口服抗生素如四环素、米诺环素等疗效更好，尤其是在发病初期。

8. 获得性大疱性表皮松解症（epidermolysis bullosa acquisita，EBA）　是一种自身免疫性水疱病，有炎症型和非炎症性机械性大疱型。与大多数其他的自身免疫性大疱性皮肤病不同，糖皮质激素的疗效有限，特别是在机械大疱型 EBA 中。

有学者外用糖皮质激素治疗 EBA，结论不一致。其中一例外用糖皮质激素治疗伴慢性丙型肝炎的炎症型 EBA，由于系统免疫抑制治疗受限，予每日外用丙酸氯倍他索乳膏，总量 40g，2 个月诱导缓解，持续 8 年；另一例外用糖皮质激素治疗 EBA 的面部皮损，最初皮疹改善，但在随访期间多次复发。

（六）无菌性脓疱性皮肤病

无菌性脓疱性皮肤病（sterile pustular skin disease）有以下几种。

1. 连续性肢端皮炎（acrodermatitis continua）　又名 Hallopeau 连续性肢端皮炎，是一种慢性、复发性、无菌性脓疱性皮肤病，以指、趾末端反复出现无菌性脓疱伴甲改变为特点，病因不明，目前认为本病是脓疱型银屑病的一种罕见类型。可外用曲安奈德益康唑乳膏或丙酸氯倍他索乳膏，每日 2 次，或与卡泊三醇软膏交替外用。小面积浸润肥厚性皮损可予每晚封包治疗。

2. 掌跖脓疱病（palmoplantar pustulosis）　是指局限于掌跖部的慢性复发性疾病，以在红斑的基础上出现周期性的无菌性小脓疱，伴角化、鳞屑为临床特征。强效糖皮质激素软膏外用或封包可治疗掌跖脓疱病。

3. 嗜酸性脓疱性毛囊炎（eosinophilic pustular folliculitis）　是一种病因不明的炎症性疾病。本病好发于男性，主要特点是脂溢部位出现复发性、瘙痒性、群集性、毛囊性丘疹和脓疱，有融合倾向。其病理特征为嗜酸性粒细胞浸润为主的毛囊和毛囊周围炎症。口服或外用糖皮质激素有效。

（七）血管炎性皮肤病

血管炎性皮肤病（vasculitis skin disease）有以下几种。

1. 急性发热性嗜中性皮病（Sweet syndrome）　是一种主要以发热、白细胞计数升高、疼痛性红色丘疹、结节和斑块，以及弥漫分布于真皮上层的中性粒细胞浸润为特征的反应性皮肤病。

本病局限性皮损可外用强效糖皮质激素，如 0.05% 丙酸倍氯他索乳膏或复方曲安奈德乳膏治疗；或皮损内注射糖皮质激素治疗，如曲安奈德，初始剂量约为 3mg/ml。

2. 过敏性紫癜（IgA 血管炎）（anaphylactoid purpura）（IgA vasculitis）　过

敏性紫癜即 Henoch-Schönlein 紫癜（Henoch-Schönlein purpura），是一种侵犯皮肤和其他器官细小动脉及毛细血管的血管炎，主要表现为紫癜、腹痛、关节痛和肾损害。

对于单纯皮肤型过敏性紫癜，外用中强效糖皮质激素有助于皮疹的消退，一般需要涂抹范围大。

3. 持久性隆起性红斑（erythema elevatum diutinum，EED）　是一种罕见的皮肤小血管炎，临床表现以好发于肢体伸侧、持续存在的紫红色或棕红色丘疹、结节和斑块为特点，组织病理早期表现为白细胞碎裂性血管炎，陈旧皮损表现为真皮纤维化。

外用渗透性较好的糖皮质激素剂型，如 0.05% 丙酸氯倍他索丙二醇制剂或乙醇制剂，可治疗持久性隆起性红斑。对于肥厚性斑块，可采用皮损内注射缓释类糖皮质激素，如复方倍他米松 1ml 治疗，可加入利多卡因 1ml（1∶1 稀释），在皮损内行点状注射，每点注射 0.1 ～ 0.2ml，每月 1 次。

4. 结节性红斑（erythema nodosum）　是一种主要累及皮下脂肪组织的急性炎症性疾病，多见于中青年女性。本病常见于小腿伸侧，临床表现为红色或紫红色疼痛性炎性结节，病程有局限性，易复发。

本病可外用糖皮质激素治疗。

5. 坏疽性脓皮病（pyoderma gangrenosum）　是一种慢性、坏死性、溃疡性、瘢痕性、疼痛性皮肤病。本病好发于 30 ～ 40 岁的男性，表现为炎性丘疹、脓疱、结节，迅速形成潜行性溃疡，剧烈疼痛。本病常伴发系统性疾病如溃疡性结肠炎、克罗恩病（Crohn 病）、急性粒细胞性白血病、多发性骨髓瘤、淋巴瘤、慢性活动性肝炎、糖尿病、结缔组织病等。

对不合并系统疾病的轻型病例，可外用或皮损内注射糖皮质激素治疗。

6. 色素性紫癜性皮病（pigmented purpuric dermatosis，PPD）　是临床以下肢多发性紫癜及色素沉着斑疹为主要表现，病理以含铁血黄素沉积、红细胞外渗至皮肤为特征的一组原因不明的慢性皮肤病。

本病可外用中效糖皮质激素类药物如 0.1% 丁酸氢化可的松乳膏，每日 2 次治疗。

（八）表皮增生性皮肤病

表皮增生性皮肤病（epidermal proliferative skin disease）有以下几种。

1. 结节性痒疹（prurigo nodularis）　是一种伴有剧烈瘙痒的结节性损害的慢性炎症性皮肤病。

本病可外用各种剂型的糖皮质激素制剂治疗，以强效、超强效糖皮质激素为宜，对角化显著的皮损可选用曲安奈德新霉素贴膏，亦可用糖皮质激素皮损内注射。

2. 慢性光线性皮炎（chronic actinic dermatitis，CAD）　是一种慢性、持续性在曝光和非曝光部位出现慢性皮炎改变的光敏性皮肤病。本病多见于长年累月在阳光下暴晒的中老年男性，常于头面、躯干及双上肢出现弥漫性、对称性、融合性和浸润性红斑，可有丘疹、结节。

本病可外用中强效糖皮质激素制剂和（或）钙调磷酸酶抑制剂治疗，其中外用糖皮质激素是治疗 CAD 的一线用药，其主要药理作用为抑制免疫和炎症反应，具有疗效好、见效快的优点[26]。

（九）毛发疾病

毛发疾病（hair disease）包括以下几种。

1. 斑秃（alopecia areata，AA）　是一种骤然发生的局限性斑片状脱发的毛发疾病，其病变处头皮正常，无炎症及自觉症状，主要是毛囊周围及下部淋巴细胞浸润，部分可侵入毛囊壁，并诱发基质细胞的变性而引起。斑秃的毛发再生率和再生速度是可变的，因此建议在预期可再生长之前持续治疗至少 3 个月。外用糖皮质激素通常对病程小于 1 年的小脱发斑效果最好。

《英国皮肤病医师协会斑秃治疗指南（2012 版）》将糖皮质激素皮损内注射疗法的推荐等级列为Ⅲ级（相当于 C1、C2 级），将糖皮质激素外用的推荐等级列为Ⅱ⁺级（相当于 B 级）[27]。

外用糖皮质激素是轻中度斑秃的主要外用药物，常用药物有卤米松等强效或超强效激素，用于脱发部位及活动性区域，每日 1～2 次。对于面积较大的重度斑秃可使用强效糖皮质激素乳膏封包或辅以促渗工具治疗，但不宜连续应用，需定期停药，以免出现毛囊炎、皮肤萎缩等局部不良反应。若 3～4 个月未见疗效则应调整治疗方案。联用米诺地尔治疗效果更好。

对于脱发面积较小的稳定期成年患者，皮损内注射糖皮质激素是轻度或中度的单发型或多发型 AA 的首选治疗方案。复方倍他米松（1∶2 稀释）或曲安奈德适当稀释后皮损内多点注射，每点间隔 1cm，注射深度为真皮深层至皮下脂肪浅层，每点注射量约 0.1ml。复方倍他米松每 3～4 周注射 1 次，曲安奈德每 2～3 周 1 次，可重复数次，若 6 个月无效则停用[28]。10 岁以下的儿童患者可外用糖皮质激素洗剂或乳膏如 0.05% 醋酸氟轻松作为二线治疗。外用糖皮质激素可隔夜或一周仅连续使用 5 天，以防皮肤萎缩，一般 6～8 周见效。

　　各种剂型的外用糖皮质激素可用于治疗斑秃，包括乳膏、凝胶、洗剂和泡沫。据报道，泡沫比洗剂效果较好。毛囊炎是外用糖皮质激素治疗斑秃后最常发生的不良反应，毛细血管扩张和萎缩很少发生。

　　2. 雄激素性脱发（androgenetic alopecia，AGA）　是一种雄激素依赖的遗传性疾病，是临床最常见的脱发类型，表现为头发密度进行性减少。

　　外用 0.05% 丙酸氯倍他索丙二醇或乙醇液有助于提高疗效。

　　3. 原发性瘢痕性脱发（primary cicatricial alopecia）

　　（1）毛发扁平苔藓（lichen planopilaris，LPP）：是一种好发于成年女性、较为少见的瘢痕性脱发性疾病，可仅累及头皮，亦可累及全身毛发分布区域，表现为毛囊性丘疹，后逐渐融合成片，形成斑片状脱发。通常分为 3 种类型：经典型毛发扁平苔藓、额部纤维化性脱发和毛囊扁平苔藓（Graham-Little 综合征）。

　　封包强效外用糖皮质激素或皮损内注射糖皮质激素可治疗，但不能阻止脱发的发展，有报道少数患者口服糖皮质激素和氯喹可以减慢病情的进展。

　　（2）毛囊炎性脱发（alopecia folliculitis）：是一种少见的头皮中性粒细胞性炎症性疾病。本病多见于头皮脂溢性皮炎患者，由感染金黄色葡萄球菌所致，可累及任何长毛的部位，可引起进行性瘢痕性脱发。

　　局限性皮损可外用抗生素和糖皮质激素软膏治疗。泛发性皮损需口服抗生素，极严重病例需系统联合使用糖皮质激素与抗生素。

　　（十）非感染性肉芽肿

　　非感染性肉芽肿（non-infectious granuloma）包含以下几种。

　　1. 结节病（sarcoidosis）　又称肉样瘤病，为一种慢性肉芽肿病。皮疹表现为坚实无破溃又无自觉症状的多形性损害。本病还可累及黏膜、淋巴结、骨骼及肺等内脏器官。

　　结节病对大多数外用糖皮质激素敏感性不高。一般对轻度的皮损可外用超强效糖皮质激素，如丙酸氯倍他索，但不适用于面积较大的皮损。丙酸氯倍他索联合水胶体敷料外用，可用于丘疹结节样皮损，丙酸氯倍他索软膏每日 2 次外用，可用于治疗冻疮样狼疮样皮损，疗效显著。

　　使用浓度为 3 ～ 10mg/ml 的曲安奈德皮损内注射比外用糖皮质激素更有效，对肥厚性斑块需要更高的浓度，可达到 20mg/ml。

　　单纯治疗皮损一般不推荐系统使用糖皮质激素，但损容性病变如面部冻疮性狼疮、溃疡性皮损可以系统使用激素。

　　2. 环状肉芽肿（granuloma annulare）　是一种以丘疹和小结节融合而成的环

状隆起性损害为特征的皮肤病。本病最常累及 1 型糖尿病儿童和青年的双手或足部，亦会扩散到手臂、颈部和躯干部。

环状肉芽肿外用糖皮质激素需选用强效制剂，但通常效果不佳，可行皮损内注射治疗以增效。泛发性环状肉芽肿可系统使用糖皮质激素治疗。

3. 类脂质渐进性坏死（lipoid progressive necrosis） 是以胫前硬皮病样斑块、常伴发糖尿病为特征的一种皮肤病变。

伴有糖尿病者，需有效控制血糖，但治疗糖尿病不一定能完全改变本病的进程。非溃疡性皮损可给予外用强效糖皮质激素治疗，通常皮损内注射曲安奈德效佳。

（十一）内分泌代谢障碍性皮肤病

内分泌代谢障碍性皮肤病（endocrine and metabolic disorders of skin disease）有以下几种。

1. 原发性皮肤淀粉样变性（primary cutaneous amyloidosis） 皮肤淀粉样变是一种原因不明的皮肤病，以真皮内淀粉样物质沉积为特征。临床以苔藓样型和斑状型较常见。

糖皮质激素乳膏封包外用，或皮损内注射曲安奈德混悬液（10mg/ml），每周 1 次，4 ～ 5 次为 1 个疗程，能迅速缓解症状，但易复发。氟化的糖皮质激素加入 50% 二甲基亚砜局部外用有良效。

2. 胫前黏液性水肿（pretibial myxedema） 为一类原发性皮肤黏蛋白增多症，可占甲状腺功能亢进者 1% ～ 10%，而甲状腺功能正常及淤积性皮炎者亦可伴发此病。本病多表现为粉红色结节状皮损，表面柔软，呈橘皮样变。

本病可采用糖皮质激素软膏封包治疗，如 0.05% 丙酸氯倍他索单药或复方乳膏封包，局部压迫包扎，连续数周甚至数月可使皮损缓解，但停用后会复发。亦可皮损内注射曲安奈德治疗，将曲安奈德混悬液用生理盐水稀释为 5mg/ml 的溶液，损害内注射，每部位注入 1ml，一次总量不超过 40mg，每 3 ～ 4 周 1 次。

3. 黏液性囊肿（mucinous cyst） 为皮肤或皮下组织的黏液样变性，内为无色胶状黏稠液体，多与外伤和慢性损伤有关。本病多见于中年女性，位于远侧指间关节和甲皱襞之间的背侧皮下，最多见于中指，囊肿较小，直径一般不超过 1.5cm。

若手术切除囊肿表面的部分皮肤，分离后找出蒂，完整切除囊肿，缝合蒂部，并同时切除骨赘，可以从根本上消除囊肿的发生原因，很少复发；但手术有一定创伤。将囊肿内黏液抽去，皮损内注射曲安奈德是一种有效、简单、可重复、经济有效的治疗方法，可以替代外科手术治疗。

4. 黏液水肿性苔藓（lichen myxedematosus） 是指病理上表现为真皮内有黏蛋白沉积和成纤维细胞增殖，临床上以局部或全身皮肤出现苔藓样丘疹、结节、斑块、硬皮病样改变为特征的一种慢性进行性代谢性疾病。

外用或皮损内注射糖皮质激素有一定疗效。

（十二）色素障碍性皮肤病

色素障碍性皮肤病（pigmentation disorders of the skin）有以下几种。

1. 白癜风（vitiligo） 是一种比较常见的后天色素性皮肤病，表现为局限性或泛发性皮肤黏膜色素完全脱失。本病是由皮肤的黑素细胞功能消失引起的。

局部外用糖皮质激素适用于白斑累及面积＜3% 体表面积的进展期皮损，一般选用强效糖皮质激素，适用于大多数部位，对顽固部位选用超强效糖皮质激素。治疗时可根据不同的部位选择不同效能的药物，并注意观察局部的不良反应。不良反应一旦出现，应停药，改用非激素类抗炎药膏。忌大面积涂抹，以免激素经皮吸收引起系统性不良反应。一般不主张糖皮质激素皮损内注射，因其疗效不比外用糖皮质激素好，且易出现局部不良反应。

面部、皱褶及柔嫩部位皮肤外用糖皮质激素 1 个月后应更换为钙调磷酸酶抑制剂，肢端可持续使用。激素避免用于眼周。如果连续外用激素治疗 3 ～ 4 个月无复色，则表明激素治疗效果差，需更换药物或者联合其他局部治疗方法[29]。

2. 黄褐斑（melasma） 也称肝斑，为面部的黄褐色色素沉着。多对称蝶形分布于颊部。多见于女性，血中雌激素水平高是主要原因，其发病与妊娠、长期口服避孕药、月经紊乱有关。

治疗首先应避免诱发因素，尤其是防晒，这是一切治疗的基础。糖皮质激素为黄褐斑的次选治疗药物，外用可引起局部皮肤脱色，其脱色能力取决于糖皮质激素的分子结构。糖皮质激素治疗本病的优点是起效快，缺点是脱色不完全，停药后易复发，长期外用还可引起一些不良反应。通常选用弱效、中效糖皮质激素，如 0.1% 地塞米松、丁酸氢化可的松或曲安奈德乳膏[30]。

5% 氢醌、0.1% 维 A 酸和 0.1% 地塞米松联合外用可提高疗效（又被称作Kligman 三联配方），每晚 1 次，连续 5 ～ 7 周。

有学者对 Kligman 配方进行改良，制成含 4% 氢醌、0.05% 维 A 酸和 1% 醋酸氢化可的松的复方外用制剂治疗黄褐斑，亦取得了不错的疗效。

3. 福格特 - 小柳 - 原田综合征（Vogt-Koyanagi-Harada syndrome，VKHS） 很少见，表现为严重的急性双侧弥漫性葡萄膜炎，伴发白癜风、脱发、白发及听觉障碍。皮损的治疗同白癜风。

（十三）皮肤肿瘤

皮肤肿瘤（cutaneous tumor）有以下几种。

1. 瘢痕疙瘩及增生性瘢痕（keloid and hyperplastic scar）　瘢痕疙瘩及增生性瘢痕都是真皮纤维化疾病中的一类。瘢痕疙瘩是皮肤伤口愈合或不明原因所致皮肤损伤愈合后所形成的过度生长的异常瘢痕组织。两者的主要鉴别要点：瘢痕疙瘩通常超出受损区域边界，即呈浸润性生长，而且异常增长持续存在，局部痒痛明显，增生性瘢痕皮损不超过原损伤的边界，通常 6～8 个月后即转入瘢痕成熟期，痒痛减轻，局部可有不同程度萎缩、软化；瘢痕疙瘩常见于年轻人，多发于胸部、肩背部、面颈部和耳垂，增生性瘢痕则可发生于任何年龄、任何部位；瘢痕疙瘩可继发于蚊虫叮咬、疖甚至穿耳洞等小的皮损，而增生性瘢痕则多发于外伤。

瘢痕组织皮损内注射糖皮质激素是治疗瘢痕疙瘩及肥厚性瘢痕的一线治疗方案。建议使用曲安奈德 10～20mg/ml，在较大较硬的瘢痕内注射可达到40mg/ml，根据瘢痕大小和治疗反应可 2～4 周重复注射 1 次。需注意应在皮损中央注射，以免引起周围皮肤萎缩。伴有瘙痒者，局部可外用地塞米松丙二醇搽剂。

陈晓栋等[31]对瘢痕疙瘩采取先切除皮损，并在术中即时注射曲安奈德注射液，术后放疗的方法，取得了不错的疗效。具体操作方法是，在皮下缝合完毕后，沿切缘两侧做真皮内、紧贴真皮下分点注射。选用 25 号针，针距 0.5cm，每点注射 0.1ml（1mg）。对瘢痕疙瘩边缘有明显红色浸润者（进展期），注射时可适当加大剂量，但单次总量建议不超过 48mg。

2. 皮肤 T 细胞淋巴瘤（cutaneous T-cell lymphoma，CTCL）　属于结外非霍奇金淋巴瘤（non-Hodgkin's Lymphoma，NHL）中的一种，是原发于皮肤的由 T 淋巴细胞克隆性增生造成的疾病，呈慢性进行性经过，可累及淋巴结和内脏。可分为红斑期、斑块期和肿瘤期。

对于皮肤 T 细胞淋巴瘤可疑复发性皮损，可局部外用糖皮质激素治疗。早期皮损可外用中效、强效或超强效糖皮质激素。

（十四）寄生虫、昆虫及其他动物性皮肤病

寄生虫、昆虫及其他动物性皮肤病（parasitic skin disease, insect skin disease and other animal skin disease）常为咬伤或刺伤所致，如出现过敏症状或休克症状，可系统使用糖皮质激素治疗；局部若发生Ⅳ型变态反应，如红斑、丘疹、结节，可外用糖皮质激素治疗，如局部反应重，也可系统使用糖皮质激素。

1. 隐翅虫皮炎（paederus dermatitis） 是人体接触隐翅虫的体液后出现的一种急性皮肤炎症。

应尽早用肥皂水清洗皮肤，中和毒液，然后再外涂糖皮质激素乳膏。

2. 血吸虫尾蚴皮炎、钩蚴皮炎（schistosoma cercarial dermatitis, hookworm dermatitis） 血吸虫尾蚴皮炎是指禽、畜类血吸虫的尾蚴侵入人体皮肤引起的一种变态反应性炎症。因常在水稻种植时发生，所以又称稻田皮炎。发病快，接触含有尾蚴的田水数分钟后即有瘙痒感，继之出现粟粒大红斑、丘疹丘疱疹，周围有明显浸润及红晕，搔抓后可出现风团，瘙痒剧烈皮损顶端可见瘀点，为尾蚴钻入痕迹。皮疹散在或密集成片。

钩蚴皮炎亦称钩虫皮炎，是由钩虫幼虫（丝状蚴）侵入人体皮肤而引起的局部炎症反应。侵入处可在 20 ~ 60 分钟出现瘙痒、水肿、红斑，继而形成丘疹，尤以足趾间、足底、手背及指间最为常见。1 ~ 2 天转为水疱。一般于 1 周后自行消失。

血吸虫尾蚴皮炎和钩蚴皮炎局部出现变态反应时，应外用糖皮质激素治疗。一旦严重，需立即系统使用糖皮质激素。

3. 刺胞皮炎、海胆刺伤、海星皮炎、鱼刺伤、鱼咬伤（nematocyst dermatitis, sea urchin sting, starfish dermatitis, fish sting, fish bite） 刺胞皮炎是指由水母、海葵等水生生物刺伤皮肤毒汁引起的急性炎症反应，其中多见的是水母皮炎（jellyfish dermatitis）。毒汁中的主要成分是类蛋白、多肽及多种有毒酶类，此外还有 5- 羟色胺、组胺、致痛剂及强麻醉剂等，可引起中毒和变态反应。皮肤一旦被刺，数分钟内即感刺痒、麻木或灼热，继而出现红斑、丘疹或风团，重者出现瘀点和瘀斑，甚至水疱，多呈点线状、条索状和地图状分布。皮损持续 1 ~ 2 周方可消退。若全身大面积被刺，则可发生恶心、肌痛甚至休克，抢救不及时可导致死亡。

海胆带刺，容易刺伤人体皮肤，被海胆刺伤后立即会感到灼热、剧痛，疼痛可持续数小时，并见有皮肤出血，不久在伤口周围出现水肿性红斑，偶有水疱，经 1 ~ 2 周皮疹逐渐消退，这种局部的皮肤症状为 I 型变态反应。海胆刺伤还可引起肉芽肿性结节、浸润性斑块等Ⅳ型变态反应。部分海胆的刺是有毒素的，如果被刺到，毒液可能会进入皮肤而引起全身中毒，如头晕头痛、呼吸困难、血压下降、面瘫等。

海星是由碳酸钙及有机质混合而成的坚硬外壳，表面有许多带刺的棘突。被海星刺伤部位可出现瘙痒性红斑、丘疹或风团样的皮疹。由于海星外表的棘刺刺入皮肤引起的机械性损伤产生的疼痛及体内释放出的毒素作用，部分患者可出现轻度的全身中毒症状。海星棘刺的尖部若断入皮内可引起肉芽肿损害。

刺胞皮炎、海胆刺伤、海星皮炎、鱼刺伤、鱼咬伤若出现中毒症状如呼吸困难、胸闷、出冷汗要及时抢救，皮损部位可外用糖皮质激素治疗。若有结节性肉芽肿出现，可予糖皮质激素皮损内注射。

4. 海水浴者皮炎（seabather's eruption）　是于海水浴后出现的以炎性丘疹为特征的皮肤病。又名"海虱"或"海湾痒"。

皮炎部位可外用糖皮质激素类药物治疗。

5. 疥疮（scabies）　是由疥螨引起的一种传染性皮肤病。它常表现在皮肤薄嫩部位，如指缝、腕部、腹部、大腿部、外阴，男性阴囊、生殖器部位，出现丘疹、红斑，皮肤瘙痒特别明显，夜间瘙痒尤甚，长期密切接触患者可以传染。

本病以抗疥螨治疗为主，短期外用糖皮质激素可止痒，儿童可用 1% 氢化可的松乳膏，成人可用 0.1% 曲安奈德乳膏。对于疥疮结节，可外用强效糖皮质激素如卤米松乳膏治疗或曲安奈德新霉素贴膏局部外贴。

（十五）血管瘤

血管瘤（hemangioma）起源于中胚层，是先天性毛细血管增生扩张的良性肿瘤，多在出生时或出生后不久发生。

糖皮质激素可用于治疗小血管瘤。鉴于皮损内注射较为痛苦，外用糖皮质激素是治疗浅表血管瘤较好的替代方法。氯倍他索乳膏对有溃疡和眼周部位的小的浅表血管瘤有效。深层血管瘤可局部皮下注射糖皮质激素如曲安奈德治疗。

普萘洛尔和噻吗洛尔滴眼液外敷治疗血管瘤的有效性和安全性较高，目前已被临床广泛使用，而较少外用糖皮质激素治疗血管瘤。

（十六）包茎 / 阴唇粘连

外用糖皮质激素类药物，如 0.05% 倍他米松乳膏，对儿童和青春期前的男孩包茎（phimosis）有效，可避免包皮环切术。0.05% 倍他米松乳膏作为青春期前阴唇粘连（labial adhesion）的一线疗法，可避免使用雌激素乳膏治疗，进而引起乳房发育和色素沉着等不良反应。

（十七）烧伤

在使用外用抗生素的基础上，使用外用弱效糖皮质激素如氢化可的松是治疗烧伤（burn）的一种有效治疗方法，也是治疗烧伤创面肉芽肿的一种无创且实用的选择。

（十八）慢性自发性荨麻疹

慢性自发性荨麻疹（chronic spontaneous urticaria）是指自发性风团和（或）血管性水肿发作＞6周的荨麻疹。

有学者尝试使用强效糖皮质激素封包治疗慢性自发性荨麻疹，取得效果。但此仅为个案报道，可靠性较弱。

（十九）糖皮质激素作为预处理

关于糖皮质激素作为预处理，主要是对使用睾酮透皮治疗的睾酮替代疗法患者，可通过使用0.1%曲安奈德乳膏进行预处理来减少应用部位皮肤刺激的发生率和严重程度[32]。

肿瘤放疗后引起的皮肤湿性脱皮会引起疼痛，加剧患者痛苦。局部使用倍氯米松二丙酸酯喷雾剂作为预防剂，可降低辐照致皮肤湿性脱皮的风险，降低放射性皮炎的严重程度。

（二十）其他

1. 结节性耳轮软骨皮炎（chondrodermatitis nodularis helicis） 是一种真皮良性炎症性和退行性疾病。本病的特点是慢性经过，在耳轮的游离缘发生疼痛性小结节。

本病可外用强效糖皮质激素或皮损内注射糖皮质激素治疗。皮损内注射糖皮质激素有时能使病变消失。

2. 肥大细胞增生症（mastocytosis） 系一组以肥大细胞增生性浸润为组织学特点的疾病，在一个或多个器官内出现肥大细胞的增生和继发性积聚。肥大细胞增生症的临床表现各不相同，在皮肤的肥大细胞增生症（CM），增生仅限于皮肤；而系统性肥大细胞增生症（SM）则累及一个或多个非皮肤的其他器官，有或没有皮肤的浸润。

对于肥大细胞增生症小面积的皮损，同时伴有明显症状和体征的病例可间歇性地选用强效糖皮质激素外用加封包或皮损内注射，可使肥大细胞浸润消散、皮损消失及色素沉着减轻。可局部用0.05%丙酸倍他米松软膏封包治疗，每日8小时，疗程8～12周。治疗可使皮损改善持续至1年，但停用后皮损可复发。

3. 化脓性汗腺炎（hidradenitis suppurativa，HS） 是一种顶泌汗腺慢性化脓

性炎症，主要发生于腋下、外生殖器及肛周等处。目前对化脓性汗腺炎的临床分期，主要根据 Hurley 所分的三期：Ⅰ期，单一或多发肿胀形成，无窦道或瘢痕；Ⅱ期，一个或更广泛的复发性脓肿，伴窦道形成和瘢痕；Ⅲ期，整个病损区均有多发性相互连接的窦道和脓肿。

对于化脓性汗腺炎Ⅰ期皮损，可采用醋酸曲安奈德混悬液直接注射入脓腔的方法治疗。

4. 结节性囊肿性痤疮（nodular cystic acne）　是一种重度（Ⅳ级）寻常痤疮，表现为大小不等的结节、囊肿，常继发化脓感染，破溃后常流出带血的胶冻状脓液，以后形成窦道及瘢痕。

皮损内注射曲安奈德可以显著而迅速地消退囊肿和结节，从而减少了系统用药的持续使用时间。

二、外用糖皮质激素类药物的禁忌证

（一）绝对禁忌证

1. 对糖皮质激素过敏。
2. 对糖皮质激素的基质或其他成分过敏。

主要根据患者的过敏史判断，必要时可行斑贴试验判断。

（二）相对禁忌证

在有明确条件控制原发病因的下列情况下，如积极足量抗感染，可以短期外用糖皮质激素类药物控制症状，预防并发症。必须评估其风险效益比，在充分控制原发病的基础上方可考虑使用[1]。

1. 皮肤感染（真菌感染如手足癣、细菌感染如脓疱疮、病毒感染如带状疱疹、寄生虫感染如疥疮）。
2. 皮肤溃疡。
3. 酒渣鼻。
4. 寻常痤疮。
5. 口周皮炎。
6. 妊娠和哺乳。由于对人类胎儿影响不明，妊娠期应当慎用，需谨慎评估后判断对胎儿利大于弊时才用。哺乳期乳房部使用亦需谨慎。

参 考 文 献

［1］中国中西医结合学会皮肤性病专业委员会环境与职业性皮肤病学组.规范外用糖皮质激素类药物专家共识［J］.中华皮肤科杂志，2015，48（2）：73-75.

［2］刘淮，刘景桢.外用糖皮质激素的适应症与副作用［J］.皮肤病与性病，2016，38（1）：19 20.

［3］李林峰.肾上腺糖皮质激素类药物在皮肤科的应用［M］.北京：北京大学医学出版社，2004.

［4］Lahiri K. A treatise on topical corticosteroids in dermatology［M］. Singapore：Springer，2018.

［5］卫生部医政司.皮肤性病科临床路径［M］.北京：人民卫生出版社，2012.

［6］Rathi SK，D'Souza P. Rational and ethical use of topical corticosteroids based on safety and efficacy［J］. Indian J Dermatol，2012，57（4）：251-259.

［7］赵辨.中国临床皮肤病学［M］.南京：江苏科学技术出版社，2010.

［8］吴志华.皮肤科治疗学.第2版［M］.北京：科学出版社，2013.

［9］张建中.糖皮质激素皮肤科规范应用手册［M］.上海：上海科学技术出版社，2011.

［10］中国医师协会皮肤科医师分会科学委员会，中国医师协会皮肤科医师分会变态反应性疾病专业委员会，中国"手部湿疹科研协作组"，等.中国手部湿疹诊疗专家共识（2021版）［J］.中华皮肤科杂志，2021，54（1）：19-26.

［11］施辛，孙晓东，季孙平，等.外用糖皮质激素接触过敏78例分析［J］.中华皮肤科杂志，2008，41（4）：223-225.

［12］中华医学会皮肤性病学分会免疫学组，特应性皮炎协作研究中心.中国特应性皮炎诊疗指南（2020版）［J］.中华皮肤科杂志，2020，53（2）：81-88.

［13］中国医师协会皮肤科医师分会过敏性疾病专业委员会，中华医学会皮肤性病学分会特应性皮炎研究中心，中国医疗保健国际交流促进会皮肤科分会.特应性皮炎瘙痒管理专家共识［J］.中华皮肤科杂志，2021，54（5）：391-396.

［14］何威.特应性皮炎外用激素疗法的规范［J］.中国医学文摘（皮肤科），2016，33（2）：184-188.

［15］Uva L，Miguel D，Pinheiro C，et al. Mechanisms of action of topical corticosteroids in psoriasis［J］. Int J Endocrinol，2012，2012：561018.

［16］中华医学会皮肤性病分会银屑病学组.中国银屑病治疗专家共识（2014版）［J］.中华皮肤科杂志，2014，47（3）：213-215.

［17］Nast A，Boehncke WH，Mrowietz U，et al. S3-Guidelines on the treatment of psoriasis vulgaris（English version）. Update［J］. J Dtsch Dermatol Ges，2012，10 Suppl2：S1-

S95.

[18] Menter A，Korman NJ，Elmets CA，et al. Guidelines of care for the management and treatment of psoriasis with topical therapies [J]. J Am Acad Dermatol，2009，60（4）：643-659.

[19] 余婷婷，闵仲生. 外用他克莫司和吡美莫司治疗红斑狼疮皮肤损害的研究进展 [J]. 中国麻风皮肤病杂志，2010，26（3）：187-190.

[20] 中国医疗保健国际交流促进会皮肤科分会. 寻常型天疱疮诊断和治疗专家建议（2020）[J]. 中华皮肤科杂志，2020，53（1）：1-7.

[21] Hertl M，Jedlickova H，Karpati S，et al. Pemphigus. S2 Guideline for diagnosis and treatment-guided by the European Dermatology Forum（EDF）in cooperation with the European Academy of Dermatology and Venereology（EADV）[J]. J Eur Acad Dermatol Venereol，2015，29（3）：405-414.

[22] Westerhof W. Treatment of bullous pemphigoid with topical clobetasol propionate [J]. J Am Acad Dermatol，1989，20（3）：458-461.

[23] 刘晓依，潘萌，郑捷，等. 大疱性类天疱疮的临床路径与预后初探 [J]. 中国皮肤性病学杂志，2011，25（1）：9-11，41.

[24] Feliciani C，Joly P，Jonkman MF，et al. Management of bullous pemphigoid：the European Dermatology Forum consensus in collaboration with the European Academy of Dermatology and Venereology [J]. Br J Dermatol，2015，172（4）：867-877.

[25] 中国医师协会皮肤科医师分会自身免疫性疾病亚专业委员. 大疱性类天疱疮诊断和治疗的专家建议 [J]. 中华皮肤科杂志，2016，49（6）：384-387.

[26] 李俞晓，农祥，何黎，等. 慢性光化性皮炎发病机制和治疗研究进展[J]. 临床皮肤科杂志，2014，43（2）：127-130.

[27] Messenger AG，Mckillop J，Farrant P，et al. British Association of Dermatologists' guidelines for the management of alopecia areata 2012[J]. Br J Dermatol，2012，166（5）：916-926.

[28] 日本皮肤科学会. 2017 日本斑秃诊疗指南[J]. 日本皮肤科学会杂志，2017，127（13）：2741-2762.

[29] 中国中西医结合学会皮肤性病专业委员会色素病学组. 白癜风诊疗共识（2021 版）[J]. 中华皮肤科杂志，2021，54（2）：105-109.

[30] 中国中西医结合学会皮肤性病专业委员会色素病学组，中华医学会皮肤性病学分会白癜风研究中心，中国医师协会皮肤科医师分会色素病工作组. 中国黄褐斑诊疗专家共识（2021 版）[J]. 中华皮肤科杂志，2021，54（2）：110-115.

[31] 陈晓栋，顾黎雄，赵洪瑜，等. 手术切除、糖皮质激素注射联合术后放疗治疗瘢痕疙瘩

的疗效观察 [J] . 中华皮肤科杂志，2006，39（1）：52-53.

[32] Wilson DE，Kaidbey K，Boike SC，et al. Use of topical corticosteroid pretreatment to reduce the incidence and severity of skin reactions associated with testosterone transdermal therapy [J] . Clin Ther，1998，20（2）：299-306.

第 12 章　外用糖皮质激素类药物的不良反应

任何事物都具有两面性，药物除了有治疗作用，还有不良反应。知晓药物的治疗作用及不良反应才能真正用好它。

外用糖皮质激素是皮肤科医师最常用的药物，它发挥着重要的治疗作用。但由于患者的滥用和医师的不合理处方等原因，外用糖皮质激素常导致不必要甚至是不可逆的不良反应。糖皮质激素分子及基质均可引发不良反应。外用糖皮质激素类药物的不良反应可以分为系统吸收造成的不良反应和皮肤局部的不良反应两类。局部不良反应又分为药物本身药理作用造成的不良反应及接触性皮炎等[1, 2]。

这些不良反应的发生率、严重程度与使用部位、疗程、剂型和激素效能有关。停用后这些表现会有不同程度的好转甚至痊愈，而若出现激素依赖，会由于停用而症状加重，继续使用又会更加依赖。外用糖皮质激素类药物不良反应与疗效成正比，含卤素的激素会使不良反应明显增加[3]。

一、外用糖皮质激素类药物的局部不良反应

外用糖皮质激素类药物的局部不良反应比全身不良反应更常见，可分为萎缩及其相关改变、色素改变、毛囊改变、血管改变、感染和其他类型。

研究表明，局部外用的糖皮质激素类药物只有 1% 具有基本的治疗活性，而其余 99% 通常会因为摩擦、清洗或是随着角质层脱落而被清除。封包可阻止局部皮肤水分蒸发，使角质层水合程度明显提高。因此，封包情况下，糖皮质激素的治疗活性可由于经皮渗透提高而增强到 100 倍。

（一）外用糖皮质激素类药物对皮肤的影响

外用糖皮质激素通过抑制角质形成细胞增殖、分化，影响角化桥粒、角质形成细胞间质的形成，破坏皮肤的屏障功能。短期外用糖皮质激素就可明显降低皮肤屏障功能的恢复速度，长期外用则可引起皮肤屏障结构的改变[4]。

有研究表明，人类正常皮肤局部外用强效糖皮质激素类药物如氯倍他索，连用 3 日，即会导致皮肤屏障功能的破坏。

外用糖皮质激素对皮肤屏障系统有明显不良作用，主要体现在如下方面。

1. 对表皮功能的影响　糖皮质激素延缓皮肤表皮功能的恢复。在成人局部外用糖皮质激素 3 日后,皮肤屏障功能的恢复速度会明显降低(长期外用糖皮质激素可使基础水分丢失增加近 3 倍)。

2. 对脂质代谢的影响　糖皮质激素使皮肤更干燥。正常成人皮肤外用糖皮质激素 3 ~ 4 周后,脂质的含量降低 24% 以上。

3. 对细胞增生和分化的影响　糖皮质激素可使皮肤变薄。在正常皮肤外用糖皮质激素,可抑制表皮的增生和分化。

4. 对角质层致密性和黏合度的影响　糖皮质激素对角质层致密性的影响程度与剂量成正比,它可降低角质形成细胞间的黏合度,使皮肤容易脱屑。局部补充富含生理脂质(神经酰胺、胆固醇、脂肪酸)的皮肤屏障修复乳,可以恢复糖皮质激素造成的皮肤屏障受损。

(二)外用糖皮质激素类药物的局部不良反应分类

1. 皮肤萎缩　是外用糖皮质激素类药物最常见的不良反应,约占不良反应的 15%,是一种不可逆转的不良反应,表现为皮肤松弛、皱纹、皮肤易损伤、皮肤脆性增加、表面菲薄发亮、萎缩纹、星状假瘢痕、色素减退或深部血管(树枝状的静脉)显露[5]。

无论是强效还是弱效糖皮质激素,无论是含氟还是不含氟的糖皮质激素外用都会发生皮肤萎缩。强效或超强效激素、疗程长、使用频率高、封包、薄嫩皮肤、婴幼儿和老年人是激素性皮肤萎缩的高风险因素。面部、手背和间擦部位较敏感,易发生皮肤萎缩,有时仅表现易被忽视的皮肤脆性增加和易损伤,但这可能是皮肤萎缩的先兆,需引起重视。

糖皮质激素引起的皮肤萎缩主要可分为表皮萎缩和真皮萎缩。

局部外用超强效糖皮质激素 7 日后表皮即变薄,表皮各层厚度减少一半,表皮特别是角质层的变薄破坏了表皮的屏障作用,使皮肤丧失的水分量增加,并容易产生皮肤刺激现象。

长期连续外用糖皮质激素后,表皮的总厚度减小,可以通过角质层变薄和下面的颗粒层几乎完全消失来证明。这些变化是透明角质颗粒、角质层脂质和角质小体合成减少的结果,对角质层的完整性至关重要。

表皮萎缩在临床上最常表现为外用糖皮质激素的局部皮肤部位出现"烟纸"样细皱纹(图 12-1)。解决方法是停止外用糖皮质激素,但通常需要几个月的时间才能恢复。老年患者常不能恢复。同时外用 0.1% 维 A 酸乳膏可减少长期糖皮质激素外用造成的萎缩[6]。

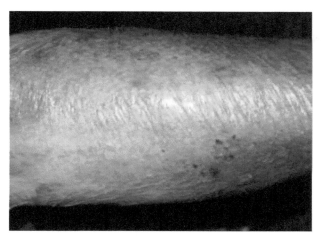

图 12-1　外用糖皮质激素引起皮肤变薄

　　真皮萎缩是真皮中透明质酸合成酶被抑制，导致真皮胶原合成减少的结果。此外，真皮成纤维细胞的大小和肥大细胞的数量也显著减少。利用毛细血管镜检的研究表明，长时间缺血是导致真皮萎缩的另一个因素。当糖皮质激素封包使用时，这些效果会增强。有研究表明，胶原的合成下降在外用戊酸倍他米松的第 3 天就出现，并在停药后持续 2 周以上。

　　激素性萎缩发生的时间非常快，连续长时间外用，皮肤就有可能变薄，甚至使用低萎缩特性的激素（如糠酸莫米松和泼尼卡酯）同样如此。若每日使用超强效糖皮质激素封包，连用 7 日，即可发生表皮萎缩，若不封包，2 周左右也可发生。

　　萎缩纹是在皮肤损伤区域可见的线性瘢痕（图 12-2），是不可逆性变化，其

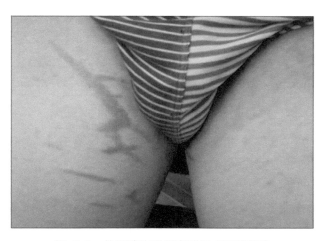

图 12-2　外用糖皮质激素引起皮肤萎缩纹

产生是由于长期外用糖皮质激素造成皮肤萎缩。萎缩纹好发于上臂、面部、大腿、躯干和腹股沟处，组织学特征是表皮变薄，真皮胶原排列成平行于皮肤表面的细线。萎缩纹最初阶段有炎症，这时皮疹会隆起伴压痛，随后慢慢变平，变成紫红色光滑的萎缩纹。

明显的萎缩纹一般在外用糖皮质激素数周或数月后才会发生，但有外用0.05%丙酸倍他米松2周，男性股内侧产生紫纹的报道。一旦发生萎缩纹，通常难以自行消退，多终生存在。

老年人由于存在生理性皮肤萎缩现象，外用糖皮质激素后更易发生或加重皮肤萎缩，甚至出现紫癜。

值得注意的是，由于会阴部皮肤薄嫩，长期在此部位外用糖皮质激素可导致严重的不良反应。有报道一例外阴皮炎的患者，在长期外用糖皮质激素治疗后，会阴出现广泛萎缩，导致继发性"蹼状"外观和生殖器裂孔部分阻塞，造成性交困难。

星状假瘢痕（stellate pseudoscar）是一种与皮肤脆性增加有关的皮肤老化性损害（图12-3）。长期外用糖皮质激素导致皮肤脆性增加也可引起这种损害。通常表现为色素减退的星形或线形瘢痕，边缘不规则，大多发生在四肢皮肤上，有时可发生在紫癜消退的部位[7]。

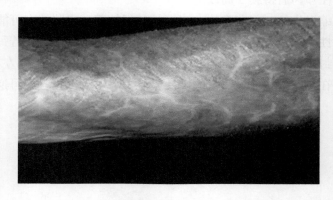

图12-3 外用糖皮质激素引起星状假瘢痕

糖皮质激素引起的皮肤萎缩除了表皮萎缩和真皮萎缩外，皮下萎缩偶可发生，通常发生在皮损内注射糖皮质激素后（图12-4）[8]。

对皮肤萎缩的防治，外用糖皮质激素类药物应谨慎合理使用，以减少长期并发症。可采用外用糖皮质激素减量的方法，开始使用效能最强的糖皮质激素（最多2周），逐渐改用中弱效的糖皮质激素，同时结合患者健康教育，最大限度地

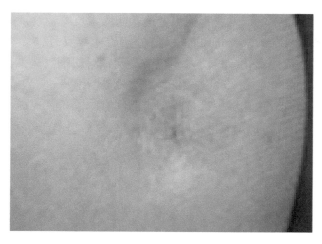

图 12-4　外用糖皮质激素引起皮下萎缩

减少不必要的不良反应。面部、腋窝、腹股沟、臀缝、乳房等皮肤较薄嫩部位和老年人、儿童外用糖皮质激素时，疗程不宜过长，宜使用中、弱效糖皮质激素，慎用强效及卤化糖皮质激素，并注意临床观察不良反应是否发生。不可把外用糖皮质激素类药物当作化妆品使用，也不可当作单纯止痒剂使用，且需避免将高浓度糖皮质激素直接注入皮肤。

维 A 酸可诱发表皮细胞增生，增加胶原形成。有学者用 0.01% 氟轻松醋酸酯（中效糖皮质激素）、0.05% 维 A 酸和 4% 氢醌的三合一霜剂治疗 62 例面部黄褐斑，疗程长达 6 个月，组织病理没有观察到表皮与真皮的萎缩现象，因此，联合外用维 A 酸制剂可减轻长期外用糖皮质激素产生的局部萎缩。联合使用具有皮肤屏障修复功能的护肤品亦有助于避免皮肤萎缩的发生。

在尿布区域长期外用含氟糖皮质激素类药物，有发生脂肪或肌肉萎缩的报道。

2. 激素反跳综合征　长期系统应用糖皮质激素如果突然停药可能会发生病情反弹，外用糖皮质激素突然停药也会导致病情反弹，出现原有皮肤病症状加重的现象。多发生于外用含氟糖皮质激素后[9]，在慢性皮肤病如银屑病和酒渣鼻中常见。当银屑病斑块部位停止外用糖皮质激素时，可能会突然出现脓疱，但通常是局部的，很少是泛发性的。这种现象通常发生于外用强效糖皮质激素封包或者大量使用后突然停用时。有研究表明，银屑病患者在封包状态下使用强效糖皮质激素丙酸氯倍他索乳膏后，基底细胞的增殖几乎完全被阻断，而在停药后增殖发生了反弹。

将强效或超强效糖皮质激素转换成中、弱效制剂，将每日 2 次减为每日 1 次用药，或逐渐减少每次的剂量，都能很好地预防激素反跳综合征的发生。

3. 口周皮炎（perioral dermatitis） 好发于青中年女性，多有面部长期外用含氟糖皮质激素或使用氟化牙膏史。表现为环绕口唇周围红斑，伴圆形小丘疹、脓疱或脱屑，从鼻唇沟到颊部对称发生，皮损多在停用糖皮质激素后出现或加重，再次外用糖皮质激素后很快缓解。皮损与口唇间有一圈正常皮肤（自唇红部至皮损边缘 5 ～ 7mm 留有未被侵犯的正常区），自觉烧灼感及瘙痒（图 12-5）[10]。

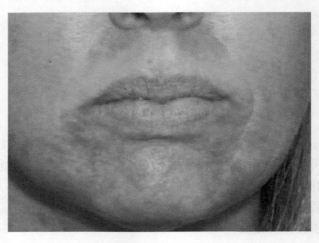

图 12-5　外用糖皮质激素引起口周皮炎

需注意的是，其糖皮质激素来源可能并不是由于面部用药。头部用药及手部用药均有可能污染面部造成口周皮炎。治疗同酒渣鼻样皮炎，需首先停用糖皮质激素及氟化物，使用四环素，首剂每日 500mg，以后逐渐减至 250mg/d，维持数周，症状好转后逐渐减量停用。

4. 糖皮质激素性皮炎（glucocorticoids dermatitis） 简称激素性皮炎，或被称为糖皮质激素成瘾性皮炎、糖皮质激素戒断皮炎，以往常被称为激素依赖性皮炎（hormone dependence dermatitis，HDD），其本质和特征是对激素的局部依赖，是由长期外用不当的糖皮质激素制剂导致皮肤屏障受损，造成皮肤敏感。

本病外用糖皮质激素后原发皮损可消失，但停药后原有皮肤病复发、加重，迫使患者再使用糖皮质激素。本病具有多形态损害、对糖皮质激素依赖、反复发作等特点，影响患者的容貌及心理健康。本病女性多见，多发生在面部或患有皮炎湿疹的部位。近年来，发病率呈逐年上升趋势，且顽固难治愈。

糖皮质激素性皮炎可分为两个阶段，其一在使用激素过程中出现，表现为成瘾症状；其二在停用激素之后出现，表现为戒断症状。

皮损表现为鲜红色斑，表面光滑，皮肤干燥、脱屑，有时可见丘疹、脓疱、毛细血管扩张、色素沉着、色素减退、光敏感、毳毛增加等变化。患者多自觉灼热、刺痛，少部分有瘙痒、干燥感。

随着糖皮质激素外用制剂的广泛应用，糖皮质激素性皮炎逐渐增多，临床上并不少见。

根据临床表现分类如下：

（1）面敏感皮肤型：面部干燥，有灼热感及兴奋后易潮红，出现对称分布的红斑、斑丘疹，毛细血管扩张，主要分布在两颊。

（2）痤疮样皮炎型：面部出现痤疮样皮疹，表现为粉刺、丘疹、丘疱疹、脓疱等，一般不会出现重度痤疮的结节、囊肿等皮疹。

（3）毳毛增生型：面部出现毳毛增生，主要分布在眼眶周围，尤其是下眼睑外侧颧骨、唇上方和下颌，一般为浅黑色，可与痤疮样皮炎型并发。

（4）色素沉着型：整个面部色泽暗沉，对称分布于两颊、鼻背、口周等部位，呈片状或网状色素沉着斑，浅棕色至深棕色。

根据皮损发生部位分类如下：

（1）口周型：皮损主要分布于口周离唇 3 ～ 5mm 的区域。

（2）面中央型：皮损主要分布于双侧面颊、下眼睑、鼻部及额部，通常口唇周围皮肤正常。

（3）弥散型：皮损分布于整个面部、额部和口周皮肤。

由于长期反复外用糖皮质激素，抑制表皮细胞的增殖与分化，导致角质层细胞的减少及功能异常，破坏了表皮屏障及降低了角质层含水量，从而出现一连串的炎症反应。同时，皮肤屏障功能受损可活化一些炎性细胞因子，进一步诱发并加重皮肤的炎症反应。此外，微生物感染也与本病发生有一定的关系[11]。

糖皮质激素性皮炎基本病因如下：

（1）外用糖皮质激素时间长，连续外用强效或超强效糖皮质激素达 14 天，弱效、中效糖皮质激素达 2 个月，可导致糖皮质激素性皮炎（图 12-6 和图 12-7）。

（2）某些"消字号"产品因疏于监管，常被不法厂家利用，加入糖皮质激素甚至强效糖皮质激素，并包装成纯天然或中药产品，迷惑消费者，长期外用"消字号"产品是目前皮肤科门诊遇到糖皮质激素性皮炎患者的主要成因之一（图 12-8）。

（3）化妆品中是不准含有糖皮质激素的，但市面上所谓"特效嫩肤、美白"的化妆品常掺有糖皮质激素甚至强效糖皮质激素，长期使用这些化妆品可导致糖皮质激素性皮炎（图 12-9）。

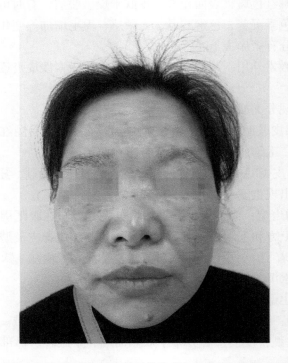

图 12-6　中老年女性自行间断外用含"丙酸氯倍他索"的药膏 7 年造成面部潮红、毛细血管
扩张伴瘙痒、灼热、紧绷感

图 12-7　上图患者面颊部皮肤镜示红色背景下粗大的线状分支状血管

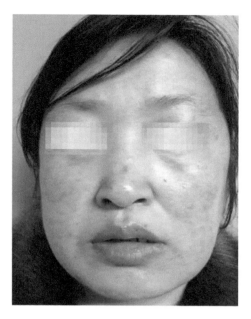

图 12-8　中年女性面部外涂"消字号"祛斑霜 1 个月后造成面部干燥、潮红、毛细血管扩张
伴灼热、紧绷感

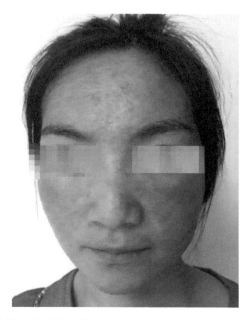

图 12-9　青年女性用含糖皮质激素面膜 1 个月后面部出现红斑、丘疹、脓疱伴瘙痒、灼热感

（4）不能依据年龄、部位等因素正确、合理选用糖皮质激素：如在面部外搽超强效激素药膏，对儿童外用强效糖皮质激素乳膏。

（5）适应证选择不当：对于一些应慎用糖皮质激素的皮肤病，如酒渣鼻、面部难辨认癣、黄褐斑等，长期外用强效糖皮质激素涂于面部。

本病的患者健康教育很重要，应该使患者认识到由于滥用糖皮质激素而陷入的困境，告知他们治疗的困难和坚持戒断治疗的重要性。停止外用糖皮质激素是必要的，但症状反弹对患者而言是非常痛苦的。可在完全停药前缓慢地转换为温和的糖皮质激素，同时建议不再复用。面部红斑期间应避免使用含有乙醇酸、乳酸等成分的化妆品、肥皂和润肤剂，建议用温水清洗面部。症状严重的患者可口服阿奇霉素、多西环素、米诺环素。局部外用甲硝唑、钙调磷酸酶抑制剂（如他克莫司软膏、吡美莫司乳膏）等，可作为轻症患者的单一治疗，或重症患者系统用药的辅助治疗。钙调磷酸酶抑制剂直接外涂通常会产生皮肤刺激如烧灼感，多数患者会抱怨甚至不能接受，建议冰箱冷藏后取出外用，可减少刺激。嘱患者使用温和的清洁剂，适当使用温和的润肤剂和避免阳光暴晒。此外，支持治疗如冷敷、心理安慰亦有一定缓解的作用。

5. 诱发或加重细菌感染　糖皮质激素可降低皮肤的整体免疫，包括细胞免疫和体液免疫。因此，外用糖皮质激素后，可能出现细菌感染或原有感染加重。

采用封包疗法、间擦部位用糖皮质激素软膏剂型及在有毛部位外用强效糖皮质激素类药物易诱发脓疱疮、毛囊炎和疖。特应性皮炎由于皮肤表面抗菌肽水平减少，金黄色葡萄球菌易定植，若选用强效糖皮质激素类药物治疗，更易诱发脓疱疮、毛囊炎和疖。外用糖皮质激素还可导致原皮肤细菌感染恶化、加重或扩散。例如，由于误将皮肤细菌性毛囊炎当作湿疹皮炎而外用糖皮质激素类药物治疗，初起可止痒、抗炎，但皮损会随之扩大，出现新的皮疹及结节。

一旦发生，治疗较困难。可采用针对性治疗，口服抗生素治疗。

6. 诱发或加重真菌感染　由于误将皮肤癣菌感染当作湿疹皮炎而外用糖皮质激素类药物治疗，初起外用糖皮质激素可止痒、抗炎，但皮损会随之扩大，出现丘疹、脓疱、结节等新发皮疹，形成奇特的难辨认癣（图 12-10 和图 12-11）[12]。可口服抗真菌药，外用抗真菌药膏治疗。体癣患者长期外用糖皮质激素类药物可出现局部皮肤发红和烧灼感，见图 12-12。

外用强效糖皮质激素类药物还能诱发深部组织的真菌感染，如 Majocchi 肉芽肿——由红色毛癣菌引起的真菌性毛囊炎。此病可见于健康人，但更多继发于免疫抑制的患者，病程较长，表现为紫红色丘疹和结节。Majocchi 肉芽肿表现为

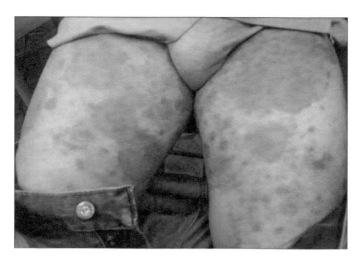

图 12-10　股癣被误诊为湿疹，外涂糖皮质激素造成原皮疹不典型，更红、更痒并扩散，
伴脓疱

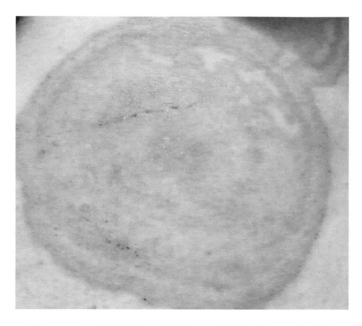

图 12-11　体癣外用糖皮质激素后出现奇特的"双环"形态

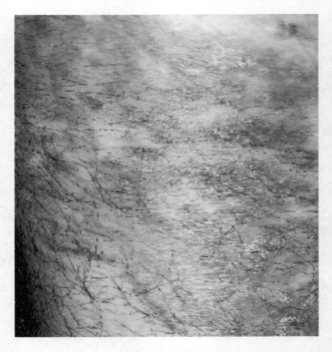

图 12-12　体癣患者长期外用糖皮质激素导致皮疹明显发红伴烧灼感

对口服抗生素无反应的毛囊性结节和脓疱，一旦抗生素治疗无效，应高度怀疑此病。Majocchi 肉芽肿需要口服抗真菌药如特比萘芬治疗[13]。

联合应用抗真菌剂和糖皮质激素可避免发生严重、持续和复发性的真菌感染。

7. 诱发或加重病毒感染　外用糖皮质激素类药物禁用于有活动性病毒感染的皮肤处，如单纯疱疹、传染性软疣、寻常疣、扁平疣，以免加重感染[14]。

8. 疥疮加重　外用糖皮质激素类药物会降低疥疮患者局部及全身免疫力，造成疥疮加重，临床表现变得不典型，难以辨认，且易继发感染及湿疹化。如果长期外用强效糖皮质激素还可能转变为严重的结痂性疥疮（又称挪威疥），这一般是存在严重免疫抑制或极度衰弱的患者才易患的皮肤病[15]。

需注意的是，外用糖皮质激素类药物后，瘙痒和皮肤损害可暂时缓解，但疥螨繁殖和感染仍持续存在。

9. 玫瑰痤疮（rosacea）　旧称酒渣鼻样皮炎，是一种发生在面中部，以持久性红斑与毛细血管扩张为主的慢性炎症性皮肤病。临床上有面部皮肤萎缩、毛细血管扩张、痤疮样皮疹等表现，鼻尖部多无异常变化。症状包括灼热、刺痛、皮肤干燥、持续性发红、光敏，有时还有显著的瘙痒。毛囊蠕形螨（*Demodex* *folliculorum*）在致病中起到一定作用，在真皮层数量增加，导致毛囊阻塞，产生炎症。临床分为毛细血管扩张型、丘疹脓疱型、鼻赘型、眼型。

本病好发于面部有潮红倾向的中年妇女。多发生于外用含氟糖皮质激素类药物后。

治疗糖皮质激素引起的玫瑰痤疮的第一步是停药。避免过度清洁皮肤，以免皮肤屏障发生破坏。日常生活中需加强保湿，严格防晒，避免过冷过热的刺激，避免精神紧张，忌饮酒及辛辣刺激食物。对于使用强效糖皮质激素类药物超过 2 个月的患者，在开始的几周内逐渐降低效能，然后缓慢降低至弱效糖皮质激素类药物。建议长期使用弱效糖皮质激素类药物的患者，隔天使用，然后每周 2 次，再每周 1 次，最后停药。按上述方式将糖皮质激素减量，以避免反跳现象。局部外用夫西地酸乳膏和他克莫司软膏。除此之外，可口服低剂量多西环素，每日剂量 40 ～ 100mg，持续 3 ～ 4 个月，目的是控制长期外用糖皮质激素时面部增加的痤疮丙酸杆菌数量。如果未能显效，则在 3 ～ 4 个月后改变治疗方案，口服低剂量异维 A 酸，剂量为5 ～ 20mg，并持续 3 ～ 4 个月。另外，可配合红蓝光治疗，效果明确。

患处冷湿敷也有一定帮助。萎缩和潮红好转较慢，通常需要 1 ～ 2 年。

10. 诱发或加重痤疮（类固醇性痤疮）　可表现为原有痤疮加重或使用过程中发生痤疮。临床可见整个面部有比较单一的红色丘疹和小脓疱聚集，还间杂有较多的白色粉刺，且多合并有毛细血管扩张和激素性潮红，以口周多见。与寻常痤疮不同，本病病灶单一，没有黑头粉刺和囊肿。最常见的原因是糖皮质激素，包括系统和局部使用[16]。

如果以前从未有过痤疮的患者突然出现痤疮，或者先前有痤疮的患者突然出现痤疮加重，或者晚发痤疮，需怀疑是药物诱发的痤疮样暴发。

痤疮样皮疹的治疗与寻常痤疮类似。

11. 红痱加重　夏季发生的红痱外用糖皮质激素乳膏后会加重症状。

12. 眼部不良反应　由于眼睑处皮肤薄，对糖皮质激素的穿透性较掌跖皮肤高约 40 倍，因此较易发生不良反应。眼睑处外用糖皮质激素类药物，可引起眼压增高、青光眼、白内障、视网膜病变，感染加重，严重者可引起失明，增加角膜、结膜细菌、真菌及病毒的易感性，延缓创伤愈合[17]。

眼睑处不可使用中效及强效糖皮质激素，当患有角膜单纯疱疹等病毒感染时，更不应使用。在用药过程中，一旦出现眼痛和视物模糊，要立即停用，并到眼科诊治。

值得注意的是，患者可能并未直接在眼睑处皮肤外用糖皮质激素，可能是其他部位外用激素不小心揉到眼睑处造成。曾有报道，一名手部皮炎患者，每晚不规则外用 0.1%17- 戊酸倍他米松乳膏，持续 7 年，结果导致青光眼。

13. 接触性皮炎（contact dermatitis）　外用糖皮质激素是治疗刺激性和变应性接触性皮炎的首选药物，但偶尔也可引起同样的反应。

（1）刺激性接触性皮炎（irritant contact dermatitis）：多数外用糖皮质激素类药物有轻度的皮肤干燥及局部刺激作用，引起轻度皮肤刺激，如烧灼、痛痒感等。局部刺激是外用糖皮质激素最常见的不良反应，约占总不良反应的 66%。局部刺激发生率虽然很高，但很多情况是基质成分（如防腐剂、羊毛脂、1，2- 丙二醇或其他成分）引起，且这种不良反应通常不影响继续用药。糖皮质激素乳膏制剂较软膏更易出现皮肤刺激反应。

（2）变应性接触性皮炎（allergic contact dermatitis）：外用糖皮质激素类药物本身具有较强的抗炎性、抗过敏性，因此变应性接触性皮炎较少发生，但一旦发生多较严重[18]。

本病多见于特应性皮炎、手足接触性皮炎、淤积性皮炎或慢性溃疡的患者，其主要原因是皮肤屏障的改变和药物本身的致敏性。本病皮疹很少呈急性皮炎表现，因为外用糖皮质激素本身的抗炎特性可以缓解炎症反应[19]。

糖皮质激素变应性接触性皮炎通常在局部治疗皮肤病的过程中发生。若外用糖皮质激素类药物治疗期间皮炎没有改善或反而扩展加重，则需怀疑此诊断（图 12-13 和图 12-14）[20]。

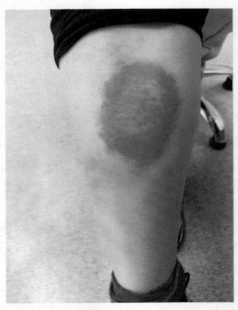

图 12-13　27 岁女性，因小腿湿疹自行涂曲咪新乳膏后皮疹及瘙痒加重

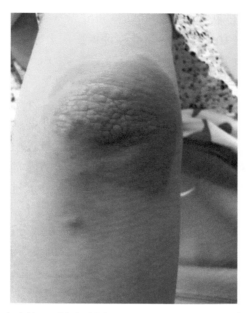

图 12-14　26 岁女性，肘部银屑病皮损处外贴曲安奈德新霉素贴膏后过敏

对外用糖皮质激素类药物的皮肤过敏反应通常是Ⅳ型变态反应。有学者提出，药物与皮肤中的氨基酸精氨酸结合是发生接触致敏的先决条件。糖皮质激素分子的卤化（特别是氟化）减弱了与精氨酸结合的能力，从而不易发生致敏作用。故与氟化化合物相比，非氟化的外用糖皮质激素如氢化可的松、17- 丁酸氢化可的松、替可的松、布地奈德、泼尼卡酯发生接触过敏的概率更高；而氟化的外用糖皮质激素如地塞米松、倍他米松、丙酸氯倍他索、糠酸莫米松和曲安奈德较少发生[21]。

此外，还有接触性荨麻疹、光变应性接触性皮炎、过敏性休克样反应、多形红斑样皮疹及发疹样皮疹的报道。

第一例外用糖皮质激素类药物引起的变应性接触性皮炎由 Sams[22] 在 1957 年首次报道，他报道的是氢化可的松软膏引起的接触性皮炎，后陆续不断有类似报道[23, 24]。

随着新型外用糖皮质激素分子和制剂的引入，糖皮质激素变应性接触性皮炎的发生越来越多。2005 年，糖皮质激素被美国接触性皮炎学会（American Contact Dermatitis Society，ACDS）选为年度接触性变应原[25]。

据报道，外用糖皮质激素接触过敏的发生率在 0.2% ～ 6%。又有报道，外用糖皮质激素致变应性接触性皮炎在皮炎患者中的发生率高达 5%。Mayo 诊所的一项对 6 年 1188 例皮肤病患者的回顾性研究发现，所有外用糖皮质激素治疗的患者中，有 127 名（10.69%）对至少一种糖皮质激素过敏，其中 56 名对多种糖皮质激素过敏，糖皮质激素斑贴试验阳性率为 1.10% ～ 5.72%[26]。

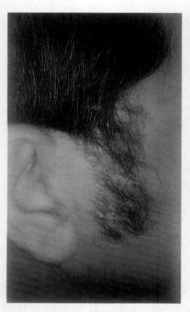

图 12-15　糖皮质激素凝胶中的防腐剂引起的急性接触过敏反应[28]

需注意的是，糖皮质激素分子间常有交叉反应。部分外用糖皮质激素类药物使用后发生变应性接触性皮炎，并非对糖皮质激素分子本身过敏，而是对其制剂中的基质成分（如防腐剂、羊毛脂、新霉素、香料或其他成分）过敏，需行斑贴试验证实（图 12-15）[27]。

若只对基质成分过敏，过敏反应可被同一药物中所含糖皮质激素分子抑制，因此皮疹既不好转也不恶化，呈一种难辨认的复杂表现。

对于疑似病例，可通过糖皮质激素斑贴试验来协助诊断。市面上有许多外用糖皮质激素变应原可供选择，可对其中一种或多种过敏[29]。

欧洲接触性皮炎学会（European Contact Dermatitis Society）和欧洲环境接触性皮炎研究组（European Environmental and Contact Dermatitis Research Group）推荐欧洲标准斑贴试验变应原包含 0.1% 布地奈德和 0.01% 替可的松。一般认为，布地奈德和替可的松是筛查糖皮质激素过敏的合适变应原，能检测出 91.3% 的过敏者[30]。

如果这两个指标均为阳性，则需对其他糖皮质激素做进一步检测（图 12-16）。

有时糖皮质激素斑贴试验可出现边缘效应（"甜甜圈型"反应），特别是早期判读斑贴试验结果时。一般认为该现象是外用糖皮质激素的抗炎作用所致。在变应原斑贴中央部位，糖皮质激素的浓度相对较高，抑制了过敏反应，而边缘部位浓度相对较低，因此阳性反应更易发生（图 12-17）。

此外，需注意的是，由于外用糖皮质激素具有抗炎和免疫抑制作用，可导致斑贴试验延迟阳性反应的发生。因此，国际接触性皮炎研究组（International Contact Dermatitis Research Group，ICDRG）建议糖皮质激素斑贴试验在贴后 7 日进行第三次判读结果，以避免假阴性的发生。

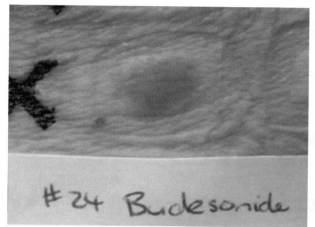

图 12-16　布地奈德斑贴试验阳性

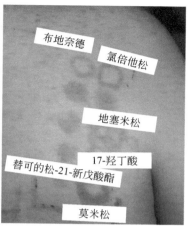

图 12-17　糖皮质激素斑贴试验
96 小时判读时的边缘效应
（"甜甜圈型"反应）

　　糖皮质激素变应性接触性皮炎一旦发生、确诊，首先需停用过敏药物，若糖皮质激素治疗是绝对必需的，可选择低致敏性糖皮质激素如糠酸莫米松、丙酸氟替卡松、地塞米松、倍他米松，或通过斑贴试验选择不过敏的外用药物，也可改用非激素类抗炎药他克莫司软膏，且只可应用以软膏为基质的剂型，以避免其他的变应原。

　　14. 快速耐受（tachyphylaxis）　又称快速减效反应，是外用糖皮质激素类药物的常见不良反应，多发生于长期外用糖皮质激素后，是指初始有效的外用糖皮质激素很快失去疗效的现象。外用强效糖皮质激素更易发生快速耐受，一般在使用数日后发生，停药数日后又可恢复[31]。

　　单纯外用糖皮质激素，30 小时内可抑制表皮有丝分裂和 DNA 的合成。若重复使用，快者数日内出现 DNA 合成反跳性增加，超过原来水平，对药物应答快速下降[32]。

　　快速耐受其实是皮肤对糖皮质激素的血管收缩作用产生耐受。实验表明，皮肤外用强效糖皮质激素，每天 3 次，连续 4 日，血管收缩反应进行性下降。在终止治疗 4 日后血管收缩反应恢复。反复外用糖皮质激素后，皮肤中的毛细血管收缩减弱，需要更高剂量或更频繁地外用糖皮质激素[33]。

　　某些外用糖皮质激素在治疗银屑病时，在起效后一段时间如 8 周左右可能发生快速耐受现象。对发生快速耐受的确切机制还不清楚，可能与细胞的糖皮质激素受体下降有关[34]。

发现快速耐受的早期症状，72 小时内撤换糖皮质激素往往仍不能避免快速耐受现象继续产生。一旦外用糖皮质激素发生快速耐受，失去疗效，则应终止 4～7 日，然后再重新使用。

长期外用单一糖皮质激素易引起快速耐受，要避免发生这种不良反应，可先用强效糖皮质激素，外用 2～3 周后，改用低效能的糖皮质激素。也有学者建议连续 3 天外用糖皮质激素，然后停用 4 天或治疗 1 周，停药 1 周。"周末疗法"或"脉冲疗法"至少可以解决糖皮质激素依赖问题。一般认为，外用糖皮质激素使用 2 周，停用 1 周可以避免快速耐受的发生。

15. 创伤愈合延缓　对于表面有不良肉芽组织覆盖、创面湿润，周围湿疹化的难治性溃疡及烧伤，外用糖皮质激素类药物可显效；但当溃疡面干燥时，抑制愈合作用更明显[35]。

在婴儿湿疹时，使用糖皮质激素后虽可见到渗出倾向和炎症逐渐减轻，但上皮生长缓慢，或呈干皮病样，此时应停止外用糖皮质激素，改用其他类药物进行治疗。

外用糖皮质激素导致创伤愈合延缓的原因是多方面的。上皮、肉芽组织形成延迟和血管收缩是导致创伤愈合延缓的原因之一。

16. 诱发红皮病型及脓疱型银屑病　寻常型银屑病长期大面积外用糖皮质激素类药物，特别是骤然停药时可诱发红皮病型及脓疱型银屑病（图 12-18）。

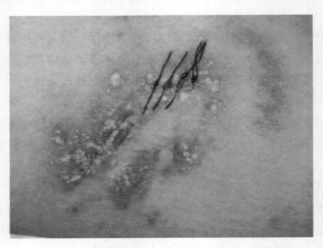

图 12-18　外用糖皮质激素出现局部脓疱型银屑病

17. 红色阴囊综合征（red scrotum syndrome，RSS）　是一种不明病因的慢性难治性生殖器红斑，其临床特点是阴囊前侧持续性红斑，可累及阴茎，常伴有持续性瘙痒、烧灼感和痛觉过敏，常对各种治疗不敏感。

本病在临床上并不少见，但具体发病机制不清。阴囊反复外用糖皮质激素类药物可能是发病原因之一[36]。

18. 皮肤潮红　成人酒渣鼻、痤疮长期外用糖皮质激素类药物后，当温度变化、精神紧张时可发生面部皮肤潮红。

19. 毛细血管扩张　多由糖皮质激素性潮红发展而来，可见明显的树枝状血管扩张[37]。

外用糖皮质激素类药物，可导致皮损周围真皮物质的丧失和皮肤全层的萎缩，毛细血管变得更加突出，肉眼可见。外用糖皮质激素引起的内皮细胞增生也是导致毛细血管扩张形成的另一机制。毛细血管扩张易发生于颜面、颈及前胸部，青年女性及儿童尤易发生（图 12-19）。毛细血管扩张恢复正常往往需停止外用糖皮质激素 1 年以上，有些仍不能完全恢复正常。

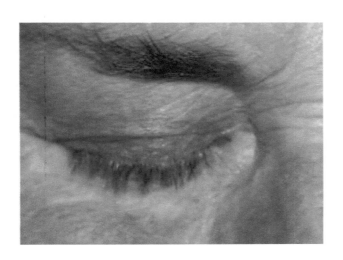

图 12-19　外用糖皮质激素出现毛细血管扩张

20. 皮肤干燥及鱼鳞病样改变　外用糖皮质激素类药物后可发生境界清楚的细纹样、干燥性病变，不伴炎性红斑及潮红。好发于成年女性颈部。婴儿面部湿疹和尿布皮炎长期持续外用糖皮质激素类药物后，也可出现类似病变。停止外用糖皮质激素，外用普通的保湿护肤软膏或硼酸软膏可治愈[38]。

21. 色素沉着（hyperpigmentation）　相对少见。青年女性面部长期外用糖皮质激素类药物，可引起色素沉着，部分可呈黄褐斑样改变[39]。

22. 色素减退或色素脱失（hypopigmentation or depigmentation）外用糖皮质激

素类药物对皮肤色素的影响中，色素减退更多见，通常在较黑的皮肤上发生，临床常见的是不完全性色素脱失，停用糖皮质激素后通常会恢复[40]。

基底层黑素细胞合成与分泌的黑素颗粒可吸收长波紫外线，是皮肤抵御紫外线的重要物质基础。外用糖皮质激素能降低细胞代谢、阻碍黑素细胞的正常功能而抑制黑素合成，抑制酪氨酸酶活性并影响黑素细胞内质网分泌功能，从而引起不完全性色素脱失[41]，常见于长期外用糖皮质激素的特应性皮炎患者的肘窝及腘窝等（图 12-20）。

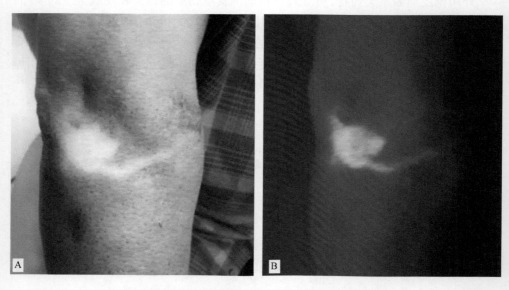

图 12-20　77 岁男性，因治疗肱骨外上髁炎皮损内注射曲安奈德 2 个月后注射部位色素减退（A），Wood 灯检查示皮损处亮白色荧光（B）

23. 紫癜（purpura）　外用糖皮质激素类药物可诱导真皮内糖胺聚糖缺失，使血管周围结缔组织及血管壁发生变性，导致真皮血管失去支撑的框架，即使是轻微创伤也会破裂，易出血，形成瘀点及瘀斑。常见于老年人的手背、前臂、胫前等部位（图 12-21）。

24. 刺激毳毛生长　外用糖皮质激素类药物可刺激毳毛的生长。多毳毛的产生可由糖皮质激素局部作用或经皮吸收后的系统作用所致，但两者很难区别。可表现为全身性多毳毛和局限性多毳毛，毳毛多粗、黑。最常见为面部多毳毛（图 12-22）。

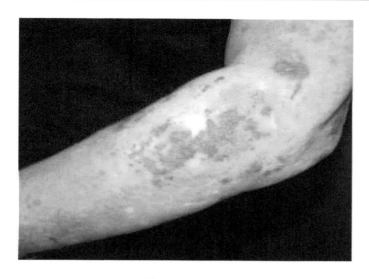

图 12-21　外用糖皮质激素出现紫癜

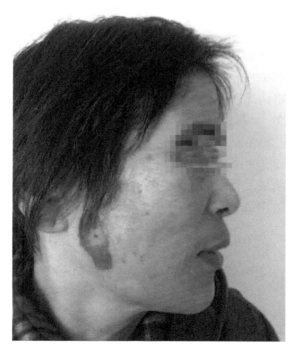

图 12-22　长期不间断使用倍他米松乳膏 10 年，造成面部多毳毛及瘀斑

25. 诱发溃疡 皱褶部位使用强效糖皮质激素类药物有诱发溃疡的风险，曾有引起会阴部溃疡及肛周溃疡的报道。

26. 婴儿臀部肉芽肿（granuloma gluteale infantum） 又名结节性肉芽肿性念珠菌病，是指婴儿尿布区域白色念珠菌引起的肉芽肿性皮肤反应。本病于 1971 年由 Tappeiner 等首次报道，表现为光滑隆起的淡红蓝色结节，呈圆形或卵圆形，直径数毫米至数厘米，不规则分布于尿布覆盖的部位，无自觉症状。

外用糖皮质激素类药物可发生此病。由于皱褶部位的自然遮挡作用，婴儿尿布区域更易出现此不良反应。除了尿布区域，婴儿较薄嫩的皮肤区域也会出现此病。本病亦可发生于臀部外用强效糖皮质激素类药物的成人。

27. 诱发卡波西肉瘤 长期大面积外用糖皮质激素类药物后可导致免疫功能低下，引起免疫抑制型卡波西肉瘤。

Boudhir 等[42]报道一例 74 岁的女性，外用氯倍他索乳膏治疗大疱性类天疱疮 2 个月后出现卡波西肉瘤，停止外用糖皮质激素后 4 个月卡波西肉瘤病变消失。

夏雅静等[43]报道一例患"湿疹"的青年男性，躯干、四肢出现暗红色斑块、丘疹，自行外用地塞米松乳膏 1 年，每周用量约 20 支，皮损渐加重，后泛发四肢、背部、下腹部，发生卡波西肉瘤。

28. 诱发粟丘疹 李若虹等[44]报道一例老年男性"湿疹"患者，头面部、躯干和四肢发生广泛红斑、丘疹，伴瘙痒，外用医院自制制剂复方咪康唑软膏（主要成分为 2% 硝酸咪康唑和 0.05% 丙酸氯倍他索），每天 2 次，连用 1 年，累积剂量约 1600g，后用药部位出现粟丘疹。研究分析外用糖皮质激素造成的皮肤萎缩可能造成粟丘疹的形成。

Iacobelli 等[45]报道 2 例老年患者，分别因慢性单纯性苔藓和扁平苔藓外用丙酸氯倍他索软膏 2 周后继发粟丘疹，分析原发疾病及外用糖皮质激素使皮肤附属器结构破坏、基底膜变性可能是粟丘疹的成因。

29. 其他 其他罕见的不良反应报道有面部血疱、手指麻木、光敏感等。

（三）局部不良反应的诊断

局部不良反应主要根据病史及临床表现进行诊断。在病史中要注意非直接用药的部位也可发生不良反应，如手部用药，用手揉眼可造成眼周皮肤反应。需注意与其他临床表现相似的皮肤病鉴别，如酒渣鼻、痤疮。

1. 糖皮质激素刺激性接触性皮炎的诊断 主要依据外用糖皮质激素后不久即出现烧灼、疼痛感，皮肤出现红斑、干燥、细裂纹及脱屑。一般多由基质成分（如防腐剂、羊毛脂或其他成分）引起，苯甲酸、乳酸、尿素、甲醛、抗坏血酸、枸橼酸等成分易引起皮肤刺痛，丙二醇、乙醇、丙酮则常引起皮肤干燥刺激。仔细检查药物的具体成分表有助于确定刺激成分。

2. 糖皮质激素变应性接触性皮炎的诊断 主要根据患者有长期外用糖皮质激素的病史，原本有效的药物治疗失败或皮损加重，或出现新的皮炎。糖皮质激素变应性接触皮炎常被漏诊，临床需高度警惕。确诊则需行糖皮质激素斑贴试验。

糖皮质激素变应性接触性皮炎的变应原可以是糖皮质激素本身，也可能是基质，由于目前临床上有数百种糖皮质激素，基质种类更多，因此给斑贴试验确定变应原造成了很大困难。使用患者用过的外用糖皮质激素进行重复开放应用试验（repeat open application test，ROAT）是一种简单、有用的诊断试验。需注意的是，直接将外用糖皮质激素类药物进行原物斑贴试验，常呈假阴性结果，这主要是由于药物浓度不够。一般用该糖皮质激素的纯粉，以乙醇作基质、以 1% 的浓度进行斑贴试验[46]。

糖皮质激素斑贴试验常会出现延迟阳性反应，后期判读很重要，甚至需要延长至第 7 天进行判读[47, 48]。有研究发现，新霉素是导致延迟阳性反应最常见的变应原（57%），其次是布地奈德（42%）和 17- 丁酸氢化可的松（31%）。

3. 外用糖皮质激素过敏性交叉反应的诊断 各种外用糖皮质激素类药物之间会发生过敏性交叉反应（allergic cross-reactivity）。当同一个患者使用不同的外用糖皮质激素出现过敏反应，表明糖皮质激素间可能存在过敏性交叉反应；患者未接触过该糖皮质激素，但发生过敏现象，亦提示存在过敏性交叉反应[49]。目前认为，糖皮质激素结构中 C6、C9 位上的替代基是决定过敏性交叉反应的最重要因素。

由于外用糖皮质激素之间常存在过敏性交叉反应，若斑贴试验结果阳性，则应扩大范围，检测更多的外用糖皮质激素品种，以确定它们之间的交叉反应模式。

1989 年，Coopman 等[50]根据糖皮质激素斑贴试验的结果及其化学结构将外用糖皮质激素分为 A、B、C 和 D 四组。组内品种具有过敏性交叉反应的可能，而组间则很少发生交叉反应。四组分别为 A 组（可的松类）、B 组（曲安奈德类）、C 组（倍他米松类）和 D 组（丁酸氢化可的松类）。同一类外用糖皮质激素具有相同变应原或交叉变应原。过敏性交叉反应最有可能发生在同一类药物之间。四组外用糖皮质激素分类见表 12-1。

表 12-1　外用糖皮质激素的交叉反应分类

分组	亚组	分子式
A	—	氢化可的松、新戊酸替可的松、泼尼松龙、甲泼尼龙、泼尼松
B	—	曲安奈德、地奈德、布地奈德、氟轻松、安西奈德、哈西奈德
C	—	倍他米松、地塞米松、氟可龙、氟可汀
D	D_1	二丙酸倍他米松、戊酸倍他米松、丙酸氯倍他索、丙酸卤倍他索、氯倍他松酯、丙酸氟替卡松、糠酸莫米松
	D_2	丁酸氢化可的松、醋丙氢化可的松、醋丙甲泼尼龙、泼尼卡酯

随后，此分类中 D 组又扩展为包括 D_1 和 D_2 的细分类。该细分具有临床意义，因为发现 D_2 组外用糖皮质激素与 A 组外用糖皮质激素和 B 组布地奈德具有高度的交叉反应性。

根据患者的用药史，可以选择相应的代表糖皮质激素进行斑贴试验。有学者将替可的松作为第一组的测试变应原，布地奈德作为第二组的测试变应原，丁酸氢化可的松作为第四组的测试变应原，对患者进行斑贴试验，这三组变应原阳性的发生率最高。因此，替可的松、布地奈德、丁酸氢化可的松是目前筛选糖皮质激素变应性接触性皮炎的首选化合物[51]。

糖皮质激素变应性接触性皮炎的治疗是立即停用过敏的糖皮质激素类药物，根据变应原及交叉变应原特点选择不具备过敏性交叉反应的另一组糖皮质激素进行治疗，或通过斑贴试验选择不过敏的外用糖皮质激素[52]。

二、外用糖皮质激素类药物系统吸收的不良反应

糖皮质激素是皮肤科最常用的外用抗炎和免疫抑制药物，尽管外用相对安全，但如果使用不当，过量的药物会被吸收到血液循环系统。要产生系统性不良反应，药物必须在血液循环系统中以足够的量存在相当长一段时间。这种系统性不良反应与系统使用糖皮质激素类似，只是严重程度不同。

1955 年，Fitzpatrick 等首次报道了局部外用醋酸氟可的松后出现水肿和钠潴留，这是第一次外用糖皮质激素不良反应的报道，且是系统吸收的不良反应。

外用糖皮质激素类药物系统吸收造成的不良反应罕见，因为外用制剂中只有大约 3% 的药物在与正常皮肤接触 8 小时后可被系统吸收，但一旦发生，危害大，不容忽视。

外用糖皮质激素系统吸收引起的不良反应早期不易被发现，一旦发现往往反应重，因此更应引起重视。医师和患者对这些不良反应的认识及有关外用糖皮质激素的知识对于防止这些潜在的严重不良反应至关重要。

（一）系统吸收的不良反应分类

1. 抑制下丘脑－垂体－肾上腺（HPA）轴　发生罕见，但长期大量应用可发生。例如，有报道使用 0.25% 地塞米松霜，每日 30g，连用 5 年，停药后发生了肾上腺功能不全。每周使用 0.05% 丙酸氯倍他索 50g 可使早晨 9 点血清可的松水平降低，超过 100g 则引起清晨可的松水平明显下降，且抑制可持续数天。糖皮质激素类药物导致 HPA 轴受抑制的患病率还不清楚。抑制可能是短暂的。血浆或 24 小时尿可的松水平测定对诊断 HPA 轴受抑制的可靠性并不足。测量患者 8 点和 16 点的血浆皮质醇水平，若 < 110mmol/L，则表示 HPA 轴受抑制。促肾上腺皮质激素（ACTH）刺激试验是诊断 HPA 轴受抑制的可靠试验。如有条件，可 B 超探查肾上腺皮质厚度[53]。

2. 医源性库欣综合征　曾有报道每周使用 0.05% 丙酸氯倍他索软膏 100g 或每周使用 0.05% 二丙酸倍他米松，连用数月，即可出现库欣综合征[54]。

研究显示，医源性库欣综合征在儿童中的发生率高于成人。导致儿童医源性库欣综合征最常见的激素为 0.05% 丙酸氯倍他索和倍他米松，平均持续使用时间为 1 ～ 17 个月，HPA 轴恢复期需 3.49 个月。另有研究显示，由丙酸氯倍他索引起的医源性库欣综合征 44 例中，一半为婴幼儿，原发病主要为尿布皮炎，而成人的原发病多为银屑病。

3. 婴儿及儿童生发育迟缓　曾有报道一名婴儿每周用 0.1% 17- 戊酸倍他米松 30g，连用 3 年，结果发生了发育迟缓。

4. 矮小症　长期过量使用可使青春期儿童骨骼过早闭合，导致矮小症。

5. 低血钙、骨质疏松、骨折、股骨头坏死　外用糖皮质激素类药物系统吸收可引起骨骼脱钙、低血钙。

对于成人，糖皮质激素诱发的骨质疏松症主要影响骨松质，故椎体和肋骨是最常见的病变部位。女性，尤其是绝经后、老年患者和同时患有慢性阻塞性肺疾病（COPD）等疾病的患者，相对较易发生椎体骨折和髋部骨折，多在大量外用强效糖皮质激素数年后发生。

长期大量外用糖皮质激素系统吸收，可导致股骨头坏死。股骨头是只有一个终端血液供应的骨骼，骨血管系统的破坏，将导致股骨头的逐步破坏。糖皮质激素诱导股骨头坏死的机制目前还不完全清楚。有几种假说存在，包括脂肪细胞肥大、脂肪栓塞、血管内凝血和骨细胞凋亡等导致骨血管和骨髓的损伤，引起股骨头缺血性坏死，随后导致骨塌陷。

6. 肌肉萎缩　由糖皮质激素对肌肉的整体分解作用而导致肌肉萎缩。激素抑制了骨骼肌对葡萄糖的吸收和利用，也增加了肌肉蛋白的分解，降低了蛋白质的合成。这种影响在近端肌肉群中更为明显，其中髋关节和股四头肌周围的肌肉受累更为严重。

7. 血糖升高　葡萄糖 -6- 磷酸酶是糖异生途径中的关键酶，它由 *G6Pase* 基因编码。*G6Pase* 基因启动子包括糖皮质激素反应元件（GRE），它可增加糖皮质激素受体激活后的糖异生率[55, 56]。

外用糖皮质激素可诱发血糖升高或糖耐量异常[57]。在全身约 80% 的面积使用去羟米松霜，24 小时内使用 50 ～ 60g，可导致空腹血糖升高。

8. 致畸作用　动物实验表明大量、长期封包使用糖皮质激素可造成胎儿异常，但在人类尚无此类研究。

9. 血压、颅内压增高　外用糖皮质激素系统吸收可影响水盐代谢，造成血压、颅内压增高。

10. 免疫功能下降致感染　免疫功能下降，导致化脓性感染复发、继发（病毒、细菌、真菌、寄生虫）感染、全身感染播散。有报道，由于外用糖皮质激素，出现严重的巨细胞病毒播散感染，导致婴儿死亡。

11. 加重或诱发消化道溃疡　外用糖皮质激素系统吸收能增加胃蛋白酶分泌，抑制成纤维细胞活力和黏液分泌，加重胃溃疡，导致胃、十二指肠溃疡形成，甚至出血、穿孔。

12. 眼部损害　外用糖皮质激素在眼睑和面部皮肤的透皮吸收率高。在这些部位长期外用糖皮质激素会升高眼压，从而导致青光眼和失明。这种效应可能是由于糖皮质激素诱导小梁网的形态和功能改变，这是糖胺聚糖聚合物的积累和细胞外基质组成改变的结果。此外，长期外用糖皮质激素还可导致白内障，特别是后囊下型白内障，这可能与库欣综合征和糖皮质激素引起的高血糖有关[58]。

13. 皮肤不良反应　皮肤萎缩、萎缩纹和伤口愈合延迟不仅在糖皮质激素外用部位及其周围发生，更常见于系统使用糖皮质激素过量时。糖皮质激素诱导的皮肤萎缩会影响皮肤的所有层，导致角质形成细胞和皮肤成纤维细胞的增殖减少，Ⅰ型和Ⅲ型胶原纤维、弹力纤维、透明质酸和硫酸化的糖胺聚糖合成减少。糖皮质激素诱导的促炎性细胞因子、蛋白酶和生长因子的下调，以及促炎细胞趋化性的降低，可导致对炎症早期的抑制，从而影响伤口愈合。另外，胶原蛋白特别是Ⅶ型胶原蛋白合成的减少（Ⅶ型胶原蛋白是锚定原纤维的主要成分），也进一步阻碍愈合过程。

外用糖皮质激素系统吸收，还可导致银屑病患者急性发作或转变成脓疱型银屑病。

14. 神经精神系统异常　包括既往神经精神疾病恶化、精神病和躁狂、抑郁（也可能发生在戒断后）、对外用糖皮质激素的心理依赖。

外用糖皮质激素的系统性不良反应日益引起人们的关注。大多数不良反应是可以避免的，解决方案在于医师和患者均科学明智的外用糖皮质激素。

（二）下丘脑 - 垂体 - 肾上腺轴抑制的监测

下丘脑 - 垂体 - 肾上腺轴抑制的监测包括 8 点、16 点的血浆皮质醇水平测定及 ACTH 刺激试验、地塞米松抑制试验等。

（三）系统吸收不良反应的相关因素

1. 外用药物的经皮吸收定律　外用药物的经皮吸收是一个复杂的过程，有各种数学模型用来预测各种分子通过人体皮肤的吸收。最常用的一种是菲克第二定律，它计算分子沿其浓度梯度的跨膜扩散。任何物质穿过屏障的吸收率或通量（J）与其在该屏障上的浓度差成正比。对于外用药物，浓度差就是药物浓度[14]。

$$J = K_p \times \Delta C_s = (D_m \times K_m) / L \times \Delta C$$

式中：J，通量；K_p，渗透常数；ΔC_s，浓度梯度；D_m，扩散常数；K_m，分配系数；L，扩散途径的长度或膜的厚度。

尽管这一定律很简单，但由于人体皮肤有多层成分变化，而且在结构上远比简单的半透膜复杂，这一定律的作用受到了限制。

2. 外用药物的经皮吸收的步骤　主要是以下步骤的总和：

（1）药物从载体中释放。

（2）渗透到角质层，角质层是第一道也是最重要的屏障，也是局部糖皮质激素的储存库，可储存达 5 天。

（3）药物通过皮肤各层的渗透。

（4）通过毛细血管和毛细淋巴管将药物吸收到血液循环系统中。

此外，药物可通过毛囊或汗腺的开口吸收，这是重要的跨细胞吸收途径。

外用糖皮质激素系统吸收后引起的不良反应与系统应用糖皮质激素的不良反应相同。经皮吸收涉及药物通过表皮、真皮进入循环系统。外用药物总体吸收差，吸收速率非常慢，外用糖皮质激素也不例外。一般情况下不会发生系统性不良反应，但在大面积长期外用或滥用强效及以上糖皮质激素时则可能发生。

外用糖皮质激素的经皮毒性与经皮吸收直接相关，因此控制经皮吸收的因素也影响系统性不良反应。

3. 影响经皮吸收的因素

（1）婴儿、儿童：婴儿、儿童由于相对皮肤面积大，且对外用糖皮质激素代谢能力低，较成人更易系统吸收而发生系统性不良反应。

（2）肝功能不全：肝脏是分解代谢糖皮质激素的主要器官，肝功能不佳会减少糖皮质激素的分解。

（3）肾功能不全：糖皮质激素主要通过肾脏排泄，在肾功能障碍的情况下，糖皮质激素水平也会升高。

（4）老年人：老年人皮肤薄、代谢及排泄功能差，长期大面积外用糖皮质激素会造成系统吸收。

（5）使用量：使用量过大，系统吸收必然会过多。一般每周使用强效及以上糖皮质激素不应超过 50g。

（6）使用面积：全身大面积外用糖皮质激素，皮肤吸收必然增加。

（7）使用频率：糖皮质激素的药品说明书都标识其使用频率，若超过使用频率，会增加系统吸收的风险。

（8）使用时间：总使用时间过长，系统吸收会过多。

（9）外用糖皮质激素的效能：外用糖皮质激素效能越强，系统吸收越多，不良反应越显著。

（10）外用糖皮质激素的系统吸收率：不同的外用糖皮质激素具有不同的药性，因而具有不同的系统不良反应发生率。例如，外用氯倍他索软膏每周 7.5g，可导致 HPA 轴受抑制，而外用二丙酸倍他米松乳膏每周 49g，才可能发生抑制。

（11）封包：能增加水合度，促进药物吸收，在尿布区域长期外用糖皮质激素易造成系统吸收。为减少封包效应，注意勿用透气性不好的塑料尿布，且尿布不能裹得太紧。

（12）局部皮肤破损：局部皮肤破损、皮肤屏障受损会增加外用药物吸收。若在此部位长期外用糖皮质激素可能会造成系统吸收。

（13）局部炎症严重程度：当炎症由轻向重发展时，局部吸收量也随之增加，有时可达 5 倍之多。

（14）皮肤薄嫩部位：如眼睑、外阴及面部外用药物，药物吸收都会增加。长期外用糖皮质激素可能会导致系统吸收。

（15）涂药后剧烈摩擦：剧烈摩擦皮肤会增加覆盖皮肤的表面积和局部血液供应，从而增加系统吸收。

（四）外用糖皮质激素类药物系统性不良反应的预防及治疗

外用糖皮质激素类药物的系统性不良反应，可通过正确合理使用外用激素来预防。一旦发生系统性不良反应，可通过逐渐减量的方法，逐渐减少外用激素量，直至停用。一旦 HPA 轴受抑制，可口服糖皮质激素治疗。

1997 年，英国圣约翰皮肤病研究所（St. John's Institute of Dermatology）、圣托马斯医院（St. Thomas Hospital）的 M. W. Greaves 教授提出"软性激素"（soft topical steroid）的概念，是指激素系统吸收很少或者在皮肤内被吸收后能迅速被分解代谢为无活性的降解产物，而局部却保留高度的活性，故系统性不良反应大为减少，特别是对 HPA 轴抑制甚少，治疗指数大为提高。

软性激素适用于老年人、婴幼儿及较大面积使用。使用软性激素如糠酸莫米松及丙酸氟替卡松，可减少外用激素系统性不良反应的发生率，特别是 HPA 轴受抑制的发生率。

三、外用糖皮质激素类药物不良反应的促进因素

（一）促进外用糖皮质激素类药物系统吸收不良反应的因素

促进系统吸收不良反应的主要因素如下：
（1）药物的基质类型。
（2）激素的成分和效能。
（3）表皮屏障结构和功能。
（4）使用频率和使用时间。
（5）是否封包使用及封包敷料。
（6）使用的体表面积。
（7）使用部位的皮肤厚度（根据区域解剖学变化）。
（8）新陈代谢情况。
（9）是否妊娠及妊娠期阶段。

根据药代动力学特性、亲脂性和降解性，不同的外用糖皮质激素具有不同的系统生物利用度。在严重皮肤病患者中，经皮吸收后效力最低的是氢化可的松，但它在经皮吸收后仍可抑制肾上腺功能。

丙酸氯倍他索软膏是最强有力的外用糖皮质激素，每日 2g 的低剂量，持续

1周可导致肾上腺功能不全。在极端情况下，局部外用亲脂性糖皮质激素（如糠酸莫米松、丙酸氟替卡松和甲泼尼龙）亦可导致肾上腺功能不全。妊娠期皮肤血液循环和皮肤水合作用的改变会影响外用糖皮质激素系统吸收的能力。

（二）促进外用糖皮质激素类药物局部不良反应的因素

促进局部不良反应的因素如下：

（1）激素的效能。

（2）使用部位。

（3）使用持续的时间。

（4）封包使用。

与皮肤不良反应直接相关的最重要因素是激素的效能，它是在经过血管收缩试验后衍生的，该实验由 McKenzie 和 Stoughton 设计。糖皮质激素的大多数分类，包括美国的七分类、英国国家处方法典的分类都是基于血管收缩试验对该化合物的评估。

不同部位表皮厚度亦不同，会影响经皮糖皮质激素的透皮深度。表皮厚度与外用糖皮质激素的经皮穿透力成反比。眼睑和阴囊皮肤最薄，是经皮渗透最大的部位，可能出现潜在的不良反应，而掌跖皮肤最厚，渗透率最小。面部皮肤有较薄的角质层和大量的皮脂腺，因此经皮渗透可最大化。

局部外用糖皮质激素类药物时间的长短对局部不良反应的发生也有重要影响。如果治疗时间限制在几天到几周，或者在需要长期治疗的情况下采用间歇治疗而不是连续治疗，则不良反应的发生率会降到最低。

封包情况下，糖皮质激素的治疗活性由于经皮渗透增强可增加到100倍，相应地局部不良反应发生率也会显著提高。

四、外用糖皮质激素类药物局部不良反应的预测试验

常用的预测试验如下[37]：

1. Duhring 小室试验 指在健康志愿者正常皮肤观察外用糖皮质激素类药物的致皮肤萎缩及毛细血管扩张作用。

2. 紫外线红斑试验 是先使用紫外线照射皮肤造成皮肤损伤，研究外用糖皮质激素类药物对损伤皮肤的致皮肤萎缩及毛细血管扩张作用。

3. 经皮水分丢失试验 指用仪器测定经皮水分丢失（transepidermal water loss，TEWL），TEWL 高者易发生局部不良反应。

五、低系统性不良反应的外用糖皮质激素类药物

外用糖皮质激素类药物的研发目标是提高局部抗炎活性，药物在皮肤内达到最大治疗效果，同时减少不良反应。

治疗指数是用来评价外用糖皮质激素疗效及系统性不良反应的一个指标。治疗指数=治疗 21 天后症状改善 75%～100% 的患者数／HPA 轴受抑制的患者数。

通过给患者 60% 体表面积用药来评估治疗指数（表 12-2）。根据治疗指数的高低来评价外用糖皮质激素的风险效益比。治疗指数越高，疗效越高，系统吸收所造成的不良反应也越少。

表 12-2　几种外用糖皮质激素的治疗指数

分级	指数范围	种类	治疗指数
I 级	＞1000	强化二丙酸倍他米松	2492
		丙酸氯倍他索头皮敷贴剂	1424
		丙酸氯倍他索霜	1398
II 级	500～1000	糠酸莫米松乳膏	865
		强化倍他米松二丙酸酯乳膏	645
III 级	250～500	二丙酸倍他米松霜	476
		丙酸卤倍他索软膏	410
IV 级	＜250	哈西奈德霜	224
		丙酸氯倍他索软膏	210

根据治疗指数评价外用糖皮质激素抗炎作用，又依次把外用糖皮质激素分为四级，即 I 级指数＞1000，如强化二丙酸倍他米松指数 2492，丙酸氯倍他索敷贴剂指数 1424；II 级指数 500～1000，如糠酸莫米松乳膏指数 865；III 级指数 250～500，如丙酸卤倍他索软膏指数 410；IV 级指数＜250，如哈西奈德霜指数 224。

通过治疗指数这样一个量化的评价体系，科学家们评价了大部分外用糖皮质激素产品，发现有 4 个产品治疗指数最高：糠酸莫米松（mometasone furoate，MM）、醋丙甲泼尼龙（methylprednisolone aceponate，MPA）、泼尼卡酯（prednicarbate，PC）和丙酸氟替卡松（fluticasone propionate，FP）。由于治疗指数高，这四个外用激素产品被称为软性激素。

这四个外用糖皮质激素产品的抗炎强度为强效或中效激素，但是药物涂抹后可以被皮肤中的酯酶降解或很快通过肝脏转化代谢，因此系统吸收引起的不良反应少，局部不良反应也相对较小。软性激素适于老年人、婴幼儿及较大面积使用。

目前国内批准上市的软性激素产品有两个：0.05% 丙酸氟替卡松乳膏和 0.1% 糠酸莫米松乳膏。

丙酸氟替卡松是一种中效外用糖皮质激素，具有良好的抗炎活性，并且致皮肤萎缩和 HPA 轴受抑制的可能性低。该产品引起的变态反应与过敏性交叉反应也罕见。美国食品药品监督管理局（FDA）批准 0.05% 丙酸氟替卡松乳膏用于治疗 3 个月以上的婴幼儿特应性皮炎。研究已证实 0.05% 丙酸氟替卡松乳膏用于儿童和成人特应性皮炎的长期维持治疗（即主动维持治疗，每周用药 2 次，维持治疗 16 周），能够有效减少复发，并未发现明显的皮肤萎缩和系统吸收的不良反应，可以安全地用于皮肤皱褶部位和面部（包括眼睑部位）。

糠酸莫米松是一种强效外用糖皮质激素，放射性标记的糠酸莫米松外用于皮肤后，皮肤活检结果显示药物主要位于表皮的外层，仅有少量进入真皮。大多数药物与角质层相结合，在角质层形成一个糠酸莫米松储存库，可以缓慢释放，仅有很小部分的糠酸莫米松经皮吸收进入循环，因此系统作用发生的风险极低。糠酸莫米松具有高效的抗炎作用（相当于倍他米松），但抑制 HPA 轴的作用只有其一半。它具有每天使用一次的优势。美国 FDA 批准 0.1% 糠酸莫米松乳膏用于治疗 2 岁以上的婴幼儿特应性皮炎。0.1% 糠酸莫米松乳膏也可以安全地用于面部和皱褶部位，并且 0.1% 糠酸莫米松乳膏与其他外用激素产品相比，更不易出现接触过敏。

值得注意的是，软性激素并不是衡量皮肤局部安全性的标准，所以同样具有局部不良反应。提高外用激素安全性的关键还是在症状可控的前提下，尽可能选择效能最低的激素制剂。

六、外用糖皮质激素类药物不良反应的预防原则

了解了外用糖皮质激素类药物不良反应及发生原因，可以有针对性地预防。

在外用中至超强效糖皮质激素的情况下，以下情况产生不良反应的风险较大：使用时间太长；使用太频繁；使用量太多；使用面积太大；封包；用在面部、皱褶处、大腿内侧和生殖器；年龄太小或太大。另外，浸渍的皮肤会使皮肤屏障功能受损，从而导致外用激素经皮吸收增加。

因此当临床上外用中至超强效糖皮质激素时，为最大限度地减少不良反应，应注意：不用于较薄嫩处的皮肤；只用 2～3 周；每天用 1～2 次；晚上用效果最好；需要维持时在周末用；用弱效糖皮质激素或钙调磷酸酶抑制剂维持疗效；使用修复皮肤屏障的护肤品可减少糖皮质激素的使用剂量；继发感染时要减少用量；联合用药。一些皮肤病治疗指南推荐使用外用激素的优化方案，包括间断性用药、应用强效激素并随时间递减用药剂量、先用强效激素再转换为弱效激素，以及与其他非激素类外用抗炎药联合使用。虽然这些方案用药各不相同，但都能取得相同的疗效，且使不良反应最小化[13]。

七、外用糖皮质激素类药物不良反应的监测

应该主动对外用糖皮质激素类药物的不良反应进行监测。建议外用强效、超强效糖皮质激素者每 2 周检查 1 次，中效糖皮质激素每 3～4 周检查 1 次，弱效糖皮质激素每 4～6 周检查 1 次，观察有无系统及局部不良反应。

总体来说，规范外用糖皮质激素相对是安全的。国外报告，每周 2～3 次（婴幼儿每月不超过 15g，儿童不超过 30g，青年及成年人 60～90g）长期维持治疗特应性皮炎，即使使用强效糖皮质激素也未见明显的局部及系统性不良反应。连续应用 4 周，随后 4～8 周按需使用卡泊三醇 / 二丙酸倍他米松软膏治疗 15%～30% 体表面积受累的银屑病患者，未发现 HPA 轴受抑制。儿童使用 0.1% 丁酸氢化可的松乳膏每日 3 次，或 0.05% 地奈德凝胶每日 2 次，或丙酸氟替卡松洗剂每日 2 次，连续使用 4 周也未出现 HPA 轴受抑制。

参 考 文 献

[1] Gabros S，Nessel TA，Zito PM. Topical corticosteroids. ［Updated 2020 Sep 29］［M］// StatPearls［Internet］. Treasure Island（FL）：StatPearls Publishing.

[2] Drake LA，Dinehart SM，Farmer ER，et al. Guidelines of care for the use of topical glucocorticosteroids. American Academy of Dermatology［J］. J Am Acad Dermatol，1996，35（4）：615-619.

[3] Stephen E. Wolverton. Comprehensive dermatologic drug therapy［M］. Philadelphia：W. B. Saunders Company，2001：562-563.

[4] 康晓静，冯燕艳. 激素依赖性皮炎与皮肤屏障功能及修复［J］. 中国医学文摘（皮肤科学），2015，32（3）：261-264.

[5] 刘淮，刘景桢. 外用糖皮质激素的适应症与副作用［J］. 皮肤病与性病，2016，38（1）：19-20.

［6］McMichael AJ，Griffiths CE，Talwar HS，et al. Concurrent application of tretinoin（retinoic acid）partially protects against corticosteroid-induced epidermal atrophy［J］. Br J Dermatol，1996，135（1）：60-64.

［7］Kaya G，Saurat JH. Dermatoporosis：a chronic cutaneous insufficiency /fragility syndrome. Clinicopathological features，mechanisms，prevention and potential treatments［J］. Dermatology，2007，215（4）：284-294.

［8］Kendall PH. Untoward effects following local hydrocortisone injection［J］. Ann Phys Med，1958，4（5）：170-175.

［9］中国中西医结合学会皮肤性病专业委员会环境与职业性皮肤病学组 . 规范外用糖皮质激素类药物专家共识［J］.中华皮肤科杂志，2015，48（2）：73-75.

［10］张树孝，宋亚丽，杨安波 . 皮质类固醇激素外用的副作用及其防治［J］. 中华医学美学美容杂志，2002，8（2）：109-110.

［11］中国医师协会皮肤科分会美容专业组 .激素依赖性皮炎诊治指南［J］.临床皮肤科杂志，2009，38（8）：549-550.

［12］Rathi SK，D' Souza P. Rational and ethical use of topical corticosteroids based on safety and efficacy［J］. Indian J Dermatol，2012，57（4）：251-259.

［13］张堂德，邓俐，王瑞华 . 外用糖皮质激素的副作用及防治［J］. 皮肤性病诊疗学杂志，2012，19（4）：263-266.

［14］Lahiri K. A treatise on topical corticosteroids in dermatology［M］. Singapore：Springer，2018.

［15］Hengge UR，Ruzicka T，Schwartz RA，et al. Adverse effects of topical glucocorti-costeroids［J］. J Am Acad Dermatol，2006，54（1）：1-15.

［16］Coondoo A，Phiske M，Verma S，et al. Side-effects of topical steroids：a long overdue revisit［J］. Indian Dermatol Online J，2014，5（4）：416-425.

［17］Chan HH，Salmon JF. Glaucoma caused by topical corticosteroid application to the eyelids［J］. Med J Aust，2019，210（4）：152-153.

［18］Vatti RR，Ali F，Teuber S，et al. Hypersensitivity reactions to corticosteroids［J］. Clin Rev Allergy Immunol，2014，47（1）：26-37.

［19］Alcántara Villar M，Martínez Escribano J，Lopez Sanchez JD，et al. Corticosteroid induced contact dermatitis. Clinical management［J］. Allergol Immunol Clin，1999，14：152-155.

［20］Matura M，Goossens A. Contact allergy to corticosteroids［J］. Allergy，2000，55（8）：698-704.

［21］相文忠，许爱娥，宋秀祖，等 . 糖皮质激素致局部接触过敏及系统过敏研究进展［J］. 中华皮肤科杂志，2007，40（7）：449-452.

［22］Sams WM，Smith GJ. Contact dermatitis due to hydrocortisone ointment［J］. JAMA，1957，164（11）：1212-1213.

［23］Kooij R. Hypersensitivity to hydrocortisone［J］. Br J Dermatol，1959，71：392-394.

［24］Burckhardt W. Contact eczema caused by hydrocortisone［J］. Hautarzt，1959，10：42-43.

［25］Marléne I，Magnus B. Contact allergen of the year：corticosteroids［J］. Dermatitis，2005，16（1）：3-5.

［26］Davis MD，el-Azhary RA，Farmer SA. Results of patch testing to a corticosteroid series：a retrospective review of 1188 patients during 6 years at Mayo Clinic［J］. J Am Acad Dermatol，2007，56（6）：921-927.

［27］Fisher AA，Pascher F，Kanof NB. Allergic contact dermatitis due to ingredients of vehicles. A "vehicle tray" for patch testing［J］. Arch Dermatol，1971，104（3）：286-290.

［28］Habif TP. Clinical Dermatology：A Color Guide to Diagnosis and Therapy. 4th ed［M］. St. Louis：Mosby，Inc，2004.

［29］Pratt MD，Mufti A，Lipson J，et al. Patch test reactions to corticos-teroids：retrospective analysis from the North American Contact Dermatitis Group 2007-2014［J］. Dermatitis，2017，28（1）：58-63.

［30］Isaksson M，Andersen KE，Brandão FM，et al. Patch testing with corticosteroid mixes in Europe. A multicentre study of the EECDRG［J］. Contact Dermatitis，2000，42（1）：27-35.

［31］Singh G，Singh PK. Tachyphylaxis to topical steroid measured by histamine-induced wheal suppression［J］. Int J Dermatol，1986，25：325-326.

［32］du Vivier A. Tachyphylaxis to topically applied steroids［J］. Arch Dermatol，1976，112（9）：1245-1248.

［33］Taheri A，Cantrell J，Feldman SR. Tachyphylaxis to topical glucocorticoids；what is the evidence［J］. Dermatol Online J，2013，19：18954.

［34］Miller JJ，Roling D，Guzzo C. Failure to demonstrate therapeutic tachyphylaxis to topically applied steroids in patients with psoriasis［J］. J Am Acad Dermatol，1999，41：546-549.

［35］Fisher，DA. Adverse effects of topical corticosteroid use［J］. West J Med，1995，162（2）：123-126.

［36］侯麦花，卢新政，朱文元，等.红色阴囊综合征［J］.临床皮肤科杂志，2013，42（11）：668-669.

［37］李林峰.肾上腺糖皮质激素类药物在皮肤科的应用［M］.北京：北京大学医学出版社，2004.

［38］郑岳臣，冯爱平.皮肤科疑难问题解析［M］.南京：江苏科学技术出版社，2010.

［39］张建中.糖皮质激素皮肤科规范应用手册［M］.上海：上海科学技术出版社，2011.

［40］Weinhammer AP，Shields BE，Keenan T. Intralesional corticosteroid-induced hypopigmentation and atrophy［J］. Dermatol Online J，2020，26（1）：13030.

［41］起珏.外用糖皮质激素对皮肤屏障的结构和功能的影响［J］.中国美容医学，2011，20（1）：171-173.

［42］Boudhir H，Mael-Ainin M，Senouci K，et al. Kaposi's disease：an unusual side-effect of topical corticosteroids［J］. Ann Dermatol Venereol，2013，140（6-7）：459-461.

［43］夏雅静，吴永卓，雷佳银，等.长期外用大剂量激素致卡波西肉瘤合并多重感染1例［J］.中国真菌学杂志，2019，14（6）：371-373.

［44］李若虹，辛崇美，孙建方.长期外用糖皮质激素制剂致粟丘疹1例［J］.临床皮肤科杂志，2010，39（10）：647.

［45］Iacobelli D，Hashimoto K，Kato I，et al. Clobetasol-induced milia［J］. J Am Acad Dermatol，1989，21（2 Pt1）：215-217.

［46］赵辨.中国临床皮肤病学［M］.南京：江苏科学技术出版社，2010.

［47］Van Amerongen CCA，Ofenloch R，Dittmar D，et al. New positive patch test reactions on day 7-The additional value of the day 7 patch test reading［J］. Contact Dermatitis，2019，81（4）：280-287.

［48］Madsen JT，Andersen KE. Outcome of a second patch test reading of TRUE Tests® on D6/7［J］. Contact Dermatitis，2013，68（2）：94-97.

［49］Scheuer E，Warshaw E. Allergy to corticosteroids：update and review of epidemiology，clinical characteristics，and structural cross-reactivity［J］. Am J Contact Derm，2003，14（4）：179-187.

［50］Coopman S，Degreef，H，Dooms-Goossens A. Identification of cross-reaction patterns in allergic contact dermatitis from topical corticosteroids［J］. Br J Dermatol，1989，121（1）：27-34.

［51］Dooms-Goossens A，Morren M. Results of routine patch testing with corticosteroid series in 2073 patients［J］. Contact Dermatitis，1992，26（3）：182-191.

［52］Barbaud A，Waton J. Systemic allergy to corticosteroids：clinical features and cross reactivity［J］. Curr Pharm Des，2016，22（45）：6825-6831.

［53］Dhar S，Seth J，Parikh D. Systemic side-effects of topical corticosteroids［J］. Indian J Dermatol，2014，59（5）：460-464.

［54］Tempark T，Phatarakijnirund V，Chatproedprai S，et al. Exogenous Cushing's syndrome due to topical corticosteroid application：case report and review literature［J］. Endocrine，2010，38（3）：328-334.

[55] Yoshiuchi I, Shingu R, Nakajima H, et al. Mutation/polymorphism scanning of glucose-6-phosphatase gene promoter in noninsulin-dependent diabetes mellitus patients [J] . J Clin Endocrinol Metab, 1998, 83（3）: 1016-1019.

[56] Schäcke H, Döcke WD, Asadullah K. Mechanisms involved in the side effects of gluco-corticoids [J] . PharmacolTher, 2002, 96, （1）: 23-43.

[57] Van der Linden MW, Penning-van Beest FJ, Nijsten T, et al. Topical corticosteroids and the risk of diabetes mellitus: a nested case-control study in the Netherlands [J] . Drug Saf, 2009, 32（6）: 527-537.

[58] Lebreton O, Weber M. Ophthalmologic adverse effects of systemic corticosteroids [J] . Rev Med Interne, 2011, 32（8）: 506-512.

第 13 章　外用糖皮质激素类药物的合理使用

外用糖皮质激素类药物是重要的皮肤科外用药，具有高效、安全的特点，是许多皮肤病的一线治疗药物，但临床上也存在"滥用"和"恐惧"问题。规范外用糖皮质激素类药物，最大限度地发挥其治疗作用，减少不良反应，用好这把"双刃剑"显得尤为重要。

外用糖皮质激素类药物种类繁多、剂型多样，且效能不一，如何在众多的外用糖皮质激素中选择合适的药物，并不简单。使用前需充分考虑使用外用糖皮质激素类药物的必要性，是否能有效控制皮肤病，有效的局部治疗必须符合足强度、足剂量和正确使用 3 个基本原则。使用中要注意观察防范外用糖皮质激素类药物的局部及系统性不良反应，根据病情决定适当的疗程与减量方法。

一、使用外用糖皮质激素类药物前的准备

在外用糖皮质激素类药物治疗皮肤病前，应注意以下问题[1]。

（一）使用外用糖皮质激素类药物的必要性

1. 皮肤病的诊断是否明确。

2. 在不能明确皮肤病的诊断时，是否存在外用糖皮质激素类药物的适应证及禁忌证。

3. 疾病是否必须使用外用糖皮质激素才能控制。

（二）使用外用糖皮质激素类药物的可靠性

1. 拟用药物是否符合外用糖皮质激素药物选择原则；所选糖皮质激素的强度、剂型是否合适。

2. 对拟用药物的作用、不良反应、使用方法、注意事项是否熟悉。

3. 能否在适当时间内控制病情。

4. 病情控制后能否科学减量至停药。

（三）交代病情，科学宣教

部分患者往往谈激素色变，就诊时坚决拒绝使用激素。也有些患者不明就里，将外用激素作为长期治疗药物甚至当成护肤品，一用就是数年，导致严重的不良反应。这些例子在临床工作中并不少见，实际上都是对激素缺乏正确认识的表现。

应向患者及家属交代用药的必要性、注意事项、可能发生的不良反应及防范方法。

（四）控制病因及诱因

使用激素时不能忽视针对病因和诱发因素的检查及治疗。

（五）能够及时发现可能发生的不良反应

告知患者不良反应的征象、复诊时间间隔等。

二、外用糖皮质激素类药物的选择

选择合适的外用糖皮质激素需考虑以下因素[2-5]。

（一）皮肤病的种类和皮损的性质

这是选择合适的外用糖皮质激素需要考虑的首要因素，选择前要先考虑皮肤病的种类和皮损的性质。原则上首先选择足够效能糖皮质激素中的最小效能制剂，避免使用过强或效能不足的制剂[6]。临床中应避免使用弱效外用糖皮质激素进行试验治疗，以免影响后续治疗效果[7]。

1. 一般强效及超强效糖皮质激素适用于重度及肥厚性质皮损的初始治疗，如肥厚性湿疹、神经性皮炎、斑块状银屑病、扁平苔藓、盘状红斑狼疮、足部皲裂性湿疹、硬化萎缩性苔藓。白癜风、斑秃、大疱性类天疱疮等疾病的皮损也应首选强效糖皮质激素。

2. 中效糖皮质激素适用于特应性皮炎、钱币状湿疹、乏脂性湿疹、淤积性皮炎、脂溢性皮炎、重症面部皮炎等湿疹皮炎的初始治疗。银屑病屈侧皮损及红皮病可以选择中效糖皮质激素。

3. 弱效糖皮质激素适用于眼睑皮炎、尿布皮炎、轻度面部皮炎、间擦疹等轻度损害的初始治疗，尤其是皮肤薄嫩部位的皮损首选弱效糖皮质激素。

也有学者根据对外用糖皮质激素类药物治疗的敏感性，将皮肤病分为糖皮质激素高度敏感、中度敏感和低度敏感三类，具体见表 13-1。

高度敏感类皮肤病选用弱效制剂，中度敏感类选择中效制剂，低度敏感类则选择强效制剂。

表 13-1　不同外用糖皮质激素敏感性皮肤病

分类	皮肤病
外用糖皮质激素高度敏感性皮肤病	屈侧皮肤病
	特应性皮炎（儿童）
	脂溢性皮炎
	尿布皮炎
	轻度面部皮炎
	间擦疹
外用糖皮质激素中度敏感性皮肤病	银屑病
	副银屑病
	特应性皮炎（成人）
	盘状湿疹
	神经性皮炎
	淤积性皮炎
	丘疹性荨麻疹
外用糖皮质激素低度敏感性皮肤病	扁平苔藓
	盘状红斑狼疮
	肥厚性湿疹
	汗疱疹
	环状肉芽肿
	足部皲裂
	硬化萎缩性苔藓
	斑秃
	结节病

（二）皮损分期

同一种疾病不同性质的皮损，也应选择不同强度的药物，如亚急性期皮炎皮损较薄，可选用中效的药物；慢性期皮炎皮损肥厚甚至角化，可选用强效的药物。

（三）皮损严重程度

同一疾病皮损严重程度不同，应选用不同效能的外用糖皮质激素。慢性肥厚角化性皮损应使用强效外用糖皮质激素。薄的皮损可使用弱效外用糖皮质激素。

（四）皮损部位

皮损部位不同，选择的药物应有所不同。皮肤的吸收能力与角质层的厚度、完整性及通透性有关，一般而言，阴囊＞前额＞大腿屈侧＞上臂屈侧＞前臂＞掌跖。强效及超强效外用糖皮质激素不应用于皮肤薄嫩部位，如面部、腋窝、腹股沟、外阴，应使用弱效糖皮质激素。

（五）患者年龄

除非临床特别需要或药品特别说明，强效及超强效外用糖皮质激素类药物不能用于 12 岁以下儿童。婴儿及儿童应使用弱效外用糖皮质激素类药物。

（六）皮损面积

除非临床特别需要或药品特别说明，强效及超强效外用糖皮质激素类药物不应全身大面积长期使用，每周用量不应超过 50g；中效及弱效外用糖皮质激素类药物，可较大面积使用。

（七）其他因素

药物价格、美容影响、患者对糖皮质激素的认知。

值得注意的是，某些"消字号"外用药物在药店销售，打着"中成药"的旗号，事实上添加了糖皮质激素甚至超强效糖皮质激素，坑害患者，造成许多不良反应的发生。

三、外用糖皮质激素类药物的剂型、基质选择

（一）剂型选择

剂型是影响糖皮质激素效能的重要因素。某些剂型仅适用于身体特定部位。具体如下[8, 9]：

1. 软膏（ointment）　具有较高的渗透性，可用于掌跖及干燥、肥厚、角化过度性皮损，不适用于多毛区域及间擦部位，因可能引起毛囊炎。软膏多含有凡士林，能够增加皮肤保湿作用，从而提高药物渗透性，如加入丙二醇可以增加药物溶解度，可进一步增强药物作用。软膏较少或不含防腐剂。但软膏相对油腻且容易弄脏，给患者带来的不适感可能降低其依从性。

2. 乳膏（cream） 含有乳化剂，相对不油腻，透明度高，依从性好，身体大部分区域都可使用，涂抹在皮肤后挥发较快，皮肤潮湿和轻微渗出的部位，以及毛发区域和间擦部位是首选，但是乳膏一般会加入防腐剂，相对更易引起刺激症状及过敏反应。

3. 凝胶（gel） 不油腻、不阻塞，易于使用，对于渗出性皮疹效果好，但由于成分复杂，可能引起局部刺激，使用凝胶后残留物少，可用于毛发区域和面部。凝胶多采用水性凝胶基质如卡波姆等，辅以保湿剂甘油，易涂展，不油腻，易洗除，能吸收组织渗出液，不妨碍皮肤的正常生理作用，具有一定的保湿作用而促进药物透皮作用。

4. 溶液（solution） 为含溶解粉末的水或含乙醇的洗剂。溶液易穿过毛发，无残留，最适合用于头皮及毛发浓密部位。因多数溶液含有大量乙醇，使用会令皮肤干燥，产生刺痛感，慎用于间擦部位如腹股沟。

5. 洗剂（lotion） 与溶液相似，但比溶液更稠，含有油、水或乙醇，乙醇含量比溶液少，更易润肤。洗剂适用于头发及毛发浓密部位。

6. 酊剂（tincture） 渗透性较强，适用于肥厚、苔藓化皮损。为液体，也适用于头皮及毛发浓密部位。酊剂含有乙醇，有一定的皮肤刺激性。

7. 泡沫（foam） 是较新的配方制剂。它们是填充有推进剂的加压液体，在推动时会形成液体／半固体产品。泡沫不容易弄脏，主要应用在头皮上，对糖皮质激素向头皮的递送非常有效。泡沫通常易于使用，可提高患者的依从性。因此，对偏爱便捷且怕麻烦的患者可提高临床疗效。

8. 洗发水（shampoo） 多含有去污起泡作用的表面活性剂，具有清洁头皮的作用，用于治疗头皮皮肤病。使用洗发水需注意，涂于患处或已湿润的头发上，轻轻搓揉，与头皮充分接触吸收，待 2 ～ 10 分钟后，用清水冲洗干净。

对合并有细菌或真菌感染的皮肤病变，应选择含有抗菌成分的外用复方糖皮质激素制剂。

9. 贴膏（paste） 具有缓释性、有效性及作用持久等特点，可阻碍患者局部皮肤汗液蒸发，使患处皮肤含水量升高，加快局部皮肤新陈代谢，继而进一步增强皮肤对激素的吸收。此外，采用贴膏类激素不仅可防止患者搔抓患处，还可防止细菌入侵病灶，对加速患者康复、防止病情恶化具有重要意义。贴膏类激素对银屑病、慢性湿疹、神经性皮炎等皮肤粗糙增厚性皮肤病疗效较好。此外，贴膏类激素对指掌角化症亦具有较好疗效[10]。

（二）基质选择

剂型中基质的选择亦很重要，其作用包括影响药物的释放度、封闭保湿作用、促渗作用和基质本身的药理作用，应根据具体病情，选择合适的基质。

四、外用糖皮质激素类药物的用药疗程和疗法

（一）诱导阶段

根据皮损的性质选择足够效能的外用糖皮质激素类药物，根据前述原则选择合适的剂型和药量，以及明确是否选用复方制剂、是否封包等，按照药品说明书使用方法连续应用，以求迅速控制症状。

外用糖皮质激素应遵循从强到弱的原则，首先选择足够强度的外用糖皮质激素制剂，使用 1 ～ 2 周待皮损控制后，再换为强度低的外用糖皮质激素制剂，避免先外用弱效糖皮质激素类药物，若无效再升级的方法。

皮炎湿疹类皮肤病多可在用药 1 ～ 2 周控制症状。如果使用 2 周后疗效不满意，除考虑所用的药物效能是否足够外，还应考虑：

1. 诊断是否正确。

2. 是否去除了病因及诱因。

3. 是否合并感染。

4. 是否对所用糖皮质激素过敏。

5. 患者的依从性。

6. 是否存在快速耐受（tachyphylaxis）。

根据分析结果，进行相应处理。

强效及超强效糖皮质激素连续用药不宜超过 2 周，以减少快速耐受及其他不良反应。中效糖皮质激素可以连续用药 4 ～ 6 周。

（二）维持治疗阶段

待病情控制以后，即皮疹大部分消退以后，对于某些诱因已去除的皮肤病，如接触性皮炎可以停药，而其他慢性复发性皮肤病，如慢性湿疹、特应性皮炎等在皮损明显消退后，可以选择下述方法维持治疗。

1. 序贯疗法（sequential therapy）　目前还没有公认概念，一般指先外用糖皮质激素 1 ～ 2 周控制症状，然后每日使用糖皮质激素和糖皮质激素替代药物交替治疗，通常每日各 1 次，再治疗 1 ～ 2 周，皮损进一步控制，没有明显炎症时，

停用糖皮质激素，并单用糖皮质激素替代药物间歇维持治疗。

2. 间歇冲击疗法（intermittent pulse therapy） Katz 提出超强效糖皮质激素外用，每日 2 次，共 2～3 周，直到皮损消退 85% 以上，然后每周周末连续 3 次外用，每次间隔 12 小时，此方法可避免耐药及反跳。此法适用于需要长期用药的患者，如顽固的斑块状银屑病、扁平苔藓、结节性痒疹等[11, 12]。

3. 轮换疗法（rotational therapy） Weinstein 等提出先外用超强和强效糖皮质激素，1 周后改用其他等级的糖皮质激素。此疗法可以避免"快速耐受"发生。为了避免超强或强效糖皮质激素的致萎缩等不良反应，也可在超强或强效糖皮质激素生效时，立即改换为非氟化的弱效糖皮质激素，如 1% 氢化可的松软膏[12]。

（三）外用糖皮质激素减量

同系统使用糖皮质激素一样，外用糖皮质激素也应逐渐减量，避免突然停药，尤其是超强效激素，以免出现反跳现象。可以根据病情、皮损性质逐渐选用低效能的激素，待皮损明显消退后再停药。对于容易复发的疾病，如手部湿疹，可以改为间歇用药，维持 3 个月至半年。

为避免长期使用单一糖皮质激素引起的快速耐受，也可以选择轮换疗法。为避免耐药及反跳，可以采取间歇冲击疗法。

（四）长疗程外用糖皮质激素的方法

某些皮肤病由于病因不明，或暂时未找到病因，在停用外用糖皮质激素类药物维持治疗后，复发率非常高。因此，对某些病因不明、常复发的皮肤病，如手部湿疹，可在皮损消退后，每周间歇使用 1～2 天，疗程半年左右，可有效减少复发。

五、外用糖皮质激素类药物的使用技巧与用量

在外用糖皮质激素类药物之前，清洁患处的皮肤，但不需每次用药前清洗。皮肤科外用药膏涂抹是有一定技巧的。例如，外用保湿剂（肝素类）或者尿素霜，通常采用涂搽的方式。涂搽的具体方法是轻揉，多揉几下，基本不用力，尽可能避免刺激患处使皮肤变红变痒。而外用糖皮质激素乳膏或软膏需采用涂抹的方式。涂抹要比涂搽略厚、广泛覆盖，涂后稍做按摩，保持药物与皮肤充分接触吸收。皮肤有皱褶的地方，尽量沿皱褶方向涂，若垂直于皱褶方向涂会引起药物局部堆积。外用糖皮质激素类药物应持续到皮疹消退为止。

上海交通大学医学院附属瑞金医院皮肤科对大疱性类天疱疮、银屑病、湿疹和结节性痒疹等慢性皮肤病外用糖皮质激素类药物提出了分段打圈按摩擦药的方法，取得了不错的疗效，值得临床借鉴。以全身擦药为例，将适量糖皮质激素药膏挤于手掌中进行预热，不要直接涂在患者皮肤表面，以防冷刺激及引起不适；将外用药膏均匀拍打在所需涂擦的位置，以分段式打圈的方式进行按摩；根据外用药剂量，每段打圈按摩 5 ～ 10 次，直至药膏充分吸收。擦药时，应注意皮疹严重处要加强按摩擦药，皮疹不明显处也应少量按摩擦药。擦药的顺序一般为躯干－上肢－下肢。也可根据皮损严重程度，从最严重部位到较轻部位依次擦药。擦药根据皮损严重程度不同，所需时间也有差异，一般在 20 分钟至 1 小时不等，少数极度严重的患者，整个皮肤护理过程需要 1 小时以上。药膏经过充分的按摩涂擦后，一般很容易被皮肤所吸收。不需要额外的敷料遮盖，患者穿着全棉、宽松的衣裤即可。

（一）用药次数和时点

Pershing 等提出糖皮质激素外用发生最大效力的时间是午夜，这与内源性糖皮质激素的水平在午夜最低相一致。外用糖皮质激素于皮肤表面进入皮肤达最大量是在 2 小时之内，但是发生最明显的血管收缩作用（即抗炎作用）是在 6 小时之后。因此外用糖皮质激素治疗最佳时间是晚上。夜间将激素涂抹在浸湿的皮肤（封包/不封包），比白天使用多次者经济，且疗效好。

（二）使用频率

用药次数并非越多越好。一般认为，每日外用 1 ～ 2 次即可。由于角质层的屏障限制作用，局部药物浓度达到一定的饱和度后就停止吸收。尚无任何研究表明增加每天涂药次数，可缩短增生性、炎症性皮肤病疗程。

外用糖皮质激素使用频率主要取决于所选择药物的种类和治疗部位。对大多数药物来说，通常推荐每日使用 1 ～ 2 次。对于角质层增厚处和因日常活动而使药物易被清除的部位可多次使用，但每日最多 4 次[13]。已有一些研究表明某些外用糖皮质激素每日 2 次用药与每日 1 次用药的疗效相同。具体使用频率应参照药品说明书使用。其他治疗方案如每两天 1 次或每周 1 次治疗可在部分皮损减轻时或序贯疗法期间使用。

众所周知，角质层是糖皮质激素的储存库。超强效激素 0.05% 丙酸氯倍他索乳膏在角质层中可存留到第四天。由于这种累积的储存库效应，对外用超强效激素提倡间断用药，即每周外用 1 ～ 2 次。

（三）疗程和面积

任何外用糖皮质激素类药物均不应全身大面积、长期应用。

应持续外用糖皮质激素直至皮损消退。因为当皮损迅速好转时，许多患者会减少用药频率或停药。但使用疗程亦不能过长，如一些对药效非常满意的患者，在疾病缓解后为防止复发仍继续用药，这样不良反应便会随之出现。

强效及超强效糖皮质激素连续外用不宜超过 2 周，中弱效糖皮质激素连续外用不宜超过 4 ～ 6 周。慢性皮肤病患者可适当延长用药时间，或停药 7 ～ 10 天后再次用药。每次用药面积一般不超过体表面积的 10%，特殊情况如自身免疫性疱病等除外。常见外用糖皮质激素的用法用量见表 13-2。

表 13-2　常见外用糖皮质激素的用法用量

强度	药物	制剂浓度（%）	特殊人群及注意事项	用法用量
弱效	醋酸氢化可的松 地奈德	1.0 0.05	儿童皮肤病、面部和皮肤柔嫩部位可用	每日 2 次，可以短时较大面积使用，必要时可以长期使用
中效	醋酸地塞米松 丁酸氢化可的松 醋酸曲安奈德	0.025 ～ 0.075 0.1 0.1	可以连续应用 4 ～ 6 周；< 12 岁儿童连续使用尽量不超过 2 周	每日 1 ～ 2 次，不应长期大面积使用
强效	糠酸莫米松 二丙酸倍氯米松 氟轻松 哈西奈德	0.1 0.025 0.025 0.025	尽量不用于 < 12 岁儿童；除非特别需要，一般不应在面部、乳房、阴部及皱褶部位使用	每日 1 ～ 2 次，连续用药不应超过 2 ～ 3 周，不宜长期或大面积使用
超强效	卤米松 哈西奈德 丙酸氯倍他索	0.05 0.1 0.02	尽量不用于 < 12 岁儿童；除非特别需要，一般不应在面部、乳房、阴部及皱褶部位使用	每日 1 ～ 2 次，连续用药不应超过 2 ～ 3 周，不宜长期或大面积使用

（四）用药量

外用治疗是皮肤病治疗中最常用的方法之一，糖皮质激素具有抗炎、止痒等功效，故常外用于治疗皮炎湿疹类皮肤病及其他皮肤病。但外用糖皮质激素会透皮吸收，因此可能会产生皮肤萎缩、毛细血管扩张、高血压、骨质疏松等一系列的局部或系统性不良反应，故外用糖皮质激素的剂量把握尤为重要。如果医师没有给出一个足疗程的外用糖皮质激素制剂方案，那么患者可能会因为用药后未达到预期疗效而自觉疾病无法治愈或认为医师的疗法不好；如果医师给出的药量大大超过了预期疗效所需要的剂量，就造成药物浪费，甚至还可能因剩余药退费而引发患者不满。因此，科学地估算用药量非常重要。

1. 简单估算　任何外用糖皮质激素类药物均不应全身大面积、长期应用。合适药量非常重要，处方药量过少，达不到治疗效果，患者需多次就诊取药。处方药量过大，会导致患者超量应用，产生不良反应。

覆盖一定面积的乳膏的剂量可以这样估算：Schlagel 等[14]研究认为 1g 乳膏可以覆盖 600cm^2 的皮肤，一个平均身高的成人全身皮肤表面可以被 20 ～ 30g 的乳膏所覆盖。单手双侧的面积约占体表总面积的 2%，约为 300cm^2，因此，1g 乳膏可以用于双手双侧 1 次。根据上述推算，治疗单侧手掌大小的皮损约需 1/4g乳膏。

根据皮损面积和不同部位，确定每日用量，同时还应注意每周总用量。强效及超强效外用糖皮质激素一般每周不应超过 50g，中效糖皮质激素每周用药量不应超过 100g。在任何一个部位一般连续外用不宜超过 2 周。

儿童外用糖皮质激素不宜过量、过久，如中效激素每日 2 次，躯干或四肢可持续 4 ～ 6 周，每周总用量不宜＞ 50 ～ 100g，面部、间擦部位不宜＞ 2 周，每周总用量不宜＞ 25 ～ 30g。

2. 指尖单位　1991 年，Long 等提出了"指尖单位"（fingertip unit，FTU）这一概念，为皮肤科医师告知患者如何正确掌握糖皮质激素外用制剂使用剂量提供了一个可行性使用指南。指尖单位是以成年男性示指末节为标准，指从一个尖端口径 5mm 的药膏管中，挤出一段软膏，恰好达到由示指的指端至远端指间关节横线间距离长度的药量，约为 0.5g（图 13-1），可以供成人双侧手掌均匀涂抹一遍，据此可以推算相应皮损的用药量[15]。

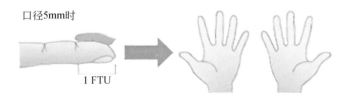

口径5mm时

1 FTU

图 13-1　指尖单位示意

值得注意的是，目前市面上主流的外用糖皮质激素类药膏包装成10g 及以上，都是尖端口径 5mm 的药管。而市面上 5g 小管的规格品种也并不少见，通常尖端口径为 3mm，从示指的第一关节到指尖挤出的药量，约为 0.25g，能涂的范围是一只手掌的大小。

3. 手的尺度　为了操作的方便性，引入"手的尺度"（rule of hand）的概念，并与 FTU 对应使用。手的面积可用来估计皮肤病患者皮肤病变的总面积，进而估算所需药膏的量。手的单面面积被定义为 1 个手面积。1 个手面积大小的受累皮肤需 0.5 FTU 或 0.25g 药膏；而 4 个手面积等于 2 FTU 或 1g 药膏。手的单面面积约为 1% 体表面积，因此 2% 的体表面积需要 1 FTU（2 个手面积）来覆盖[16]。如果每天 2 次全身（除了头皮）皮肤用药，连续 1 周，则需要约 282g 药膏。

　　具体可参考如下数值：单手双侧 =1 FTU；单上肢双侧 =3 FTU；单足双侧 =2 FTU；单腿双侧 =6 FTU；面颈部 =2.5 FTU；躯干前后（包括臀部）=14 FTU[17]。

　　值得注意的是，人体不同年龄段、不同部位有不同的 FTU 值：

　　成年男性的 1 FTU=0.5g，成人女性的 1 FTU=0.4g，而 4 岁儿童的 1 FTU≈成年男性 1 FTU 的 1/3 量，6 个月至 1 岁婴儿的 1 FTU ≈成年男性 1 FTU 的 1/4 量。

　　各年龄段男性不同部位 FTU 值见图 13-2[18]。

　　此外，需注意的是，婴幼儿皮肤柔嫩，药物吸收率较成人高，估算用药量需相应减少。

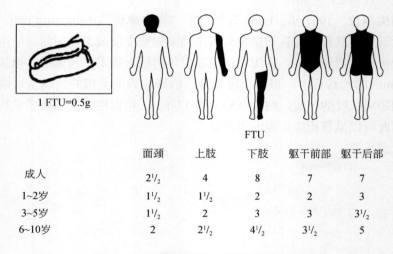

1 FTU=0.5g

	面颈	上肢	下肢	躯干前部	躯干后部
	FTU				
成人	$2\frac{1}{2}$	4	8	7	7
1~2岁	$1\frac{1}{2}$	$1\frac{1}{2}$	2	2	3
3~5岁	$1\frac{1}{2}$	2	3	3	$3\frac{1}{2}$
6~10岁	2	$2\frac{1}{2}$	$4\frac{1}{2}$	$3\frac{1}{2}$	5

图 13-2　各年龄段男性不同部位 FTU 值

（五）外用糖皮质激素封包疗法

　　封包疗法是指采用无渗透作用的薄膜或其他材料如保鲜膜、塑料袋、绷带、手套、医用辅料等，对涂敷药物的患处表面进行封闭式包裹，从而达到治疗目的的一种疗法。封包是加强外用糖皮质激素吸收的有效方法，在治疗很多难治性皮肤病方面具有独特疗效，而且取材方便、使用简单。

涂敷药物的患处通过封包，可形成相对封闭的水合微系统，一是可以防止汗液蒸发，增加局部皮肤湿度，从而提高皮肤对药物的吸收；二是防止药物挥发，增加药物湿度，从而提高药物效果；三是防止受污染及涂敷药物的患处污染环境。封包使角质层水化，可增加皮肤表面积约 40%，并可在角质层形成小的储存库，可停留数天。

Mckenzie 等用血管收缩试验证明，外用糖皮质激素同时加封包，可使疗效显著增加，可提高疗效达 100 倍之多[19]。糖皮质激素封包的适应证：神经性皮炎、慢性湿疹、扁平苔藓、斑块状银屑病、皮肤淀粉样变、结节性痒疹等。

几乎任何部位都可以封包。封包整个身体可使用乙烯基运动服。封包前需慎重考虑其必要性，因为潮湿部位封包易发生感染。封包敷料多与乳膏合用，但如果皮损特别干燥，也可以使用软膏封包。

封包的具体操作方法：封包前温水清洗、浸湿患处；在皮肤干燥之前，揉搓促进药物渗入皮损；用塑料薄膜覆盖、包裹治疗区域；排除空气并缠上胶带使之紧贴皮肤；封包时间视皮损肥厚程度、不同部位等不同，一般封包数小时。

封包时应注意松紧适度，既要达到密封效果，又要保证局部血液循环畅通，使患者无明显不适感，手指部位应分开，行单独封包。

封包后如有局部瘙痒、疼痛或皮损加重情况，应立即拆除封包，并采取相应处理方法。有渗出的皮损，一般先用浸泡 0.02% 呋喃西林液或生理盐水的敷料冷湿敷，然后再行封包治疗。对于炎症反应较严重的皮损，应暂缓封包，以免感染加重。

封包时间通常需大于 2 小时，每日 1~2 次。但不宜时间过长，过长可导致感染或毛囊堵塞，一般 5 小时即可。含有水杨酸类的复方制剂一般不超过 2 小时，疗程不超过 1 周，以免皮肤大量吸收而引起水杨酸中毒。此外，由于夏季温度高、湿度大，皮肤出汗较多，通常不宜于夏季采用封包法治疗皮肤病。

应用封包法治疗皮肤病时，一般一次不超过体表面积的 30%。另外，因面部血管丰富，药物吸收迅速，加之皮肤薄嫩，容易产生面部皮炎，故一般不宜应用于面部。Ⅰ类超强效激素中双醋二氟松可以封包，但丙酸氯倍他索、丙酸卤倍他索、二丙酸倍他米松不能封包。

封包区域皮肤通常会变得干燥，故推荐应用一些润肤霜或洗剂，可在外用药物后不久使用，也可以在脱掉塑料薄膜后，或其他方便的时间使用[20]。

封包的不良反应：毛囊炎、痱；热交换差、气味不佳；易致皮肤萎缩。

若封包区域病变突然恶化或出现脓疱（图 13-3），应怀疑继发感染，特别是葡萄球菌感染。可口服抗葡萄球菌抗生素（如头孢氨苄 500mg，每日 2~4 次）[20]。

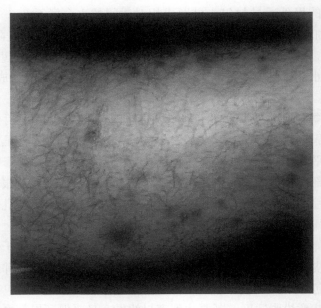

图 13-3　封包后继发感染患者。塑料封包 24 小时后，原有湿疹周围出现脓疱[20]

（六）外用糖皮质激素湿包疗法

湿包疗法（wet-wrap therapy，WWT）是将湿的敷料覆盖在已用药的皮损上，主要针对中重度特应性皮炎。湿包能够营造一个湿润的物理屏障，冷却皮肤，促进药物吸收，形成一个物理屏障，防止搔抓。当特应性皮炎复发，症状加重时，湿包治疗尤为有用。通常在行湿包治疗的第一周，特应性皮炎的症状可得到明显好转。临床研究发现，湿包疗法联合外用糖皮质激素比单纯外用糖皮质激素治疗效果好，可短时间内显著减轻皮疹及瘙痒等症状。湿包疗法具体如下：温水浴后将弱效糖皮质激素药膏与保湿剂按照一定的比例混合后外用全身，管状绷带浸入温水后包裹全身第一层，干燥的管状绷带包裹第二层，持续 12 小时或 24 小时，连续 5 ~ 7 天[21]。

（七）外用糖皮质激素与润肤剂联合使用

有些皮肤病患者需要使用润肤剂，旨在保湿，防止皮肤变得过于干燥，产生鳞屑和瘙痒。如果同时外用糖皮质激素和润肤剂，建议先使用润肤剂，等待 30 分钟，再外用糖皮质激素。

（八）外用氟化糖皮质激素的使用

外用氟化糖皮质激素使用面积应小于 10% 体表面积，使用时间不超过 2 ～ 3 周，于非高危部位使用，急性症状控制后应及时更换强度较弱的药物。

六、外用糖皮质激素制剂混合与稀释问题

临床上将外用糖皮质激素制剂与其他外用制剂混合或稀释使用的现象比较普遍，但往往缺乏规范性和理论依据，故存在争议。有报道 30% ～ 85% 的临床医师使用过混合、稀释的外用制剂[22]，至于为什么要混合或稀释使用，答案很多，但并无确切的理论依据，大多是凭个人经验。

有研究表明，外用糖皮质激素药物与保湿剂等混合或作适当倍数稀释并不减弱其血管收缩作用及疗效，可能是由于稀释的热动力学（thermodynamic）变化促进了糖皮质激素从基质中释放[23]。大谷道辉等[24]研究发现，外用糖皮质激素药物与尿素混合后，尽管外用糖皮质激素的含量减半，但透皮吸收量却增加了 4 ～ 5 倍，其原因可能与尿素的角质溶解作用有关。因此，他强调在外用糖皮质激素药物与其他制剂混合时，除考虑主药含量的变化外，还要考虑透皮吸收量增加的因素。

但亦有部分研究结果表明，外用糖皮质激素药物与其他外用制剂混合后激素含量会降低，疗效会减弱。

江藤隆史等[25, 26]对日本皮肤科学会会员外用糖皮质激素药物与其他外用制剂混合使用的情况进行抽样问卷调查，结果显示日本皮肤科医生最常用的与糖皮质激素药物混合的外用制剂分别为白凡士林、多磺酸黏多糖乳膏、尿素乳膏。

临床上，有些皮肤科医生还常将外用糖皮质激素药膏与他克莫司软膏混合使用。此方法可起到协同增效的作用，起效快，减少糖皮质激素总用量，且可显著减弱他克莫司对皮肤的刺激，提高患者的舒适度和依从性。

除药物的理化性质如溶解度、稳定性及药物间的相互作用等问题外，药物基质 pH 值的影响也不容忽视。对市售的 9 种皮肤科外用糖皮质激素类药物的 pH 值进行测定，结果为 3.6 ～ 8.2，且每一种药物的 pH 值均不相同，pH 值的变化可使某些外用糖皮质激素发生酯的转移。大谷道辉等[24]研究发现，倍他米松戊酸酯乳膏与乳化软膏（emulsifying ointment）混合后 pH 值会升高，导致 C17 位上戊酸酯水解，疗效降低。江藤隆史等指出，有些外用糖皮质激素药物不宜与尿素软膏混合，因为尿素向水相转移后分解成氨而使碱性更强，可降低外用糖皮质

激素药物的疗效。

外用制剂除因药物化学性质及结构因素不宜混合或稀释外，与之混合药物基质性质的影响也很重要，常用基质大致上可分为油脂性、水溶性、乳膏（O/W、W/O）及凝胶，这些基质各具特点，由于理化性状不同，也存在是否适于混合或稀释的问题，具体见表 13-3[27]。

表 13-3　常用基质性质及相互间的混合情况

基质	油脂性	水溶性	O/W	W/O	凝胶
油脂性	○	×	×	△	×
水溶性	×	○	△	×	×
O/W	×	△	△	×	×
W/O	△	×	×	△	×
凝胶	×	×	×	×	×

注：O/W，水包油型乳剂；W/O，油包水型乳剂；○，可混合；△，根据组合可以混合；×，不可混合。

基质性质相同的制剂可以混合。根据组合的不同，基质性质相近的制剂（如水溶性与水包油型乳剂等）可以混合，而凝胶则不宜与其性质不同的任何基质相混合，凝胶之间也不宜混用。

七、外用糖皮质激素类药物的储存

药物应保存在阴凉干燥处。除非标签上另有规定，否则药品不应存放在冰箱中。此外，应将药物妥善保存在儿童无法触及的地方，以防止意外摄入。

参 考 文 献

［1］李林峰. 肾上腺糖皮质激素类药物在皮肤科的应用［M］. 北京：北京大学医学出版社，2004.

［2］中国中西医结合学会皮肤性病专业委员会环境与职业性皮肤病学组. 规范外用糖皮质激素类药物专家共识［J］. 中华皮肤科杂志，2015，48（2）：73-75.

［3］Ference JD，Last AR. Choosing topical corticosteroids［J］. Am Fam Physician，2009，79（2）：135-140.

［4］Drake LA，Dinehart SM，Farmer ER，et al. Guidelines of care for the use of topical glucocorticosteroids. American Academy of Dermatology［J］. J Am Acad Dermatol，1996，35（4）：615-619.

［5］张建中. 糖皮质激素皮肤科规范应用手册［M］. 上海：上海科学技术出版社，2011.

［6］窦侠，刘玲玲，朱学骏. 外用糖皮质激素在皮肤科的应用［J］. 临床药物治疗杂志，2006，4（4）：32-36.

［7］谢阳，万苗坚. 皮肤科常用糖皮质激素类药物的类型及适应症［J］. 中国医学文摘（皮肤科学），2015，32（03）：283-288.

［8］梅淑清，詹水明，张爱军. 糖皮质激素类药物外用剂型及用法［J］. 中国医学文摘（皮肤科学），2015，32（03）：289-294.

［9］晋红中，吴超. 如何选择外用糖皮质激素类药物［J］. 中华全科医师杂志，2015，14（7）：505-508.

［10］王秀华. 外用激素治疗皮肤病优越性及注意事项［J］. 中国医疗美容，2014，4（6）：83.

［11］Katz HI，Hien NT，Prower SE，et al. Betamethasone in optimized vehicle. Intermittent pulse dosing for extended maintenance treatment of psoriasis［J］. Arch Dermatol，1987，123（10）：1308-1311.

［12］赵辨. 中国临床皮肤病学［M］. 南京：江苏科学技术出版社，2010.

［13］Carlos G，Uribe P，Fernández-Peñas P. Rational use of topical corticosteroids［J］. Aust Prescr，2013，36：158-161.

［14］Schlagel CA，Sanborn EC. The weights of topical preparations required for total and partial body inunction［J］. J Invest Dermatol，1964，42：253-256.

［15］Long CC，Finlay AY. The finger-tip unit—a new practical measure［J］. Clin Exp Dermatol，1991，16（6）：444-447.

［16］Long CC，Finlay AY，Averill RW. The rule of hand：4 hand areas =2 FTU =1g［J］. Arch Dermatol，1992，128：1129.

［17］Rathi SK，D'Souza P. Rational and ethical use of topical corticosteroids based on safety and efficacy［J］. Indian J Dermatol，2012，57（4）：251-259.

［18］邹先彪. FTU 外用糖皮质激素的剂量使用指南［J］. 实用皮肤病学杂志，2009，2（4）：210-211.

［19］张建中. 糖皮质激素的分类及其在皮肤科的应用［J］. 皮肤科学通报，2015（3）：241-247.

［20］Habif TP. Clinical dermatology：a color guide to diagnosis and therapy. 4th ed［M］. St. Louis：Mosby，Inc，2004.

［21］Wollenberg A，Barbarot S，Bieber T，et al. Consensus-based European guidelines for treatment of atopic eczema（atopic dermatitis）in adults and children：part Ⅰ［J］. J Eur Acad Dermatol Venereol，2018，32：657-682.

［22］速水诚. ステロイド外用剤の希釈は安全性向上に寄与するか［J］. 临床皮肤科，2000，54（1）：88-89.

[23] Woodford R，Barry BW. Optimization of bioavailability of topical steroids：thermodynamic control [J]. J Invest Dermatol，1982，79（6）：388-391.

[24] 大谷道辉. 皮肤外用剂の混合. 希釈とその問題点 [J]. 皮肤科の临床，2000，42（7）：975-980.

[25] 江藤隆史. ステロイド外用剂の使い方混合の是非 [J]. 临床皮肤科，2001，55（5）：96-101.

[26] 江藤隆史. 外用剂について混合. 希釈の现状とその問題点 [J]. 皮肤病诊疗，2002，24（4）：363-368.

[27] 曹元华，崔盘根，申国庆. 糖皮质激素外用制剂与其他外用制剂混合稀释使用的探讨 [J]. 临床皮肤科杂志，2008，37（7）：477-479.

第 14 章　皮损内注射糖皮质激素类药物

皮损内注射治疗（intralesional injection）旧称局部封闭治疗（partial closure，由局部麻醉演变而来的一种治疗疼痛的方法），是对病灶局部注射药物治疗皮肤病或美容的方法，包括传统的封闭治疗、硬化治疗、皮肤肿瘤注射治疗及胶原美容注射等[1]。

皮损内注射是直接将药物经皮注入皮损内。从 20 世纪 50 年代初期开始试用可的松和氢化可的松醋酸盐悬浮液进行皮损内注射。1961 年，引入溶解度较低的制剂如曲安奈德，由于吸收较慢，维持局部疗效时间久，开启了皮损内注射的新纪元，曲安奈德至今仍是最常用的皮损内注射药物。皮损内注射治疗自问世以来，因其适应证广，操作简单且相对安全，已成为皮肤科的重要治疗方法。

皮损内注射治疗的原理和系统使用、局部外用药物是相同的，但有其特点。它直接将药物注入特定皮损内以治疗局部组织病变，全身效应极小。皮肤还可作为储存库，使药物沉积在真皮，并在一段时间内逐渐释放，从而延长治疗时间，同时避免或最大限度减少了系统治疗的不良反应。用于皮损内注射的主要药物为糖皮质激素，但也可采用这种方式注射氟尿嘧啶、干扰素等药。

糖皮质激素有抗炎、抗过敏、抑制成纤维细胞增生和肉芽生长的作用，适用于大多数局限性非感染性炎症性皮肤病、纤维组织增生性皮肤病、肉芽肿性皮肤损害。皮损内注射糖皮质激素是皮肤科常用的治疗方法之一，可在皮损处表皮内多点状局部注射或真皮浅层浸润注射，适用于瘢痕疙瘩、肥厚性瘢痕、囊肿性痤疮、环状肉芽肿、结节性痒疹、盘状红斑狼疮、顽固性肥厚性湿疹、硬斑病及斑秃等小面积皮肤损害，是一种比较常用且疗效确切的治疗手段。

一、皮损内注射糖皮质激素类药物的种类和特点

糖皮质激素皮损内注射药物多为溶解度低的混悬液，可确保局部药效的持久性，常用的有曲安奈德注射液和复方倍他米松注射液，也可使用醋酸地塞米松、倍他米松磷酸钠 / 乙酸盐、地塞米松磷酸钠、醋酸氢化可的松和醋酸甲泼尼龙，可单独或配合其他疗法使用。

治疗前通常需要加入利多卡因、普鲁卡因等局部麻醉剂，可起到缓解疼痛及稀释药液的作用。2% 利多卡因最常用。若使用普鲁卡因，应注意使用前必须做皮试。也可以先局部浸润麻醉，再在皮损内注射激素。

曲安奈德又名去炎松 -A、确炎舒松，是人工合成的含氟长效糖皮质激素，药理半衰期为 12 ～ 36 小时。曲安奈德皮损内注射治疗 4 ～ 5 天后药物基本被机体代谢或吸收。曲安奈德皮损内、关节腔内局部注射吸收缓慢，作用持久，一般注射一次，疗效可维持 1 ～ 2 周以上。慢性炎症性皮肤病包括银屑病、慢性单纯性苔藓、皮肤型红斑狼疮及结节性痒疹尤其适合注射这种长效药物。

曲安奈德注射液，为曲安西龙的醋酸酯衍生物，属中效糖皮质激素，作用与曲安西龙（去炎松）相似，具有抗炎、止痒和收缩血管等作用，水钠潴留作用微弱，其中抗炎作用较强而持久，效能比可的松大 20 ～ 30 倍。曲安奈德 4mg 的抗炎活性约相当于 5mg 的泼尼松龙或相当于 20mg 氢化可的松。

曲安奈德注射液为微粉化混悬液，适合皮损内注射，糖皮质激素颗粒小、室温下稳定，轻轻混合即可使糖皮质激素颗粒再次悬浮，微粒能更有效地将药物递送至治疗部位，因此减少了药物总剂量，并降低了系统性不良反应和皮肤萎缩的风险。

复方倍他米松注射液（商品名：得宝松）是二丙酸倍他米松和倍他米松磷酸钠的灭菌混悬注射液，其主要成分倍他米松是一种强效糖皮质激素，具有更强的抗炎、免疫抑制的作用。倍他米松的药理半衰期为 36 ～ 72 小时。复方倍他米松注射液内含有 5mg 微溶性二丙酸倍他米松，因其水解性小而不易被组织吸收，具有缓释作用，有长达 7 天左右的半衰期，非常适合治疗慢性炎症性皮肤病。复方倍他米松注射液皮损内注射，其药物作用时间可达 2 ～ 3 周，从而起到持续抗炎、免疫抑制和促进毛发新生的作用。

袁晋等[2]进行了复方倍他米松与曲安奈德皮损内注射治疗活动期斑秃 12 周的疗效对比观察，发现复方倍他米松比曲安奈德起效更快，有效率更高，不良反应发生率更低，安全性更高。

局部麻醉剂在皮损内注射治疗中并未起到治疗作用，仅仅可起到减弱疼痛感的作用，激素混合局部麻醉剂会降低激素的浓度，因此对顽固难治性皮损，若患者对疼痛感能耐受，可直接给予激素原液皮损内注射，这样可提高激素的局部浓度，提高疗效。

二、皮损内注射糖皮质激素类药物的临床应用

外用糖皮质激素可产生皮肤萎缩、毛细血管扩张等局部不良反应，还存在着药物作用深度及作用范围的局限性。皮损内注射糖皮质激素可以避开表皮的角质屏障，避免了外用激素受角质屏障限制的局限性，有助于避免表皮萎缩，使皮损内注射部位有更高的激素作用浓度，使激素的局部作用最大化，而全身作用最小化。对于许多适用于糖皮质激素治疗的局限性皮肤病或某些皮肤病的局限性皮损，当外用激素疗效不佳并且需要避免系统使用激素时，应考虑使用皮损内注射糖皮质激素治疗。

（一）糖皮质激素皮损内注射的药理作用

1. 抗炎作用　抑制血管扩张，降低血管通透性。抑制炎症细胞的迁移、趋化或活化。抑制血管活性胺、花生四烯酸代谢产物、白细胞产物、细胞因子、化学因子、NO 等多种炎症介质的产生和释放。

2. 免疫抑制作用　抑制多种免疫活性细胞的识别、分子表达、活化、分泌及增殖。抑制免疫反应始动阶段巨噬细胞对抗原的吞噬和处理。抑制免疫反应引起的炎症。

3. 抗增生作用　抑制表皮角质形成细胞的增殖。抑制真皮成纤维细胞的增殖及胶原合成。抑制炎症或免疫活性细胞对角质形成细胞和真皮成纤维细胞功能的影响。

4. 血管收缩作用　与糖皮质激素直接作用于血管内皮细胞、抑制血管活性物质释放的抗炎作用有关。

（二）糖皮质激素皮损内注射的优点

1. 快速起效。

2. 药物直接注入作用部位，局部药物浓度高。

3. 由于"仓库样"储藏作用，药物作用时间延长。

4. 无须长期局部治疗，避免了系统性不良反应，将对 HPA 轴的抑制降到最低。

5. 疗效佳，患者依从性好。

6. 比外用作用部位更深，可用于深部皮疹的治疗。

7. 可与其他方法联合治疗，如对瘢痕疙瘩可联合液氮冷冻治疗[3]。

（三）适应证

皮损内注射糖皮质激素的适应证包括急慢性炎症性皮肤病、增生和肥厚性皮肤病变，以及系统或局部用糖皮质激素治疗效果良好的皮肤病。

皮损内注射糖皮质激素适用于瘢痕疙瘩及增生性瘢痕、结节性痒疹、慢性湿疹肥厚性皮损、神经性皮炎肥厚性皮损、囊肿型痤疮、盘状或疣状红斑狼疮、肥厚型斑块状扁平苔藓、甲扁平苔藓、口腔扁平苔藓、类脂质渐进性坏死、局限性硬皮病、胫前黏液性水肿、持久性隆起性红斑、皮肤淀粉样变、环状肉芽肿、斑秃、肉芽肿性唇炎、黏膜白斑、硬化萎缩性苔藓、皮肤结节病（冻疮样狼疮）、指（趾）黏液性囊肿、严重的甲银屑病、硬化性脂膜炎、局限性顽固性天疱疮、大疱性类天疱疮等。主要用于面积较小、较局限的皮损[4]。

（四）常见疾病的临床应用

1. 慢性湿疹、神经性皮炎　对于顽固性、面积较小的慢性湿疹或神经性皮炎，可用复方倍他米松注射液或曲安奈德注射液加等量2%利多卡因，在皮损边缘稍外侧进针，边进针边推药入皮损内，注意回抽，以防药物注入血管内，尽量均匀注入药液，每月1～2次，共3～4次，复方倍他米松注射液和曲安奈德注射液每次用量应分别小于1ml、20mg[5]。

秦海红等[6]试用曲安奈德联合微量氟尿嘧啶皮损内注射治疗神经性皮炎，取得了不错的疗效。

2. 瘢痕疙瘩及增生性瘢痕　皮损内注射至今仍为瘢痕疙瘩治疗的经典方案。注射药物有多种，糖皮质激素仍为国内外公认的首选药物。糖皮质激素能促进胶原酶产生，抑制成纤维细胞增殖及胶原蛋白合成，同时降低胶原酶抑制剂水平，最终达到抑制瘢痕疙瘩生长的目的。

取复方倍他米松注射液（0.2ml/cm²）1ml加入等量2%利多卡因中，将药液多点、均匀注入瘢痕内部，每3～4周1次；曲安奈德注射液5mg或泼尼松龙25mg加入等量2%利多卡因，皮损内注射，每1～2周1次。皮损一旦变平、变软后停止治疗。

可采用普通注射器、压力注射器或无针头注射器。应注意注射时进针角度要小[7]，药物仅可注射在皮损内部，不能注射于皮损周围，以免引起周围组织萎缩。

有学者使用曲安奈德注射液或复方倍他米松注射液混合氟尿嘧啶皮损内注射治疗瘢痕疙瘩，取得了不错的疗效，结果优于单一使用糖皮质激素皮损内注射。相关动物实验研究亦证明了联合使用优于单一使用[8-10]。

李静等[11]试用糖皮质激素联合 A 型肉毒素皮损内注射治疗瘢痕疙瘩，亦取得不错的疗效。

皮损内注射治疗增生性瘢痕的方法同瘢痕疙瘩。

3. 结节性痒疹　少数坚实、持续不消退的皮损可采用曲安奈德注射液或复方倍他米松注射液 1ml 与 2% 利多卡因 2 ～ 5ml 混匀，注入结节基底部，每个结节注射 0.1 ～ 0.2ml，使皮肤呈皮丘状隆起并出现苍白色。复方倍他米松用量每次不超过 1ml，每 3 ～ 4 周重复 1 次。

4. 囊肿型痤疮　选取无红肿、破溃、渗液及压痛的囊肿，用 7 号针头注射器从囊肿下方边缘刺破皮肤，将囊内脓液抽出，可用 0.5% 甲硝唑溶液反复冲洗，再将复方倍他米松注射液或曲安奈德注射液与 2% 利多卡因 1 ∶ 1 混合均匀注射至囊腔内，以皮损轻度膨胀为度，囊肿太大则增加利多卡因用量进行稀释。每 3 ～ 4 周 1 次，一旦触摸不到囊肿，则停止注射，总注射次数不超过 3 次，无效亦不再注射。

可在糖皮质激素内加入庆大霉素 16 万 U（或根据药敏试验结果选择敏感的抗生素），一并注射入囊腔。也可先用生理盐水冲洗囊腔 2 ～ 3 次，再用庆大霉素冲洗 2 次，然后用曲安奈德注射液与 2% 利多卡因 1 ∶ 1 混匀，多点局部注射，20 天至 1 个月后，未愈者重复治疗。

5. 斑秃　自 1958 年以来，皮损内注射糖皮质激素始终是斑秃的首选治疗方法之一，广泛用于斑秃的治疗。不同的研究报告显示有 60% ～ 75% 的治疗成功率。

《英国皮肤科医师协会斑秃治疗指南（2012）》将皮损内注射糖皮质激素推荐等级列为 B 级，证据级别列为 Ⅲ 级（系统使用糖皮质激素，推荐等级 C 级，证据级别 Ⅲ 级）[12]。

《日本皮肤科学会斑秃诊疗指南（2017）》将糖皮质激素皮损内注射疗法（不推荐儿童使用）的推荐强度列为 B 级[13]。

累及小于 10% 头皮面积的稳定期成人斑秃，如轻度或中度的单发性和多发性斑秃，首选皮损内注射糖皮质激素。常用的药物有曲安奈德注射液和复方倍他米松注射液。

注射前需适当稀释药物，曲安奈德浓度需稀释至 2.5 ～ 10.0mg/ml 或更低，复方倍他米松浓度需稀释至 2.33 ～ 3.50mg/ml 或更低。一般情况下，应用于面部（胡须、眉毛）的曲安奈德浓度应低于头皮处斑秃，为 2.5mg/ml，头皮为 5 ～ 10mg/ml，每月最多 20mg，药物总体积不超过 8ml。但对泛发的斑秃，由于使用最低有效浓度可减少局部和系统性不良反应，且可以覆盖更大的面积，故曲安奈德使用浓度为 2.5mg/ml。

可局部多点注射糖皮质激素，注射时从脱发斑边缘斜行进针，注射深度为真皮深层至皮下脂肪浅层，每处约注射 0.1ml 药量（通常 0.05 ～ 0.1ml 的注射，可促进 0.5cm 直径头发的再生），注射至表面发白、略隆起为度，间隔 1cm 进行多处注射[14]。

斑秃皮损内注射糖皮质激素必须谨慎，一定要用局部麻醉剂稀释和多点注射，因容易产生局部萎缩。曲安奈德注射液每次注射的最大剂量不应超过 20mg。复方倍他米松注射液每次注射的最大剂量不应超过 1ml。曲安奈德注射液每 2 ～ 3 周注射 1 次，复方倍他米松注射液每 3 ～ 4 周 1 次，可重复数次。大约 4 周后，头发就会重新长出来。如 3 个月内仍无毛发生长，即应停止注射。

《澳大利亚专家共识：斑秃的治疗（2018）》认为：对于部分患者，稀释的曲安奈德应该和未稀释的曲安奈德一样有效。单发的斑秃一般对连续 4 ～ 6 周重复的糖皮质激素皮损内注射反应良好。通过皮肤镜评估曲安奈德皮损内注射的研究表明，70 例患者的 70 个斑秃皮损中 60 个在 4 周时显示有新的毳毛再生。可能的不良反应包括疼痛、注射部位皮肤萎缩和系统吸收[15]。

有些斑秃患者对糖皮质激素治疗抵抗，这是由于患者外毛根鞘低表达硫氧还蛋白还原酶 -1（一种激活斑秃外毛根鞘糖皮质激素受体的酶）。

10 岁以下儿童普遍由于存在对注射和疼痛的担心及恐惧，不推荐皮损内注射治疗儿童斑秃。

6. 局限性硬皮病　早期或进展期皮损可选用曲安奈德、复方倍他米松或泼尼松龙，与等量 2% 利卡因混合局部皮损内注射，每 2 ～ 4 周重复 1 次。

7. 天疱疮或大疱性类天疱疮　对天疱疮或大疱性类天疱疮的局限、顽固的口腔黏膜损害：3% 碳酸氢钠溶液清洁口腔后，复方倍他米松注射液和 2% 利多卡因 1 ：1 混合，皮损内多点注射，注射时进针方向与黏膜表面成 15° ～ 45°，使药液尽量注射在黏膜损害的表层，每 1 ～ 2 周注射 1 次，每次复方倍他米松注射液总量不超过 1ml。此方法可配合系统使用糖皮质激素，有助于减少系统用药量。

8. 扁平苔藓　肥厚性斑块状扁平苔藓可用曲安奈德注射液与 1% 利多卡因 1 ：1 混合后皮损内注射，每周 1 次，或复方倍他米松注射液与利多卡因 1 ：1 混合，进行点状皮损内注射，剂量 0.1ml/cm^2，每 3 周 1 次，每个部位连续注射不超过 3 次。对甲扁平苔藓和口腔扁平苔藓亦有效。

9. 黏膜白斑　较厚的黏膜白斑，可皮损内局部注射曲安奈德，如需再次注射应间隔 2 ～ 4 周。

10. 黏液性囊肿　可直接注射糖皮质激素，或先抽出黏蛋白液后，在局部损害内注射糖皮质激素。损害的基底部可在引流后行电灼术。

11. 类脂质渐进性坏死　皮损内注射曲安奈德注射液和复方倍他米松注射液疗效佳，需将糖皮质激素注射于皮损边缘，但需注意有引起溃疡的可能。

12. 结节病　仅累及皮肤或少量结节病变的结节病，可皮损内注射糖皮质激素混悬液，能迅速见效。通常曲安奈德剂量为 3 ～ 20mg/ml，其浓度取决于皮损的硬度和大小，每 4 周 1 次，直至皮损变平，或复方倍他米松注射液 0.2ml/cm^2。治疗剂量一般无系统作用，但停药后有复发的可能。

13. 坏疽性脓皮病　皮损内注射曲安奈德，在溃疡边缘或基底部注射。一般在溃疡未形成之前注射，可延缓病情进展。

14. 胫前黏液性水肿　皮损内注射糖皮质激素，对胫前黏液性水肿轻度损害疗效比较明显。

15. 硬肿病　皮损内注射糖皮质激素或透明质酸酶有效。

16. 硬化萎缩性苔藓　糖皮质激素皮损内注射治疗硬化萎缩性苔藓疗效好，安全性较高。对外生殖器处皮损的疗效比外生殖器以外皮损的疗效更好，年轻患者皮损消退更快。可使用曲安奈德注射液直接点状注射入皮损内，每 1 ～ 2 周 1 次，一个疗程为 4 ～ 6 次。有效者出现角化性肥厚皮损缓解，瘙痒及局部不适感明显改善，多数患者症状可完全消失，对生殖器硬化萎缩性苔藓尿道口损害也有显著效果。糖皮质激素停用 10 个月平均复发率为 50%。不良反应为常遗留萎缩斑、肤色改变和毛细血管扩张。

17. 环状肉芽肿　环状肉芽肿单个皮损且范围小者，可行皮损内注射糖皮质激素，如曲安奈德注射液 40mg 加 1% 普鲁卡因 2ml。

18. 化脓性汗腺炎　局限、轻微的化脓性汗腺炎，或急性发作时，可采用单一的糖皮质激素皮损内注射，或联合抗生素治疗。

19. 肉芽肿性唇炎　皮损内注射糖皮质激素有效。

20. 结节性耳轮软骨皮炎　单次或多次皮损内注射糖皮质激素，如曲安奈德 10 ～ 40mg/ml 或 0.2 ～ 0.5ml 有效。

21. 血管瘤（深层血管瘤）　可捏起局部皮损后注射糖皮质激素（如曲安奈德）。

三、皮损内注射糖皮质激素类药物的方法与技巧

糖皮质激素可以直接注射，也可以用生理盐水或局部麻醉剂稀释后再注射。

（一）皮损内注射糖皮质激素的基本方法

注射前，需将糖皮质激素混悬液充分振荡混匀，或用生理盐水或局部麻醉剂稀释后振荡混匀，局部常规消毒后，选用适当型号的注射器进行局部注射，注射量根据皮损大小、数目而定。对于增生性皮损，注射时阻力较大，需要加压注射、多点注射。进针深度要恰当，药液注射入皮损的基底部，即皮损与正常皮肤的交界处为宜。边进针边推药入皮损内，注意回抽，以防药物注入血管内，尽量均匀注入药液。

每次注射剂量一般为受累皮肤 0.1 ～ 0.2ml/cm²（每剂＜ 1 ～ 2ml），重复治疗的间隔期与所用激素种类（作用持续时间）相关。一般两次连续注射间隔 3 ～ 6 周。注射次数取决于疾病、病变部位、患者年龄和对既往注射的反应。

曲安奈德注射液的最大浓度不应超过每个疗程 40mg/ml。各种皮肤病使用曲安奈德皮损内注射的推荐浓度见表 14-1。值得注意的是，大多数国产曲安奈德混悬液的浓度为标准浓度 40mg/ml，也有部分厂家生产的药品浓度为 5mg/ml 和 10mg/ml，对于后者，一般使用时不需要稀释。

表 14-1 皮损内注射曲安奈德的推荐浓度

适应证	药物浓度（mg/ml）
瘢痕疙瘩	40
肥厚增生性瘢痕	40
中等厚度增生性瘢痕	10
盘状红斑狼疮 / 结节病 / 局限性硬皮病 / 肥厚性扁平苔藓 / 甲扁平苔藓	5 ～ 10
环状肉芽肿	3 ～ 10
斑秃	3 ～ 5
囊肿性痤疮（非面部）	2 ～ 3
囊肿性痤疮（面部）	1 ～ 2
化脓性汗腺炎	2 ～ 5

一般皮损内注射角度为与皮面成 15°，对浸润较深的皮疹，可用拇指和示指把皮损周围的皮肤轻轻捏起，垂直进针，见图 14-1 和图 14-2。

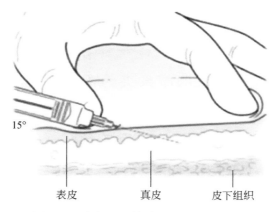

15°

表皮　　　真皮　　　皮下组织

图 14-1　皮损内注射手法示意图（一）

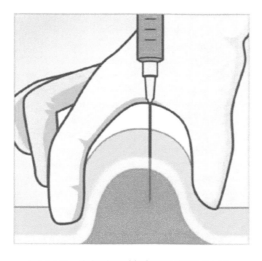

图 14-2　皮损内注射手法示意图（二）

（二）瘢痕糖皮质激素皮损内注射的技巧

1. 操作要点　①在瘢痕内注射；②激素应注射在瘢痕的中上部；③多点、均匀注射；④用力恰当；⑤有条件者可用无针注射器。

2. 注意事项　①控制用量；②减轻疼痛；③术后避免挤压；④防止感染；⑤避免过度治疗。

3. 禁忌证　①晕针者；②局部有破溃或感染者；③凝血功能障碍者。

对于增生肥厚严重的瘢痕疙瘩，瘢痕组织致密坚硬，普通注射器很难将药物注入皮损，可借助高压助推器进行皮损内注射。

对瘢痕疙瘩皮损内注射前，可进行液氮冷冻治疗，使皮损软化和易于注射药物。

四、皮损内注射糖皮质激素类药物的不良反应及其预防

（一）皮损内注射治疗的不良反应

1. 注射部位出现毛囊炎、皮下出血、皮下软组织感染及溃疡，创伤愈合缓慢。

2. 注射部位局部皮肤萎缩、塌陷、色素减退、毛细血管扩张，均与用药剂量过大有关（图 14-3），停药数月至 1 年多数可恢复。

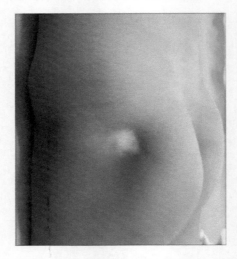

图 14-3　皮损内注射糖皮质激素引起的萎缩和色素减退

3. 黏膜皮损内注射可能会发生念珠菌感染，但一般为轻度感染。

4. 经大量吸收后可能引起系统性不良反应，如 HPA 轴受抑制、医源性库欣综合征。

5. 如果在眼部附近皮损内注射如用于眉毛脱落的治疗，有白内障和眼压升高的风险。

6. 注射过深，会引起脂肪萎缩。

7. 偶有皮损内注射发生过敏反应的报道。

局部皮损内注射糖皮质激素的最常见不良反应为局部皮肤萎缩、毛囊炎及色素减退等，大部分可自行缓解。但如果在同一部位重复注射曲安奈德可引起长期皮肤萎缩。

糖皮质激素皮损内注射引起局部皮肤萎缩的发病机制与糖皮质激素抑制成纤维细胞，进而减少胶原、黏多糖和弹力纤维的合成有关。多数患者在停药后数月能恢复正常，外用钙调磷酸酶抑制剂他克莫司和吡美莫司，有逆转由糖皮质激素引起的皮肤萎缩的作用。

糖皮质激素皮损内注射对色素的影响机制是干扰黑素细胞的功能而不是减少黑素细胞数量。

国内外报道多次皮损内注射糖皮质激素造成局部线状色素减退[16]，其发生机制可能是糖皮质激素自注射部位沿淋巴管扩散，影响其上方表皮，尤其使黑素细胞产生色素能力下降，从而造成色素减退。

（二）皮损内注射糖皮质激素引发不良反应的预防

1.注射前详细询问病史，合理把握适应证。对拟用糖皮质激素过敏、严重高血压、活动性消化性溃疡、严重精神病、感染性皮肤病为绝对禁忌证；糖尿病、冠心病为相对禁忌证。

2.严格按无菌操作配备药液，治疗前后严格消毒，治疗结束后观察病情变化，注射针眼应轻轻压迫止血、无菌包扎，防止可能出现的感染。注射后如局部出现红肿热痛或伴有发热应立刻就诊，一旦确定感染需积极治疗。如黏膜真菌感染较重，需停止局部使用糖皮质激素制剂，口服抗真菌药物，待感染控制后再恢复治疗。

3.避免药液注入皮下或肌肉层引起萎缩，一旦出现皮肤变薄、萎缩，则立即停用。皮肤萎缩的发生率与药物的浓度、剂量及注射次数成正比，与注射的部位和深度也有一定的关系，可以通过浅表注射、注射量最小化和间隔注射来避免。由于眼睑皮肤穿透性高，药物容易吸收，糖皮质激素吸收后易导致眼压升高，应尽量避免眼部皮损内注射。

4.皮损多者不宜大量使用，应控制每次的使用量以减少药物总吸收量，避免系统性不良反应。可分批进行治疗。

5.儿童和孕妇慎用。

6.曲安奈德注射液为混悬液，静置后微细颗粒下沉，震荡摇匀后呈均匀的乳白色液体，微细颗粒易堆积成团，导致局部药物浓度较高，可能导致色素脱失。因此，对于接近皮肤表面的病变，特别是色素沉着的患者，最好避免使用曲安奈德注射液，建议使用颗粒更小、堆积倾向更小的其他糖皮质激素（如倍他米松）。

参 考 文 献

［1］毛宁，毛太生，吴婷婷，等.关于规范糖皮质激素"皮损内注射"治疗皮肤病书面表达的商榷［J］.医学美学美容旬刊，2015，（3）：67.

［2］袁晋，吴文育，宋萌萌，等.两种糖皮质激素注射液皮损内注射治疗活动期斑秃的临床疗效观察［J］.中华皮肤科杂志，2011，（4）：285-287.

［3］Arndt KA，Bowers KE. Manual of dermatologic therapeutics. 6th ed［M］. Philadelphia：Lippincott Williams & Wilkins，2002.

［4］吴志华.皮肤科治疗学.第2版［M］.北京：科学出版社，2013.

［5］张建中.糖皮质激素皮肤科规范应用手册［M］.上海：上海科学技术出版社，2011.

［6］秦海红，吴赟，王国江.微量5-FU曲安奈德混合液皮损下注射治疗成人局限性慢性单纯苔藓80例临床观察［J］.哈尔滨医科大学学报，2018，249（3）：283-285.

［7］赵辨.中国临床皮肤病学［M］.南京：江苏科学技术出版社，2010.

［8］刘欣健，崔正军，张树堂，等.曲安奈德联合5-氟尿嘧啶与单独曲安奈德治疗瘢痕疙瘩效果的荟萃分析［J］.中华烧伤杂志，2020，36（12），1191-1198.

［9］江丽.得保松联合氟尿嘧啶局部封闭治疗瘢痕疙瘩临床疗效观察［C］// 2010全国中西医结合皮肤性病学术会议论文汇编.中国中西医结合学会，2010.

［10］李昊，马欣，谢锋.5-氟尿嘧啶与糖皮质激素联合治疗瘢痕疙瘩的疗效［J］.中华实验外科杂志，2013，30（4）：824-825.

［11］李静，吴晓琰，陈晓栋.糖皮质激素联合A型肉毒素皮损内注射治疗瘢痕疙瘩临床疗效观察［J］.临床皮肤科杂志，2017，46（9）：629-632.

［12］Messenger AG，McKillop J，Farrant P，et al. British Association of Dermatologists' guidelines for the management of alopecia areata 2012［J］. Br J Dermatol，2012，166（5）：916-926.

［13］日本皮肤科学会.日本皮肤科学会日本斑秃诊疗指南（2017）［J］.日本皮肤科学会杂志，2017，127（13）：2741-2762.

［14］中华医学会皮肤性病学分会毛发学组.中国斑秃诊疗指南（2019）［J］.临床皮肤科志，2020，49（2）：69-72.

［15］Cranwell WC，Lai VW，Photiou L，et al. Treatment of alopecia areata：an Australian expert consensus statement［J］. Australas J Dermatol，2019，60（2）：163-170.

［16］常建民.糖皮质激素局部封闭导致皮肤色素减退3例［J］.临床皮肤科杂志，2010，39（8）：521.

第15章 特殊人群外用糖皮质激素类药物的使用

婴幼儿、儿童和老年人由于皮肤薄、代谢及排泄功能差，长期大面积外用激素会系统吸收，产生系统性不良反应。因此，婴幼儿、儿童和老年人宜选择弱效或软性糖皮质激素；孕妇应权衡利弊，谨慎外用糖皮质激素，尤其孕早期勿外用含氟糖皮质激素[1]；哺乳期妇女尽量不要在乳房外用糖皮质激素，避免婴幼儿误服。

一、孕 妇

据统计，约30%的女性在妊娠期间会出现形形色色的皮肤病，其中以皮肤瘙痒最为多见，主要有各种皮炎、湿疹、荨麻疹、妊娠痒疹、汗疱疹、妊娠疱疹等[2]。

孕妇需要外用糖皮质激素治疗的皮肤病主要有以下几种：妊娠期多形红斑、湿疹、特应性皮炎、盘状红斑狼疮、大疱性类天疱疮、掌跖脓疱病、银屑病、扁平苔藓等[3]。

动物实验表明，对妊娠期啮齿动物大剂量、长时间外用、封包糖皮质激素和使用超强效糖皮质激素，会导致胎儿畸形、生长受限和死胎增加，但这些实验不能完全外推到人类，啮齿动物外用激素较人类更易系统吸收，因为其角质层较人类更薄且经皮吸收比人类高许多。

目前资料显示妊娠期妇女外用糖皮质激素较为安全，一般不会导致先天畸形、早产或死产。但是由于还未在人体进行过外用糖皮质激素对妊娠影响的研究，外用糖皮质激素对人类胎儿发育影响尚不完全明确，且尚不知道外用糖皮质激素后是否通过乳汁排泄，故妊娠期与哺乳期外用糖皮质激素应谨慎[4]。

一般来说，局部外用糖皮质激素通常只有约3%的药物在与正常皮肤接触8小时后会被系统吸收[5]。但系统吸收情况随制剂的类型、剂量及局部皮肤状况不同而变化。因此，通常激素外用引起系统性不良反应有限，但当长期或大面积外用糖皮质激素时，可能产生系统性不良反应，尤其是妊娠期间皮肤水合作用和血流量变化，外用糖皮质激素更易被吸收入血，尤其要谨慎。

外用糖皮质激素对胎儿的影响还取决于糖皮质激素通过胎盘的穿透效率。11β- 羟基类固醇脱氢酶（11β-HSD）是胎盘分泌的糖皮质激素代谢酶，对胎盘与胎膜的作用有重要影响，同时阻挡着母体糖皮质激素过多地进入胎儿体内。11β-HSD 有两种亚型，其中 11β-HSD1 是一种亲和力较低的氧化还原酶，并且主要表现为还原酶活性，主要是将皮质素（无生物活性）转化为皮质醇（活性形式），因此具有糖皮质激素再生和增效的作用；11β-HSD2 是一种亲和力较高的依赖性脱氢酶，表现单一氧化酶作用，它主要是催化皮质醇转化为皮质素，从而阻挡母体浓度高于胎儿水平 5 ～ 10 倍的糖皮质激素进入胎盘中，形成保障胎儿正常生长发育的糖皮质激素屏障。

整个妊娠过程中，胎盘 11β-HSD 活性以氧化酶 11β-HSD2 活性为主，使母体糖皮质激素在进入胎儿循环前大部分被转化为无活性的皮质素（17- 羟基 -11- 脱氢皮质酮），保证胎儿正常发育所需的合适激素浓度。

考虑到氢化可的松在胎盘中的低效价和高新陈代谢，认为氢化可的松在产前使用是安全的。一项基于流产之前的胎儿胎盘单位中母婴糖皮质激素转运的研究显示，15% 未经代谢的糖皮质激素能够穿过胎盘，另一项研究发现母胎之间糖皮质激素浓度呈线性关系。孕妇血清中泼尼松龙多数都会被 11β-HSD2 代谢，只有 1/10 ～ 1/8 可通过胎盘到达胎儿。地塞米松，甲泼尼龙和倍他米松分别有 45% 和 30% 可穿过胎盘屏障。丙酸氟替卡松和布地奈德不能被胎盘的 11β-HSD2 代谢，可几乎完全穿过胎盘屏障[6]。

2015 年，一项对妊娠观察研究的荟萃分析发现，母亲在妊娠期外用糖皮质激素与分娩类型、Apgar 评分、出生缺陷或早产之间没有关联[7]。

台湾的一项人口队列研究，观察了 35 503 例从末次月经前 85 天到分娩这段时期使用外用糖皮质激素的孕妇，没有发现孕妇外用糖皮质激素与唇腭裂、早产、流产和死胎的发生有关联[5]。

美国 FDA 将外用糖皮质激素的妊娠安全性分级列为 C 级，即动物研究证明药物对胎儿有危害性（致畸或胚胎死亡等），或尚无设对照的妊娠妇女研究，或尚未对妊娠妇女及动物进行研究。

2017 年 2 月，欧洲皮肤病学论坛（European Dermatology Forum，EDF）发布了妊娠期应用糖皮质激素指南[3]。指南中提到，对 1 601 515 名研究对象的 14 项观察研究显示：孕妇使用任何效能的外用激素与某些不良妊娠结局（包括分娩方式、出生缺陷、早产和死胎）之间没有明显关联。但使用强 / 超强效的外用糖皮质激素，特别是大量使用时，有轻微增加低出生体重儿的风险，但这种风险低于系统应用激素时的风险。研究发现，当强 /超强效糖皮质激素的用量超过 300g 时，低出生体重儿的发生风险会显著增加。若孕妇在整个妊娠期间，使用超强效的外用糖皮质激素丙酸氯倍他索，平均值达到 600g，其胎儿血浆糖皮质激素水平较低，胎盘重量较轻，胎儿出生体重低。妊娠期外用弱 / 中效糖皮质激素没有增加低出生体重儿的风险[8]。

根据其皮肤状况的严重程度，妊娠期妇女应使用可控制病情所需的最低效能的外用糖皮质激素，优选弱 / 中效糖皮质激素，并限制其用量，避免长时间、大面积大量使用。若必须外用强 / 超强效糖皮质激素，则须维持最小剂量，且密切监测胎儿生长，提供适当的产科保健，警惕胎儿生长受限。

湿疹的丝聚蛋白基因的功能突变导致皮肤屏障受损，1% 氢化可的松乳膏的经皮吸收增加至缓解期的 11 ～ 31 倍，发生不良事件的风险可能会增加。因此，对于皮肤屏障受损的皮肤病如湿疹应尽量减少外用糖皮质激素[8]。

对于经皮吸收程度高的部位应特别谨慎，如眼睑、皮肤皱褶处、外阴和腋窝，尤其当这些部位的皮疹伴有明显的破溃、渗出，皮肤屏障受损等于是叠加作用，吸收会更多，这种情况最好不要使用激素药膏。

必须外用糖皮质激素时，在取得患者同意后可以选用弱效、中效或软性糖皮质激素制剂。妊娠早期勿用含氟糖皮质激素。对于妊娠期超过 3 个月的孕妇，外用激素药膏，尤其是弱效激素出现不良反应的概率极低。避免使用含抗生素的复方外用糖皮质激素，这可能会增加胎儿生长受限和死胎的风险[9]。备孕期间使用激素药膏是非常安全的，只需做到使用 2 周，停用几天。

妊娠期湿疹除了外用糖皮质激素外，还需注意以下几点。①基础护肤很重要：沐浴清洁后擦干即刻使用外用保湿剂或润肤剂有利于湿疹的恢复。②注意保持适宜的环境温度和湿度：尽量减少生活环境中的变应原，如勤换衣物和床单，不铺地毯等。③内衣以纯棉、宽松为宜，避免饮酒和辛辣食物，观察进食蛋白性食物后有无皮炎和瘙痒加重，如有则应避免食用。④避免疲劳和精神紧张等。

二、哺乳期妇女

母乳喂养是目前提倡的喂养方式，在降低婴儿患病率的同时，也利于母亲产后恢复。然而，如果母亲发生某些皮肤疾病（在妊娠前即存在，如疱疹样脓疱病、特应性皮炎、自身免疫性疾病等；在妊娠期出现并持续至产后，如妊娠期类天疱疮、妊娠痒疹等；或某些炎性皮肤病仅局限于乳房或乳头区域），通常需要在哺乳期系统使用糖皮质激素，而系统使用糖皮质激素，乳汁中会出现激素成分，并可能影响婴儿生长，这往往导致母亲被迫过早停止母乳喂养。

鉴于哺乳期患者对系统使用糖皮质激素不良反应的担忧，外用糖皮质激素在治疗中扮演着非常重要的角色。但患者缺乏关于其风险的正确认知会导致医师为哺乳期妇女进行激素处方时犹豫不决，导致处方不足，进而削弱患者对治疗方案的依从性，降低治疗效果。

尚不能明确外用糖皮质激素后是否通过乳汁排泄。通常认为，局部外用糖皮质激素不太可能导致足够的系统吸收，从而在乳汁中产生可检测的量。目前关于哺乳期外用激素的安全性研究仍然很少。有文献报道称，静脉给药泼尼松龙6小时内，母乳中的激素含量平均约为0.025%（0.010%～0.049%），且乳汁分泌量仅为29～136ml，不足以对婴儿产生有害影响。因此，局部外用激素导致系统吸收并分泌到乳汁而对婴儿造成影响有限，这是支持外用激素在哺乳期可安全使用的原因。因此对于哺乳期外用激素，不必过度担忧而消极治疗[10]。

由于制剂的不同类型和剂量，以及局部皮肤状况的性质和程度，吸收情况会有所不同。为了最大限度地降低激素通过皮肤吸收并进入母乳的可能性，不应大面积、长时间或密封敷料下外用激素。使用效能较弱的糖皮质激素可降低系统吸收的可能性[11]。

婴儿皮肤不应直接接触其母亲治疗区皮肤。对乳头和乳晕上的各种皮肤病进行治疗时，尤应格外小心。乳头或乳晕上只能使用弱效的外用糖皮质激素，避免使用氯倍他索和其他强效糖皮质激素，因为婴儿可从乳头或乳晕处直接摄取到药物[5]。

在乳头和乳晕外用糖皮质激素的剂型选择上，推荐使用水溶性乳膏或凝胶制剂，不建议使用软膏，因为软膏通常含有矿物质石蜡[8]。

不应在哺乳前外用糖皮质激素类药物，在乳房或乳头区域外用糖皮质激素后，建议停止哺乳一段时间，待吸收后再进行哺乳。最好安排在哺乳后（且为间隔最长的一次）即刻外用糖皮质激素，以延长与下次哺乳的间隔时间，且在下次哺乳前需要将尚未完全吸收的糖皮质激素彻底擦去[5]。

三、婴幼儿与儿童

局部外用糖皮质激素是治疗儿童过敏性皮肤病的主要药物。外用糖皮质激素的品种很多，其作用的强弱和剂型不同，浓度也各异，要根据儿童皮肤病的性质、皮损类型、部位等因素选择用药。用药后注意局部及系统性不良反应[12]。

由于婴幼儿、儿童皮肤薄嫩（成人皮肤平均厚度约为 2mm，新生儿皮肤厚度约为 1mm），表皮角质层发育不完善、角质层薄、角质形成细胞小、屏障作用弱，体表面积相对较大（体表面积与体重之比相对高），药物经皮吸收量较成人多，另外，婴幼儿、儿童肝肾功能也未完全成熟，代谢及排泄功能差，长期大面积使用易系统吸收且系统药物浓度更高，较成人更易产生 HPA 轴受抑制。一般选用弱 / 中效或软性糖皮质激素如糠酸莫米松。除非临床特别需要或药品特别说明，慎用强 / 超强效糖皮质激素如二丙酸倍他米松、丙酸氯倍他索、双醋二氟松。

婴幼儿尿布的使用，会增加外用糖皮质激素的吸收，尿布区域需选用弱效糖皮质激素，且疗程仅限于 3 ～ 10 天。

婴幼儿外用糖皮质激素时还需注意以下几点[13]：①如儿童使用强效糖皮质激素制剂如卤米松，连续治疗不得超过 2 周；② 2 岁以下儿童治疗不得超过7 天；③涂药面积不得大于体表面积的 10%；④不封包；⑤婴儿尿布皮炎应慎用，婴儿尿布区域不使用软膏，因软膏封闭性强，可产生类似封包的作用，增加糖皮质激素的吸收；⑥儿童眼睑部位和生殖器部位尽量不外用糖皮质激素；⑦对于长期外用糖皮质激素治疗的儿童，还需监测生长参数。

多数糖皮质激素制剂外用没有明确的年龄限制，但部分有年龄限制，如强效糖皮质激素卤米松的说明书指出 2 岁以下儿童可以应用，但连续使用不应超过 7 天[13]。

儿童特应性皮炎多选用不含卤素的弱效糖皮质激素制剂，如对于特应性皮炎急性发作期，可短期使用强效制剂，尽快控制其症状；对于特应性皮炎严重、肥厚的皮损，可短期使用中、强效激素制剂 1 ～ 2 周，当皮损好转后不宜立即停药，可换用弱效制剂，减少次数和（或）剂量，逐步停药[14]。

儿童药物剂量计算方法很多，包括根据体重、体表面积计算；或以年龄估算等方法。目前多采用前两种方法计算。

按体表面积计算：这是一种广为推荐的方法，一般认为此方法的科学性强，适合各年龄组儿童。不论年龄大小，可按一个标准精确给药。此方法的缺点是计算复杂，首先要知道患儿的体表面积大小，还需知道每平方米体表面积的用药量。

体表面积计算公式：体表面积（m^2）＝体重（kg）×0.035 ＋ 0.1。

此公式适合 30kg 以下的儿童。

对超过 30kg 的儿童，体重每增加 5kg，体表面积增加 $0.1m^2$；对超过 50kg 的儿童，体重每增加 10kg，体表面积增加 $0.1m^2$。如体重为 22kg 儿童的体表面积：

$22 \times 0.035 + 0.1 = 0.87m^2$；如体重为 40kg 儿童的体表面积：$30 \times 0.035 + 0.1 + 0.2 = 1.35m^2$。

一些药物规定了每平方米体表面积的剂量，如仅知成人剂量，则根据体表面积比例计算儿童剂量，公式如下：

儿童剂量＝成人剂量 × 儿童体表面积 / 成人体表面积。

注意成人体表面积可按 $1.73m^2$ 计算。

为儿童选择外用糖皮质激素制剂应考虑皮肤病类型、年龄、应用部位、激素效能、使用频率和持续时间等相关因素。表 15-1 是美国 FDA 批准的儿童外用糖皮质激素制剂及其适用年龄。

表 15-1　FDA 批准的儿童外用糖皮质激素制剂及其适用年龄

糖皮质激素外用制剂	适用年龄
0.05% 丙酸氯倍他索乳膏	＞12 岁
0.1% 氟轻松乳膏	＞12 岁
0.01% 氟轻松乳膏	＞2 岁
0.1% 糠酸莫米松乳膏	＞2 岁
0.05% 阿氯米松乳膏 / 软膏	＞1 岁
0.05% 氟替卡松乳膏	＞1 岁
0.1% 泼尼卡酯乳膏 / 软膏	＞1 岁
0.05% 地奈德乳膏	＞3 个月
0.1% 丁酸氢化可的松乳膏	＞3 个月

四、老 年 人

老年人皮肤薄，有萎缩倾向，外用药物易系统吸收，且代谢及排泄功能差，而糖皮质激素主要通过肝脏代谢和肾脏排泄，因此老年人选择外用糖皮质激素需谨慎，尤其是肝肾功能减退的老年人[8]，一般建议选择弱效或软性糖皮质激素如地奈德、糠酸莫米松。除非临床特别需要或药品特别说明，慎用强效、超强效糖皮质激素及含氟糖皮质激素[1, 15]。

老年人皮肤本身就有萎缩倾向，易发生老年性紫癜，外用卤化糖皮质激素时，应尽可能小面积、短期应用，以免加速皮肤萎缩和诱发紫癜。

软性糖皮质激素是近年来新开发的外用糖皮质激素类型，这类激素外用后在局部被酯酶迅速代谢为无活性的降解产物，吸收后不良反应轻微，减少了对 HPA 轴的抑制和局部不良反应，适合儿童、老年人使用及较大面积使用[16]。

　　国内现有的软性激素有糠酸莫米松及丙酸氟替卡松。注意点参见第12章"五、低系统性不良反应的外用糖皮质激素类药物"。

参 考 文 献

［1］中国中西医结合学会皮肤性病专业委员会环境与职业性皮肤病学组 . 规范外用糖皮质激素类药物专家共识［J］. 中华皮肤科杂志，2015，48（2）：73-75.

［2］Habif TP. Clinical Dermatology：A Color Guide to Diagnosis and Therapy. 4th ed［M］. St. Louis：Mosby，Inc，2004.

［3］Chi CC，Kirtschig G，Aberer W，et al. Updated evidence-based（S2e）European Dermatology Forum guideline on topical corticosteroids in pregnancy［J］. J Eur Acad Dermatol Venereol，2017，31（5）：761-773.

［4］Chi CC，Wang SH，Wojnarowska F，et al. Safety of topical corticosteroids in pregnancy［J］. Cochrane Database Syst Rev，2015，26（10）：CD007346.

［5］张堂德，邓俐，王瑞华 . 外用糖皮质激素的副作用及防治［J］. 皮肤性病诊疗学杂志，2012，19（4）：263-266.

［6］魏来，段涛 . 11-β 羟基类固醇脱氢酶在人类胎盘对糖皮质激素的屏障作用的研究进展［J］. 外科研究与新技术，2013，2（4）：282-284.

［7］Chi CC，Mayon-White RT，Wojnarowska FT. Safety of topical corticosteroids in pregnancy：a population-based cohort study［J］. J Invest Dermatol，2011，131（4）：884-891.

［8］Lahiri K. A Treatise on Topical Corticosteroids in Dermatology［M］. Singapore：Springer，2018.

［9］张建中 . 糖皮质激素的分类及其在皮肤科的应用［J］. 中国医学文摘（皮肤科学），2015，（3）：241-247.

［10］Greenberger PA，Odeh YK，Frederiksen MC，et al. Pharmacokinetics of prednisolone transfer to breast milk［J］. Clin Pharmacol Ther，1993，53（3）：324-328.

［11］Barrett ME，Heller MM，Fullerton Stone H，et al. Dermatoses of the breast in lactation［J］. Dermatol Ther，2013，26（4）：331-336.

［12］李林峰 . 肾上腺皮质激素类药物在皮肤科的应用［M］. 北京：北京大学医学出版社，2004.

［13］晋红中，吴超 . 如何选择外用糖皮质激素类药物［J］. 中华全科医师杂志，2015，14（7）：505-508.

［14］中华医学会皮肤性病学分会免疫学组 . 中国特应性皮炎诊断和治疗指南［J］. 中华皮

肤科杂志，2008，41（11）：772-773.

[15] 张建中.糖皮质激素皮肤科规范应用手册［M］.上海：上海科学技术出版社，2011.

[16] 谢阳，万苗坚.皮肤科常用糖皮质激素类药物的类型及适应证［J］.中国医学文摘（皮肤科学），2015，32（3）：283-288.

第16章　特殊部位外用糖皮质激素类药物的使用

正常人体皮肤不同部位的吸收率，受角质层厚度、皮脂腺分布密度及皮脂含量的影响而各不相同。从吸收率最高的阴囊到吸收率最低的掌跖部，吸收能力有近百倍的差异。

人体皮肤按外用药吸收率高低可分为四级区域。

- 极高吸收区：面部及会阴部。
- 高吸收区：除面部以外的头颈部、腋窝、肘窝和腘窝。
- 低吸收区：掌跖部及肘、膝关节伸侧。
- 中等吸收区：除上述部位以外的其他部位。

极高吸收区，应谨慎使用弱效激素；高吸收区，可用中、弱效激素；中吸收区，可用强、中效激素；低吸收区，避免长期使用超强效激素。在皮肤的病理状态下，如角质层缺损时（皲裂、抓破、溃疡），吸收作用可增加万倍；皮肤炎症、充血状态也可显著增加吸收作用。当皮肤处于密闭封包状态时，也可增加吸收作用。因此，采用封包、敷布覆盖等方法，可促进激素的吸收，有利于治疗，但也使不良反应产生得更快。相反，当皮肤处于肥厚、结痂状态时会减少激素吸收。

从部位来讲，经皮吸收率依次为阴囊＞眼睑＞面部＞胸背＞上臂大腿＞前臂小腿＞手背足背＞掌跖[1]。阴囊皮肤与足跖之间吸收率相差高达400倍。不同部位皮肤对1%氢化可的松的吸收水平见表16-1[2]。不同身体部位对经皮吸收的影响见表16-2。

另外，黏膜部位的吸收大于皮肤部位的吸收。甲部的吸收最差。

对特殊部位外用糖皮质激素类药物的建议如下[3]。

1. 眼部　眼睑皮肤薄，对糖皮质激素穿透较掌跖部位约高40倍，眼周皮损慎用，以免导致白内障、青光眼、感染加重和创伤愈合延迟等，眼周皮损应选用弱效糖皮质激素，且疗程限于2～3周，不能选用卤化强效糖皮质激素。先天性梅毒的间质性角膜炎可在驱梅治疗同时口服泼尼松，并用糖皮质激素滴眼液，以防止吉海反应的发生[4]。

表 16-1 不同部位皮肤对 1% 氢化可的松的吸收水平

部位	吸收水平
前臂	1
跖	0.1
踝关节	0.4
掌	0.8
背	1.7
头皮	3
腋下	3.6
前额	6
阴囊	42

表 16-2 不同身体部位对经皮吸收的影响

部位	经皮吸收	最佳剂型	影响吸收的局部因素
手掌	0.83×	软膏	厚角质层
足底	0.14×	软膏	厚角质层
四肢（屈侧）	1.0×	适合干性皮肤的软膏、乳膏	基线
四肢（伸侧）	3.6×	适合干性皮肤的软膏、乳膏或洗剂	长期日晒导致皮肤变薄
间擦部位	3.6×	乳膏、洗剂、糊剂	自我遮挡，增加局部水分
面部	（6～13）×	乳膏、洗剂、凝胶	血管丰富，大量毛囊开口
阴囊	42×	乳膏、洗剂	自我遮挡，增加局部水分
眼睑	42×	软膏	薄皮肤

注：四肢屈侧的经皮吸收作为基线，数值为 1.0×。

2. 面部 原则上不用氟化糖皮质激素，可应用中效的 17- 丁酸氢化可的松制剂，该药是在氢化可的松的结构上，C17α 位加一长链丁酸，抗炎效价增强，不含卤素基团，且生物利用度高，亲脂性强，皮肤萎缩的风险小[5]。无论外用激素能效如何，面部均不应使用激素超过 2 周。大多数专家建议面部每天使用一次基于 FTU 的适量糖皮质激素。

3. 皮肤柔嫩部位 如阴囊、腋窝、腹股沟、乳房、颈部、股内侧等部位皮肤薄嫩，激素吸收率高，更易产生表皮萎缩、萎缩纹、念珠菌感染、皮肤癣菌感染、局部吸收及反跳现象，还可经皮吸收造成 HPA 轴受抑制。应禁用强效、含氟的糖皮质激素制剂，选择低浓度、弱效的非氟化糖皮质激素，如地奈德乳膏、糠酸莫米松凝胶或乳膏、丙酸氟替卡松乳膏、氢化可的松乳膏等。一般湿疹皮炎用药 1 ~ 2 周，红斑鳞屑性皮肤病用药 2 ~ 3 周，斑秃、白癜风、红斑狼疮等可以适当延长疗程[6, 7]。但是，对于皮肤柔嫩部位的重度、肥厚性皮损仍然可以在密切监护下短期外用强效糖皮质激素[8]。

外用糖皮质激素在生殖器区域的渗透性是全身皮肤中最高的，其中阴囊的吸收率是前臂的 40 倍，因此更容易出现糖皮质激素的局部不良反应。如果生殖器区域在 2 ~ 3 周后对糖皮质激素的反应不佳，需考虑诊断是否有误。可考虑使用钙调磷酸酶抑制剂，如他克莫司和吡美莫司替代激素[9]。

女性外生殖器皮肤感觉较弱，症状易重叠，局部解剖变异大，这些可能掩盖糖皮质激素的不良反应。绝经后外阴皮肤干燥，可能会增加对水溶性刺激剂（如丙二醇）的敏感性，这是外用糖皮质激素制剂的成分之一。绝经后外阴更容易受到过度清洁，生殖器卫生用品和紧身衣物的有害影响，特别容易出现外用糖皮质激素的局部不良反应。月桂基硫酸钠、对羟基苯甲酸酯、香料和乳膏基质中的其他成分可能会引起刺激。选用软膏剂型更好，但长期使用软膏会使皮肤腺体闭塞，并容易发展成外阴皮脂腺囊肿。

需注意的是，皮肤皱褶区域（如腋窝、腹股沟、肛周、乳房下），由于皮肤两面紧贴，起到类似封包的作用，大大加强了药物的吸收，外用弱效激素乳膏亦可快速起效。

男性包皮遮挡可能会增加糖皮质激素的吸收。冠状沟附近的包皮与阴茎交界处形成的深层皱褶易被上皮碎屑和腺体分泌物浸渍，是常见的感染部位，亦有助于糖皮质激素吸收。在许多男性外阴炎症性皮肤病中，包皮环切术可作为第一线治疗方案，避免长期使用糖皮质激素。

生殖器瘙痒由多种原因引起，找到确切的原因对症治疗很关键，可将外用糖皮质激素的用量最小化。

婴儿的尿布与塑料薄膜一样有封包作用，可使糖皮质激素药膏的吸收大大增加，因此尿布区域避免使用软膏[10]，应使用弱效激素，且疗程限于 3 ~ 10 天。

4. 皮肤肥厚部位　如手掌和足跖皮肤较厚，成为局部外用药物吸收的一大障碍，需要外用强效激素治疗，最好采用封包的方式加强激素的吸收。

5. 毛发部位　如头皮，根据皮损的性质选择合适强度的激素，剂型可选乳液、凝胶、洗发水、软膏、乳膏、泡沫或喷雾剂。

软膏在润滑和封包方面比其他剂型好，并可促进糖皮质激素的吸收。但是，最好避免在多毛处使用软膏，因可能导致毛囊炎或浸渍。

乳膏对化妆影响小，但通常疗效不如软膏。对于发际线区域，乳膏是理想的选择，如银屑病发际线皮损通常建议使用乳膏。

乳液和凝胶是最不油腻的，首选用于有毛的部位，因为它们很容易渗透，且很少残留。凝胶通常使用后干燥快，可以应用在头皮或其他有毛的区域。

泡沫和洗发水是将糖皮质激素传递到头皮的有效剂型，可显著减少红斑、脱屑和瘙痒，常用于脂溢性皮炎和头皮银屑病[9]。强效糖皮质激素洗发水被认为是治疗头皮皮肤病的有效选择。美国FDA批准0.01%醋酸氟轻松洗发水用于治疗头皮脂溢性皮炎，批准每天使用超强效糖皮质激素洗发水（0.05%丙酸氯倍他索）治疗头皮银屑病。

需注意的是，洗头过于频繁可能会影响糖皮质激素对头皮的疗效，易导致不良反应。

对于头皮斑秃，外用糖皮质激素治疗，选用泡沫制剂比乳液疗效好。

参 考 文 献

[1] 张建中. 糖皮质激素的分类及其在皮肤科的应用 [J]. 中国医学文摘（皮肤科学），2015，32（3）：241-247.

[2] 谢阳，万苗坚. 皮肤科常用糖皮质激素类药物的类型及适应症 [J]. 中国医学文摘（皮肤科学），2015，32（3）：283-288.

[3] Habif TP. Clinical dermatology: a color guide to diagnosis and therapy. 4th ed [M]. St. Louis: Mosby, Inc, 2004.

[4] 李林峰. 肾上腺糖皮质激素类药物在皮肤科的应用 [M]. 北京：北京大学医学出版社，2004.

[5] 赵黎荣，于洁，郝智慧. 糖皮质激素类药物在皮肤科的合理应用 [J]. 中国实用乡村医生杂志，2009，16（12）：4-6.

[6] 中国中西医结合学会皮肤性病专业委员会环境与职业性皮肤病学组. 规范外用糖皮质激素类药物专家共识 [J]. 中华皮肤科杂志，2015，48（2）：73-75.

[7] 中国中西医结合学会皮肤性病专业委员会色素病学组. 白癜风诊疗共识（2021版）[J]. 中华皮肤科杂志，2021，54（20）：105-109.

[8] 张建中. 糖皮质激素皮肤科规范应用手册 [M]. 上海：上海科学技术出版社，2011.

[9] Lahiri K. A treatise on topical corticosteroids in dermatology [M]. Singapore: Springer, 2018.

[10] 晋红中，吴超. 如何选择外用糖皮质激素类药物 [J]. 中华全科医师杂志，2015，14（7）：505-508.

第17章　外用糖皮质激素类药物的替代和辅助药物

一、保湿剂与功效性保湿护肤品

人体皮肤具有天然保湿屏障系统，该系统功能障碍会导致各种皮肤病。皮肤屏障的作用是保持水分，保护下层组织不受感染、干燥、化学物质和机械应力的损伤。这些都源于皮肤的最外层——角质层（stratum corneum），角质层可以提供有效的屏障功能防止水分流失，但是仍会有一定量的水分通过角质层流失（正常现象），这就是经皮水分丢失（transepidermal water loss，TEWL）。健康皮肤的 TEWL 水平很低，而湿疹、特应性皮炎、银屑病患者的 TEWL 却非常高，表明其屏障功能减弱。皮肤屏障功能的减弱可能会引起后续的问题，包括体液流失、体温调节失常、电解质紊乱、系统性感染和外用药吸收产生毒性。所以，减少 TEWL 的能力也是衡量保湿剂效果的重要指标。

保湿剂（moisturizer）是基础皮肤护理的重要组成部分。据统计，在皮肤科非处方外用制剂中，它的用量仅次于氢化可的松和抗感染药。保湿剂主要通过形成保护膜，减少经皮水分丢失，补充水分，维持皮肤的水合作用和完整性，增强角质层弹性，修复表皮屏障功能，改善干燥老化皮肤的外观和触感等，在皮肤的保护和修复中发挥重要的作用，可减轻不适感、减少糖皮质激素及其他外用药物用量和不良反应[1]。

功效性保湿护肤品起到类似保湿剂的作用。皮肤角质层中含水量约为 30%，有助于保持皮肤的弹性。正常情况下角质层中的紧密结合水约为 10%，其变化取决于天然保湿因子。天然保湿因子由氨基酸及其代谢产物构成。如果角质层的这些成分被破坏，将导致皮肤屏障功能障碍，并出现相应的临床症状。其中皮肤干燥是最常见的问题。它表现出一系列主观症状和体征，包括感觉不适、瘙痒、刺痛感等；触之皮肤粗糙、不平滑、沙砾感；皮肤发红、暗沉、干燥、白斑、鳞屑甚至有裂隙。功效性保湿护肤品可用来协助提高角质层的含水量，使其皮肤光滑、柔软、健康；可针对一些以干燥表现为主的皮肤疾病，如特应性皮炎、鱼鳞病等，通过改善皮肤屏障功能起到辅助治疗作用。

（一）保湿剂的分类

保湿剂是模拟人体皮肤中油、水、天然保湿因子的组成及比例而人工合成的复合物。保湿剂的主要活性成分包括封闭剂、吸湿剂、亲水保湿剂和润肤剂。不同的保湿剂就是这几类物质的不同配比。理想的保湿剂应该无刺激、无致敏、易使用、外观好。

1. 封闭剂　一般是油脂，可以在皮肤表面形成一层封闭薄膜，防止皮肤表面水分蒸发，如凡士林、矿物油、石蜡、鲨烯、植物油、动物油（如羊毛脂）、硅油或神经酰胺等。其中液状石蜡是最有效的封闭剂之一。硅油是一种新的封闭剂，它的特点是不油腻、没有强烈的气味、不导致粉刺、低致敏性，故市售保湿剂中应用较多。羊毛脂因为价格较高、气味特殊及潜在的致敏作用而应用较少。神经酰胺是一种类磷脂，存在于皮肤的天然保湿因子中，故其保湿效果好，使用很安全。

2. 吸湿剂　其作用机制是从真皮及外界环境中吸收水分，保存于角质层中。只要当外界环境的相对湿度达 70% 以上，吸湿剂才能从环境中获得水分。所以一般情况下，局部外用的吸湿剂大多从真皮中而非环境中吸收水分。常用的吸收剂主要有甘油、丙二醇、尿素、山梨糖醇、蜂蜜和吡咯烷酮羧酸等。单独使用吸湿剂，如甘油，反而会使皮肤丢失水分，因此必须与封闭剂同时使用，才能提供有效的保湿作用。

3. 亲水保湿剂　亲水保湿剂富含一些能与水结合的大分子，能保持水分并具有封阻作用，包括透明质酸、硫酸软骨素、胶原和弹力蛋白等，故可从真皮中吸取大量水分并与之结合，无论在低湿度还是在高湿度条件下，都具有相同的高吸湿性。透明质酸（HA）属于高分子聚合物，含 HA 的产品涂抹手感良好，可在皮肤表面形成一层薄膜，使皮肤产生良好的光滑和湿润感。

4. 润肤剂　包括一大组从酯到长链醇的化合物，可以填充在干燥皮肤角质细胞间的裂隙中，使皮肤变得柔软光滑，稳定皮脂膜及角质层的"砖墙结构"。常用润肤剂包括十六烷基硬脂酸盐、二辛酰基马来酸盐、蓖麻油、希蒙得木油、异丙基棕榈酸盐等。

保湿剂在临床上应用广泛，包括干性皮肤与相关皮肤病、特应性皮炎、敏感性皮肤，也可用于瘢痕疙瘩及萎缩纹、大疱性表皮松解症、硬化萎缩性苔藓及男性剃须前后护理。保湿剂的不良反应较少，但也可出现刺痛、烧灼感、刺激性或变应性接触性皮炎等不良反应。

（二）保湿剂的正确使用

1.选择保湿剂时，首先要核实产品成分，若含有脂肪酸、胆固醇、神经酰胺、甘油等成分，会有利于修复皮肤屏障功能。其次最好选择无香精、无酒精、无防腐剂的产品，它们刺激性会相对较小，引发变应性接触性皮炎的概率也较低。

2.最好选择油包水的乳剂。霜剂与洗剂由于易挥发、干燥而刺激性强，且霜剂多需加防腐剂或助溶剂，会增加刺激性。

3.特应性皮炎的局部皮肤即使没有症状也可能干燥，所以平时需要涂抹保湿剂。需注意，部分保湿剂中含有香料，它是常见的变应原。婴幼儿使用保湿剂时，最好用无色、无味、无刺激性的专用产品。

4.保湿剂在沐浴后涂抹效佳，最好在沐浴后水分未干时即刻涂抹。沐浴 8 小时后，涂抹的保湿霜 50% 以上会被吸收。最好每天涂 3 遍保湿剂。不洗澡直接涂抹保湿剂也可，因清洁过度反而会给皮肤带来刺激。但若皮肤沾染汗液、灰尘等污染物质，则需要用水简单清洗后再涂抹。

5.在已化脓的伤口部位涂抹保湿剂时，产生刺激和过敏的可能性比较大，因此要在皮肤状态好转、化脓症状消失后再涂抹。

6.注意季节差异。夏季多汗，油性太大的保湿剂不宜使用。

7.注意部位差异，如四肢、手足多易干燥，需用含油的保湿剂，而面部、上胸部、背部、颞部本身油脂分泌多，不需用含油的保湿剂。

8.湿敷后需立即应用油剂，可以预防湿敷过度造成的皮肤干裂反应。

9.涂抹在有毛发的区域，应顺着毛发的方向，不要来回乱擦，以免破坏表皮，诱发毛囊炎。

10.有效使用保湿剂，并控制局部使用量，不仅有助于提高皮肤屏障功能，还可以预防并发症。另外，紫外线也是使皮肤变干燥的原因之一，所以最好也涂些防晒霜。

近年来，出现了一种新型功效性保湿护肤品——舒敏保湿类护肤品，富含透明质酸等天然保湿因子、神经酰胺等脂质活性成分、马齿苋等植物抗炎成分，具有修复皮肤屏障、保湿、舒敏、抗炎等功效，可有效改善敏感性皮肤的症状。可用于以下情况。

1.某些皮肤病，如痤疮、玫瑰痤疮、特应性皮炎、脂溢性皮炎等可伴有皮肤敏感，同时，在痤疮、玫瑰痤疮等皮肤病的治疗中，常口服维 A 酸类药物或外用维 A 酸类及糖皮质激素类药物。这些药物可破坏皮肤屏障，常出现灼热、干燥、脱屑、刺痛、紧绷等皮肤敏感症状，因此，需要外用舒敏保湿类护肤品，改善皮肤敏感症状。

2. 激光、光电、化学剥脱等医美治疗后，可短暂破坏皮肤屏障功能，若不及时修复受损的皮肤屏障，可出现灼热、刺痛等皮肤敏感症状。因此，医美治疗后应及时外用舒敏保湿类护肤品，修复受损的皮肤屏障，缓解症状，有效预防敏感性皮肤发生。

关于保湿剂和糖皮质激素药膏的使用顺序，目前没有定论。不同医师会根据病情有不同考量。例如，先涂激素药膏、后涂保湿剂的优点是激素药膏可直接接触皮损，药物成分更容易渗透，有利于发挥药效；缺点是激素药膏通常只在皮损炎症部位局部涂抹，而保湿剂一般用在炎症部位及其周边甚至全身使用，如果先涂抹位置相对固定的激素药膏，再涂上保湿剂，一定会将覆盖在皮损上层的部分激素延展至其他周边部位，造成不必要的吸收。

通常认为，激素药膏中的药物成分分子量较小，在保湿剂的上面涂抹，对其皮肤吸收的影响不是太大。因此，关于保湿剂和激素软膏的使用顺序，医师需要结合患者具体病情、皮损特点、药物特性、个体差异、用药习惯等综合考量。

二、外用钙调磷酸酶抑制剂

钙调磷酸酶（calcineurin，CaN）是迄今发现的唯一受 Ca^{2+} 或钙调蛋白调节的丝氨酸苏氨酸蛋白磷酸酶，参与多种细胞功能的调节。外用钙调磷酸酶抑制剂（topical calcineurin inhibitor，TCI）是一种大环内酯类免疫抑制剂，阻断钙调磷酸酶对底物的脱磷酸化作用，进而抑制多种细胞的增殖与分化过程，临床上最初主要用于预防同种异体器官或组织移植所发生的排斥反应（如肝移植后的排斥反应）。后来，科学家制成外用剂型，通过抑制促炎性细胞因子的合成来治疗皮肤病，具有替代糖皮质激素的作用，取得了不错的疗效[1,2]。

目前国内上市的 TCI 有他克莫司软膏和吡美莫司乳膏。他克莫司（tacrolimus，商品名：Protopic，普特彼），原名：FK506，是从日本发现的链霉菌 Streptomyces tsukubaensis 培养液中分离出的发酵产物，分子量为 804.02，其外用制剂为 0.03% 或 0.1% 的软膏。吡美莫司（pimecrolimus，商品名：Eliedl，爱宁达）是由链霉菌 Streptomyces hygroscopicus var ascomycetes 产生的子囊霉素巨内酰胺的衍生物，分子量为 810.45，其外用制剂为 1% 的乳膏。这两种药物的分子量较小，透皮吸收好，适于外用治疗皮肤病。而吡美莫司的亲脂性大于他克莫司，与皮肤亲和力更强。

抗炎效力方面，他克莫司软膏类似于中效糖皮质激素，多用于中重度皮炎湿疹，而吡美莫司乳膏类似于弱效糖皮质激素，多用于轻中度皮炎湿疹。外用他克莫司和吡美莫司分别于 2000 年和 2001 年上市。两者具有相似的化学结构和分子量。其分子量较糖皮质激素大，分子结构尽管允许有效的皮肤渗透，但渗透性能又不如外用糖皮质激素，因此可以避免较多的系统吸收，长期使用不会引起外用糖皮质激素所产生的毛细血管扩张、皮肤萎缩、毳毛生长等不良反应，并且由于通过皮肤吸收至全身的药量很少，也没有免疫抑制的不良反应，疗效好，安全性高[3, 4]。

TCI 被批准使用的适应证是特应性皮炎（atopic dermatitis，AD）。临床研究表明，他克莫司软膏和吡美莫司乳膏治疗成人和儿童特应性皮炎有效，可以有效缓解皮肤症状，减少或杜绝糖皮质激素的应用，其疗效得到了皮肤科临床医师的认可[5]。

（一）作用机制

TCI 的作用机制是抑制促炎性细胞因子的合成。TCI 可抑制细胞增殖的信号转导通道。他克莫司已被证实可以抑制 T 细胞活化，它与细胞质内免疫亲和蛋白（FKBP-12，FK506 结合蛋白）结合后形成由他克莫司 -FKBP-12、钙、钙调蛋白和钙调磷酸酶构成的复合物，从而抑制钙调磷酸酶的活性，阻止活化 T 细胞核转录因子（NF-AT）的去磷酸化和易位，抑制记忆 CD4+ T 细胞的细胞因子产生。

细胞因子转录阻断导致 Th1 和 Th2 依赖性的 IL-2、IL-3、IL-4、IL-5，以及其他细胞因子如粒细胞－巨噬细胞集落刺激因子（GM-CSF）、TNF-α、干扰素（IFN）-γ表达降低，同时还抑制 IL-2 受体的表达。所有这些因子都参与早期阶段的 T 细胞活化。他克莫司可降低正常人体分离出的朗格汉斯细胞对 T 细胞的刺激活性，同时还可抑制肥大细胞、嗜碱性粒细胞和嗜酸性粒细胞释放炎性介质。他克莫司不影响酪氨酸酶的转录水平，但增加黑素细胞和黑素瘤细胞水平的酪氨酸酶。他克莫司通过升高黑素小体 pH 值而诱导黑素小体成熟，从而增强黑素小体定位的酪氨酸酶的稳定性，并促进成熟黑素小体在与 UVB 共同治疗下转移到角质形成细胞。此外，他克莫司在黑素细胞和黑素瘤细胞的扩散及迁移中起功能性作用；可促进 Syndecan-2 的表达，调节黑素细胞衍生细胞中的黑素生成和迁移。

吡美莫司是亲脂性抗炎性的子囊霉素巨内酰胺的衍生物，与他克莫司类似，吡美莫司可选择性地抑制促炎性细胞因子的产生和释放，也可与 FKBP-12 结合，抑制钙调磷酸酶，通过阻断 T 细胞的早期细胞因子转录而抑制 T 细胞活化，毫微克水平即可抑制 T 细胞的 IL-2 和 IFN-γ 合成，还可抑制 IL-4 和 IL-10 的合成。

在体外实验中，吡美莫司还可抑制抗原或 IgE 刺激的肥大细胞释放炎性细胞因子和炎症介质[3, 4]。

（二）安全性

外用他克莫司与吡美莫司后血药浓度低，持续时间短。尚无证据表明成人或儿童长期外用后会出现药物蓄积。TCI 应用以来，未发现皮肤萎缩，延长使用后没有增加经皮吸收，系统性不良反应的发生率比糖皮质激素低得多。

与糖皮质激素相比，TCI 对成纤维细胞和内皮细胞无明显影响，不会引起皮肤毛细血管扩张和皮肤萎缩等不良反应，同时可促进皮肤胶原的合成和皮肤屏障的修复，在一定程度上改善由长期外用激素所致的皮肤屏障功能破坏，可用于面部、生殖器和间擦部等薄嫩部位皮肤，安全性更佳。TCI 适用于不同年龄段和各种疗程，均有较好耐受性。最常见不良反应为用药后局部刺激反应，如皮肤烧灼感、瘙痒和红斑等，但通常治疗 1 周左右逐渐消失。外用吡美莫司后皮肤烧灼感与赋形剂基本相当，而他克莫司较赋形剂更易引起皮肤烧灼感[6]。

理论上，TCI 吸收后可增加恶性肿瘤（如皮肤癌和淋巴瘤）的风险，多项研究显示，TCI 具有良好的皮肤穿透性并具有最低限度的系统性吸收。1% 吡美莫司乳膏用于特应性皮炎患者（皮损面积达体表 30% 以上）安全、有效，通过开放与封闭 2 种方法用药，血药浓度测量无差异。这是因为 TCI 分子量大，穿入、渗透完整皮肤受到限制（分子量小于 500 的物质能通过完整的皮肤屏障而不受妨碍）。特应性皮炎患者由于皮肤屏障有损害，大分子量药物如他克莫司或吡美莫司可以通过角质层蓄积在表皮和真皮之间，而不会进一步渗透进入血液循环导致系统性吸收。TCI 与激素（分子量大多低于 500）比较更具亲脂性，这就表示药物与皮肤间隙有较强的亲和力，而系统性吸收的可能性较低。综合性药代动力学研究显示：1% 吡美莫司乳膏的最高血药浓度在成人、青少年、儿童分别为 1.84mg/L、0.55mg/L、1.2mg/L，药物的系统吸收率低于限定水平。全层皮肤活组织检查评估显示：0.1% 他克莫司软膏药物浓度随皮肤深度的增加而降低，31% 血样本低于限定测量值（0.025mg/L），94% 血样本低于 1mg/L。24 小时内血药浓度低于药物在皮肤中的浓度（初始为 750 倍，终末为 1800 倍）[7]。Billich 等研究发现，在特应性皮炎的临床研究中，不论是婴儿、儿童还是成人，短期还是长期治疗，外用 TCI 治疗时，患者血药浓度均较低（低于系统使用时数倍至数十倍），且吡美莫司穿透皮肤的量比他克莫司低 9～10 倍，比糖皮质激素低 70～110 倍。以上均提示 TCI 主要分布于皮肤，经血液循环系统吸收的量很低。

美国 FDA 在 2006 年宣布批准更新吡美莫司和他克莫司的标签，增加了可能罹患癌症风险的黑框警告。然而，无论是欧洲皮肤病学论坛，还是美国皮肤病协会专责小组都不支持这一论点，因为这种黑框警告源于他克莫司和吡美莫司用于特应性皮炎患者治疗出现的 20 例淋巴瘤报道，且大多数为个案报道，并未明确证实 TCI 与恶性肿瘤相关。

至今为止，尚缺乏 TCI 能增加皮肤癌风险的证据，也没有观察到与药物相关的恶性肿瘤发生。一项有 9813 例患者参与的他克莫司外用研究未发现非黑素瘤皮肤肿瘤发生率升高。David 等报道，7457 例外用吡美莫司的受试者参加了 PEER（Pediatric Eczema Elective Registry）研究。在该研究中，基于年龄标准化 SEER 群体的所有恶性肿瘤的标准发生率（SIR）都无统计学意义。数据表明吡美莫司具有与糖皮质激素类似的功效，对轻至中度特应性皮炎患儿吡美莫司的长期治疗是安全的，支持使用吡美莫司乳膏作为婴儿和儿童轻至中度特应性皮炎的一线治疗药物。吡美莫司乳膏已在包括 4000 多例婴儿（＜ 2 岁）中进行短期和长期研究，没有证据表明有系统性免疫抑制，流行病学调查不支持有潜在安全风险。吡美莫司已批准用于 2 岁及以上儿童[3]。

他克莫司软膏长期应用的安全性尚未明确，且本品尚未在 2 岁以下儿童中进行评估，对儿童免疫系统发育的潜在作用尚不明确。0.03% 和 0.1% 浓度的他克莫司软膏均可用于成人，但只有 0.03% 浓度的本品可用于 2 岁及以上的儿童。

（三）不良反应

TCI 常见的不良反应是引起局部症状，如皮肤烧灼感（灼热感、刺痛、疼痛）或瘙痒。烧灼感和瘙痒等局部不良反应最常出现于使用本品的最初几天，通常会随着受累皮肤好转而消失。应用 0.1% 他克莫司软膏治疗时，90% 的皮肤烧灼感持续时间介于 2 分钟至 3 小时（中位时间为 15 分钟），90% 的瘙痒持续时间介于 3 分钟至 10 小时（中位时间为 20 分钟）[3]。

烧灼感是 TCI 最常见的不良反应，且多为轻中度。0.03% 他克莫司软膏发生率为 33% ～ 45%；0.1% 他克莫司软膏为 31% ～ 61%；1% 吡美莫司乳膏在成人约 15%，儿童约 7%。烧灼感可通过将药膏放入冰箱冷藏后取出外用缓解。

由于局部免疫抑制状态下皮肤感染的风险增加，外用 TCI 可发生卡波西水痘样疹、脓疱疮、传染性软疣、毛囊炎、疖肿等。个别患者用药后可引起变应性接触性皮炎和酒渣鼻样皮损。

他克莫司、吡美莫司两药之间可能存在交叉过敏。Arellano 等的大样本病例对照研究证明外用这两种制剂后并未发现患淋巴瘤的风险增加。Fleischer 也认为外用这两种药物并不存在致癌性。但板层状鱼鳞病和 Netherton 综合征患者，外用他克莫司后经皮吸收较多，应定期检测其血药浓度[4]。

（四）适应证和可治疗疾病

1. 特应性皮炎[8, 9]　为 FDA 批准适应证。

（1）他克莫司软膏适应证：适用于因潜在危险而不宜使用传统疗法或对传统疗法反应不充分，或无法耐受传统疗法的中至重度特应性皮炎患者，作为短期或间歇性长期治疗。其中 0.03% 和 0.1% 他克莫司软膏均可用于成人，0.03% 他克莫司软膏可用于 2 岁及以上的儿童。

（2）1% 吡美莫司乳膏适应证：适用于无免疫受损的 2 岁及以上轻至中度特应性皮炎患者。短期治疗疾病的体征和症状。长期间歇治疗，以预防病情加重。

2. 其他标签外使用疾病[3]

（1）白癜风。

（2）银屑病。

（3）脂溢性皮炎。

（4）湿疹。

（5）糖皮质激素性皮炎。

（6）扁平苔藓。

（7）外阴硬化萎缩性苔藓[10]。

（8）变态反应性接触性皮炎。

（9）斑秃[11]。

（10）其他：如结缔组织病皮损、结节病、白塞综合征、寻常型天疱疮、良性黏膜性类天疱疮、酒渣鼻、毛囊炎性脱发、浆细胞性唇炎、线状苔藓、甲营养不良、黏液水肿性苔藓、鱼鳞病和移植物抗宿主病等疾病中也有不少有效的个案报道。

（五）TCI 在外阴皮肤病中的优势

外阴皮肤病常以 T 淋巴细胞的异常增殖或激活为特征，通常需要外用强效糖皮质激素治疗。然而，激素的不良反应致萎缩性限制了其使用，因此需要考虑外用糖皮质激素的替代品——TCI。

TCI 可用于治疗外阴硬化萎缩性苔藓、生殖器扁平苔藓、外阴神经性皮炎和相关瘙痒性外阴皮肤病（慢性外阴瘙痒症和外阴变应性接触性皮肤炎），其中外用吡美莫司可能表现出更好的长期耐受性。对于外用糖皮质激素不耐受或耐药的患者，TCI 是一种有效的二线治疗选择。尽管不能像外用糖皮质激素一样快速起效，但具有不会导致皮肤萎缩的优点。

（六）TCI 在特应性皮炎中的应用

TCI 是治疗特应性皮炎重要的抗炎药物，推荐用于面颈部、皱褶部位及乳房、肛门外生殖器部位控制炎症与瘙痒症状或用于主动维持治疗减少复发。1% 吡美莫司乳膏多用于轻中度特应性皮炎，0.03%（儿童用）与 0.1%（成人用）他克莫司软膏用于中重度特应性皮炎。TCI 长期使用不会引起皮肤屏障破坏、皮肤萎缩等不良反应。不良反应主要为局部烧灼和刺激感，大部分患者可随用药时间延长而逐渐消失；部分患者（特别是急性期时）不能耐受药物刺激反应，建议先外用糖皮质激素控制急性症状后，再转换为 TCI 维持治疗。

三、外用靶向免疫调节剂

（一）JAK 抑制剂

JAK 抑制剂可选择性抑制 JAK（Janus-activated kinase），阻断 JAK/STAT 通路。JAK 为一类胞内非受体酪氨酸激酶家族，包括 JAK1、JAK2、JAK3、TYK2 四个成员，与信号转导和转录激活因子（STAT）构成 JAK-STAT 信号通路，JAK- 依赖性细胞因子参与多种炎症和自身免疫性疾病的发病过程。因此，JAK 抑制剂可调节免疫功能，治疗多种炎症性疾病如类风湿关节炎、银屑病。

在治疗银屑病、特应性皮炎、白癜风、斑秃等炎症性皮肤病方面，许多临床试验均显示口服和外用 JAK 抑制剂有良好的疗效，部分 JAK 抑制剂已获批或即将获批用于治疗皮肤病[12, 13]。

目前用于皮肤病治疗的外用 JAK 抑制剂有鲁索替尼（ruxolitinib）乳膏、迪高替尼（delgocitinib）软膏、托法替尼（tofacitinib）乳膏及脂质体制剂。其中，迪高替尼软膏（Corectim®，0.5%）已获批上市。

1. 鲁索替尼（ruxolitinib，商品名：Jakafi®）　又译为芦可替尼，是美国 Incyte 制药公司研制的一种口服 JAK1/JAK2 抑制剂（分子量 306.36），2011 年在美国上市，被 FDA 批准用于治疗中高危骨髓纤维化患者，又于 2015 年和 2019 年分别获批治疗真性红细胞增多症和 12 岁及以上患者的激素难治型急性移植物抗宿主病。

Incyte 制药公司随后又研发出外用剂型——鲁索替尼乳膏。鲁索替尼乳膏是一种外用选择性 JAK1/JAK2 抑制剂，JAK 可以调节与特应性皮炎病理相关的炎症性因子的活性，并且可能直接调节瘙痒。一项 II 期安全剂量范围内临床试验中，鲁索替尼乳膏能显著改善特应性皮炎患者湿疹面积及严重程度指数（eczema area and severity index，EASI）、研究者总体评分（investigator's global assessment，IGA）和瘙痒。2019 年第 24 届世界皮肤病大会（WCD）上，Incyte 公司公布对白癜风患者使用鲁索替尼乳膏进行 II 期临床试验研究所取得的积极成果：使用 0.15% 鲁索替尼乳膏（所有疗程）治疗 24 周后获得面部白癜风面积评分指数（VASI）达到 50% 改善（F-VASI50）的患者明显多于对照组患者。药物的不良反应主要是 10% ～ 15% 患者出现痤疮，而其他的不良反应不明显，所有剂量的鲁索替尼乳膏均耐受性良好。

目前，鲁索替尼乳膏对特应性皮炎、重度斑秃和青少年及成人白癜风的治疗处于 III 期临床试验阶段。

2. 迪高替尼（delgocitinib，商品名：Corectim®） 是由日本 JT（烟草）和鸟居制药（Torii Pharmaceutical）共同研发的新型外用小分子（分子量 310.35）JAK 抑制剂。迪高替尼对 JAK1、JAK2、JAK3 和 TYK2 均有抑制作用，抑制免疫反应的过度激活，减缓 JAK 介导的信号通路引起的炎症反应。虽然迪高替尼软膏在 JAK 家族 4 个成员之间的选择性不强，但局部外用减少了药物的摄取，限制了不良反应的发生。

在临床前研究中，局部外用迪高替尼可抑制皮肤炎症，改善皮肤屏障功能障碍，并抑制由 IL-31 引起的瘙痒。在日本进行的对中重度成人特应性皮炎的 III 期临床试验中，0.5% 迪高替尼软膏可快速改善患者的临床体征和症状，对特应性皮炎的改善作用可维持长达 28 周，并且长期治疗耐受性良好。

2020 年 1 月 23 日，0.5% 迪高替尼软膏（Corectim®）获得日本厚生劳动省下属医药品医疗器械综合机构（PMDA）批准上市，成为全球首款治疗特应性皮炎的外用 JAK 抑制剂，用于局部治疗成人（≥ 16 岁）轻中度特应性皮炎，推荐使用剂量为每天局部涂抹 2 次，每次不超过 5g。

2021 年 3 月 23 日，0.25% 迪高替尼软膏（Corectim®）获批上市，用于局部治疗儿童特应性皮炎（2 岁至 < 16 岁），推荐使用剂量为每天局部涂抹 2 次，每次不超过 5g。

目前迪高替尼软膏在银屑病、斑秃、红斑狼疮、白癜风中的应用仍处在临床研究阶段。

3. 托法替尼（tofacitinib） 是辉瑞制药公司（Pfizer）研发的口服 JAK1/3 抑制剂，于 2012 年 11 月获 FDA 批准上市，适用于对甲氨蝶呤应答不充分或无法耐受的中至重度活动性类风湿关节炎（RA）的成年患者。

目前，托法替尼用于治疗银屑病性关节炎、溃疡性结肠炎、青少年特发性关节炎等适应证已被美国 FDA 批准；治疗克罗恩病、斑秃等适应证的临床试验也已经进入临床中后期。

托法替尼口服可用于治疗白癜风，有病例报告和一些小样本研究证明托法替尼口服能改善白癜风的严重程度。由于口服药物具有系统性不良反应的风险，包括感染、恶性肿瘤和血细胞减少，而且价格高昂，考虑到上述的限制，外用 JAK 抑制剂可作为一种更安全、更经济的治疗白癜风的药物。

得克萨斯大学西南医学中心对 11 例白癜风患者，予每日 2 次外用 2% 托法替尼乳膏，联合 NB-UVB 治疗，每周 3 次，疗程（3±1）个月。NB-UVB 剂量选择依据白癜风工作委员会共识指南。所有患者既往均进行过 3 个月以上的其他治疗方案，除每周 3 次 NB-UVB 光疗或日光照射外，还局部外用过糖皮质激素或钙调磷酸酶抑制剂，但病情没有改善。此研究分别在治疗前和治疗后（3±1）个月使用 VASI 评估患者面部色素的改善程度，结果显示 11 例患者面部白癜风病变均有良好或极好的恢复。

美国费城儿童医院皮肤科和宾夕法尼亚大学佩雷尔曼医学院的 Elana Putterman 等局部外用 2% 托法替尼脂质体制剂（宾夕法尼亚州费城 Chemistry Rx 公司研发）治疗 11 例 4～16 岁的斑秃、全秃或普秃患者。治疗后，脱发严重程度评分（SALT）平均下降了 32.3%。11 例患者中有 8 例 SALT 评分显示脱发改善。其中 3 例达到美容效果的头发再生。

此外，国内制药企业纷纷加大研发外用 JAK 抑制剂的力度。苏州泽璟生物成功开发外用 JAK1/2/3 抑制剂盐酸杰克替尼乳膏，现已进入治疗轻中度特应性皮炎和轻中度斑秃的 II 期临床试验阶段。瑞石生物（恒瑞医药）成功开发高选择性小分子 JAK1 激酶抑制剂 SHR0302 碱软膏，现已进入特应性皮炎、白癜风的 II 期临床试验阶段。

（二）磷酸二酯酶 4 抑制剂

磷酸二酯酶 4（phosphodiesterase 4，PDE4）可将细胞内第二信使 3′，5′- 环腺苷酸（cAMP）转换为活性代谢物腺苷一磷酸（AMP）。过度活化的 PDE4 已被证明与特应性皮炎的症状和体征有关。特应性皮炎患者炎症细胞中 PDE4 的活性增加，导致促炎性细胞因子和趋化因子的产生增加。PDE4 抑制剂可选择性靶向和抑制 PDE4，从而增加 cAMP 的水平，控制炎症。局部外用和口服 PDE4 抑制剂均已被证实对特应性皮炎有良好的疗效和安全性[14, 15]。

目前，正式获批上市的 PDE4 抑制剂为辉瑞制药公司（Pfizer）研发的 2% 克立硼罗（crisaborole）软膏（商品名：Eucrisa®，舒坦明）[16]。其结构包含一个硼原子，该硼原子有助于皮肤渗透并与 PDE4 的双金属中心结合，增强疗效，其配方中还含有凡士林，有助于修复皮肤屏障[17]。

2016 年 12 月，FDA 批准 2% 克立硼罗软膏上市，用于 2 岁以上轻至中度特应性皮炎的治疗。2020 年，FDA 批准将其适应证扩展为 3 月龄及以上的儿童和成人轻至中度特应性皮炎的外用治疗。目前克立硼罗已在美国、加拿大、澳大利亚、以色列和欧盟地区获批用于治疗特应性皮炎。此外，该药物目前正在开发作为银屑病的局部治疗药物。

2020 年 7 月 30 日，中国国家药品监督管理局正式批准克立硼罗的进口药品注册证，批准用于 2 岁及以上轻至中度特应性皮炎患者的局部外用治疗。

其他 PDE4 抑制剂正处于临床试验阶段，已经公布的有效性和安全性结果提示对于特应性皮炎的治疗具有良好应用前景。

（三）治疗性芳香烃受体调节剂

芳香烃受体（AhR）通过配体依赖的方式调节 Th17 和调节性 T 细胞（Treg 细胞）分化，AhR 信号调节免疫细胞和皮肤细胞中的基因表达，并在调节皮肤稳态中起关键作用，为自身免疫系统疾病和肿瘤提供了新的潜在治疗靶点[18]。

1. tapinarof（GSK2894512）　是 GSK 制药公司研发的一种新型、小分子外用治疗性芳香烃受体调节剂（therapeutic AhR modulating agent，TAMA），正在临床试验研究中，用于治疗银屑病和特应性皮炎。在成人银屑病患者中 tapinarof 乳膏有效且耐受性良好。tapinarof 在银屑病中的功效归因于其特异性结合和配体依赖性转录因子 AhR 的激活，从而导致促炎性细胞因子（包括 IL-17）的下调，并调节皮肤屏障蛋白表达，以促进皮肤屏障正常化[19-22]。

2. 本维莫德乳膏（benvitimod cream，1%；商品名：欣比克）　是我国天济医药自主研发的国家一类新药（非激素小分子化合物），于 2019 年 5 月经国家药品监督管理局通过优先审评审批程序批准上市，用于局部治疗成人轻至中度寻常型银屑病。本维莫德乳膏是全球第一个正式上市的 TAMA 类药物，可调节淋巴细胞酪氨酸激酶和芳香烃受体活性，抑制炎性细胞因子（包括 TNF-α、IL-17、CCL20 等）产生、炎症细胞的浸润、角质形成细胞的异常角化增生和血管形成与增生等病理变化[23]。

本维莫德分子量较小（254.32），脂溶性较高，适用于局部用药。药代动力学研究结果显示，本维莫德乳膏局部吸收良好，系统吸收率极低。

1% 本维莫德乳膏的适应证为成人轻中度寻常型银屑病。皮肤局部外用，每日 2 次，早晚各 1 次，均匀涂抹于患处，形成一薄层即可。每日最大使用剂量不超过 6g，治疗面积不应超过体表面积的 10%。连续使用超过 12 周的安全有效性尚未确立，临床用药总时间最长不得超过 12 周。部分患者使用本品后可能会产生一过性皮肤刺激反应，多在用药后 2 周内发生，大多数无须处理，随用药时间延长可逐渐消失[24]。

皮疹消退后可逐渐停药，停药后复发可再用。本药可与糖皮质激素、维生素 D_3 衍生物等外用药物进行交替及序贯治疗。

患处皮肤外涂本维莫德乳膏后严禁日光照射，在自然光照下也需注意采取避光措施。本品不可用于头面部、口周及眼睑部、腹股沟、肛门生殖器等部位，用药后请立即洗手。不能用于破损皮肤，不能封包，不能用于伴有溃疡的黏膜或者用于皮肤皱褶处。

对本维莫德或乳膏中其他任何成分过敏者禁用。妊娠、计划妊娠妇女禁用；本品尚未在哺乳期妇女中进行临床试验，哺乳期妇女用药的安全性尚未确立。动物实验研究结果显示，本品会通过乳汁分泌。因此，哺乳期妇女应慎用本品，只有在充分权衡且治疗获益明显大于风险的前提下，方可考虑使用本品，使用本品时应停止哺乳。点滴状、红皮病型、关节病型和脓疱型银屑病患者禁用。

本维莫德乳膏于 2020 年通过国家医保谈判，被纳入国家医保目录，2021 年 3 月 1 日起正式执行。

参 考 文 献

［1］李林峰. 肾上腺糖皮质激素类药物在皮肤科的应用［M］. 北京：北京大学医学出版社，2004.

［2］Lahiri K. A treatise on topical corticosteroids in dermatology［M］. Singapore：Springer，2018.

［3］杨赛琳，许爱娥. 钙调磷酸酶抑制剂他克莫司、吡美莫司在特应性皮炎外的皮肤科应用［J］. 中国中西医结合皮肤性病学杂志，2018，17（1）：91-94.

［4］陈雪，张建中. 外用钙调磷酸酶抑制剂对非特应性皮炎性皮肤病的治疗［J］. 中国麻风皮肤病杂志，2007，23（10）：893-896.

［5］Suga H，Sato S. Novel topical and systemic therapies in atopic dermatitis［J］. Immunol Med，2019，42（2）：84-93.

［6］顾礼忠，吕宁，马立娟. 外用钙调磷酸酶抑制剂治疗皮肤病的应用现状［J］. 世界临床药物，2014，35（3）：178-183.

［7］潘小钢. 外用钙调磷酸酶抑制剂治疗特应性皮炎涉及恶性肿瘤的研究现状［J］. 天津医药，2011，39（12）：1176-1178.

［8］中国医师协会皮肤科医师分会过敏性疾病专业委员会，中华医学会皮肤性病学分会特应性皮炎研究中心，中国医疗保健国际交流促进会皮肤科分会. 特应性皮炎瘙痒管理专家共识［J］. 中华皮肤科杂志，2021，54（5）：391-396.

［9］Puar N，Chovatiya R，Paller AS. New treatments in atopic dermatitis［J］. Ann Allergy Asthma Immunol，2021，126（1）：21-31.

［10］中国医疗保健国际交流促进会皮肤科分会. 女阴硬化性苔藓诊疗专家共识［J］. 中华皮肤科杂志，2021，54（5）：371-375.

［11］Jabbari A，Nguyen N，Cerise JE，et al. Treatment of an alopecia areata patient with tofacitinib results in regrowth of hair and changes in serum and skin biomarkers［J］. Exp Dermatol，2016，25（8）：642-643.

［12］李明，周俐宏，李邻峰. Janus 激酶抑制剂在皮肤病治疗中的应用前景［J］. 中华皮肤科杂志，2020，53（10）：845-848.

［13］钱玥彤，马东来. Janus 酪氨酸激酶抑制剂在皮肤科的应用［J］. 中华皮肤科杂志，2018，51（9）：704-707.

［14］Jarnagin K，Chanda S，Coronado D，et al. Crisaborole topical ointment，2%：a nonsteroidal，topical，anti-inflammatory phosphodiesterase 4 inhibitor in clinical development for the treatment of atopic dermatitis［J］. J Drugs Dermatol，2016，15（4）：390-396.

［15］Eichenfield LF，Luger T，Papp K，et al. Topical agents for the treatment of atopic dermatitis［J］. J Drugs Dermatol，2020，19（1）：50-64.

［16］Woo TE，Kuzel P. Crisaborole 2% ointment（Eucrisa）for atopic dermatitis［J］. Skin Therapy Lett，2019，24（2）：4-6.

［17］Ahluwalia J，Udkoff J，Waldman A，et al. Phosphodiesterase 4 inhibitor therapies for atopic dermatitis：progress and outlook［J］. Drugs，2017，77（13）：1389-1397.

［18］殷樱，贾功伟. 芳香烃受体在细胞免疫调节中的研究进展［J］. 免疫学杂志，2012，28（11）：1002-1004.

［19］Furue M，Hashimoto-Hachiya A，Tsuji G. Aryl hydrocarbon receptor in atopic dermatitis and psoriasis［J］. Int J Mol Sci，2019，20（21）：5424.

［20］Bissonnette R，Gold LS，Rubenstein DS，et al. Tapinarof in the treatment of psoriasis：a review of the unique mechanism of action of a novel therapeutic aryl hydrocarbon receptor-modulating agent［J］. J Am Acad Dermatol，2021，84（4）：1059-1067.

［21］Rodríguez Baisi K，Tollefson M. Tapinarof to treat psoriasis［J］. Drugs Today（Barc），2020，56（8）：515-530.

［22］Stein Gold L，Bhatia N，Tallman AM，et al. A phase 2b，randomized clinical trial of tapinarof cream for the treatment of plaque psoriasis: secondary efficacy and patient-reported outcomes [J]. J Am Acad Dermatol, 2021, 84 (3): 624-631.

[23] 姚冬琴. 全球首创新药本维莫德是如何诞生的 [J]. 中国经济周刊, 2019 (14): 37-39.

[24] 张学军. 中华医学会皮肤性病学分会银屑病学组. 本维莫德乳膏治疗银屑病专家指导意见 [J]. 中国皮肤性病学杂志, 2021, 35 (6): 707-711.

第18章 外用糖皮质激素常见病临床实例

一、特应性皮炎

【病例介绍】

患者女，6岁，因"反复全身红斑丘疹伴瘙痒5年余，加重半个月"就诊。患者从出生后半年起出现躯干、四肢、颜面部红斑丘疹，伴剧烈瘙痒，至当地医院就诊，予口服中药（具体不详）、西替利嗪，外涂卤米松乳膏等治疗后好转，后自行停药。5年来皮疹反复发作，半个月前患者再次出现全身红斑丘疹伴明显瘙痒、脱屑。既往有过敏性鼻炎病史2年，其父有哮喘病史。皮肤科查体：额部、眶周、口周红斑丘疹，表面有黄色痂屑。躯干、四肢皮肤干燥，散在红斑丘疹、斑丘疹，部分融合成片。双肘窝、腘窝对称性斑丘疹、斑块。实验室检查：总 IgE 2419kU/L。变应原检验：户尘螨、粉尘螨、蛋白、牛奶、小麦、大豆阳性。血常规：白细胞计数 $11.28×10^9$/L，嗜酸性粒细胞比例 12.6%，嗜酸性粒细胞计数 $7.18×10^9$/L。临床考虑特应性皮炎的诊断。

【疾病讲解】

特应性皮炎（AD）是一种常见的慢性复发性、瘙痒性、炎症性皮肤病，以皮肤干燥、剧烈瘙痒和湿疹样损害为主要特征，可发生于任何年龄，通常5岁前发病，患者往往有特应性体质。特应性体质主要是指个人或亲属有过敏性哮喘、过敏性鼻炎、过敏性结膜炎和（或）AD 史及 IgE 显著升高。

AD 的病因与发病机制与遗传、免疫、皮肤屏障受损等有关。

1. 临床表现

（1）临床分期：根据年龄将 AD 分为婴儿期（0～2岁）、儿童期（2～12岁）和青少年及成人期（≥12岁）。

（2）典型临床表现：①皮疹分布，婴儿期主要位于面颊部、额部和头皮，逐渐发展至躯干和四肢伸侧；儿童期主要分布于面部、躯干和四肢伸侧，并逐渐转至屈侧，如肘窝、腘窝等部位。②瘙痒和干皮症，几乎是所有 AD 患者的共同临床特征。③抓痕、炎性皮损（红斑、丘疹、水疱、渗出和脱屑）、苔藓样变，是最主要的皮疹类型，且往往共存。但 AD 患者临床表现可以不典型，应注意防止误诊漏诊[1]。

（3）特应性标志：干皮症、Hertoghe 征、掌纹征、白色划痕等可作为儿童期 AD 特异性标志。

2. 诊断标准　目前国内诊断主要还是采用 Hanifin 和 Rajka 诊断标准，以及 Williams 诊断标准。前者是最早制定的诊断标准，条目复杂，较适用于临床观察研究，后者简便，特异性和敏感性与 Hanifin 和 Rajka 诊断标准相似，更适用于流行病学调查。鉴别诊断：按 AD 不同的临床表现进行相应的鉴别诊断。①以红斑、渗出或鳞屑为主要表现：应与接触性皮炎、慢性单纯性苔藓、银屑病、鱼鳞病、肠病性肢端皮炎及朗格汉斯细胞组织细胞增生症等鉴别。②以丘疹、结节、水疱或脓疱为主要表现：应与新生儿痤疮、毛周角化病、疥疮、疱疹样皮炎、大疱性类天疱疮、嗜酸性粒细胞增多症、痒疹型隐性遗传营养不良型大疱性表皮松解症及高 IgE 综合征等相鉴别。③以红皮病为主要表现：应与 Netherton 综合征、Omenn 综合征、生物素酶缺乏症、全羧化酶合成酶缺乏症、Wiskott-Aldrich 综合征、皮肤 T 细胞淋巴瘤、先天性低丙种球蛋白血症及运动失调性毛细血管扩张症等相鉴别。

3. 临床评估　①实验室检查评估：AD 的诊断主要依靠临床表现，实验室检查仅提供参考依据，可表明患儿处于特应性状态，提示病情活动，或是给予存在相关疾病的提示。常用项目包括嗜酸性粒细胞计数、IgE、特异性 IgE（放射变应原吸附法、免疫荧光法或 ELISA 法）、皮肤点刺试验、特应性斑贴试验、免疫状态指标（T 细胞亚群、免疫球蛋白）等。血清中 Th2 细胞趋化因子即胸腺活化调节趋化因子水平能反映 AD 短期内的状况，是评价 AD 严重程度非常有效和敏感的辅助指标。②疾病严重程度评估：评估 AD 的严重程度，已有的评估方式包括 SCORAD 评分、EASI（湿疹面积及严重程度指数）评分、研究者整体评分、瘙痒程度视觉模拟评分、皮炎生活质量指数问卷（儿童皮肤病生活质量指数、皮肤病生活质量指数）等。

4. 治疗[2, 3]

（1）寻找病因和诱发加重因素。①食物：主要通过详细询问病史、变应原检测、饮食回避和激发试验来针对性回避变应原，并注意保障营养。②汗液刺激：是重要的诱发因素，患儿应勤洗澡，去除汗液的同时，减少皮肤表面变应原和微生物的刺激。③物理刺激：包括衣物、空气干燥、护理用品等。④环境因素：包括特定季节的吸入性变应原、有机溶剂如甲苯等。⑤感染因素：发生细菌/真菌感染时，在明确感染后应针对性治疗。正常清洁皮肤可减少微生物定植，应避免预防性使用抗生素。⑥情绪：缓解压力、紧张等不良情绪。⑦搔抓：避免搔抓，打断"瘙痒—搔抓—瘙痒加重"的恶性循环。

（2）基础治疗：修复皮肤屏障和保湿。①清洁和沐浴：盆浴更佳，水温32～37℃，时间5分钟，最后2分钟可加用润肤油；继发细菌感染时要仔细去除痂皮，使用无刺激和低致敏性清洁剂，可含抗菌成分；可在盆浴时加入次氯酸钠，抑制细菌活性，缓解AD引起的瘙痒。②润肤剂：是维持期治疗的主要手段，应做到足量和多次，每日至少使用2次。

（3）外用治疗：外用糖皮质激素（topical corticosteroid，TCS）目前仍是治疗和控制各期AD的一线药物，TCS治疗儿童AD应注意的事项如下。①根据年龄、病情严重程度、部位和皮损类型选择不同强度和剂型；②尽可能选择中弱效TCS，尤其是薄嫩部位应避免使用强效TCS；③面颈部易吸收TCS，故应短期使用，并逐渐减量或与外用钙调磷酸酶抑制剂交替使用；④皮损控制后，可采用"主动维持治疗"，即在既往皮损部位和新发皮疹部位每周使用2次TCS，可推迟AD的复发时间和减少复发次数，并减少TCS的用量；⑤皮损范围特别广泛时，应以系统用药控制为主；⑥注意TCS的不良反应：皮肤萎缩、多毛、色素减退、继发或加重感染等。

外用钙调磷酸酶抑制剂（topical calcineurin inhibitor，TCI）是治疗和控制各期AD的二线药物，是其他治疗疗效不佳或出现不良反应时的选择，但在某些特殊部位，如面部、皱褶处，也可考虑作为一线治疗。TCI有较强的抗炎作用，能抑制T细胞活化和炎性细胞因子的释放，同时激活并减敏皮肤神经纤维上的瞬时受体电位香草酸受体亚型1（TRPV1）离子通道，减少瘙痒介质P物质的合成，有效缓解瘙痒。目前主要的药物有1%吡美莫司乳膏和0.03%及0.1%他克莫司软膏，吡美莫司乳膏多用于轻中度AD，他克莫司软膏多用于中重度AD。因TCI可以发挥类激素作用，而无激素的不良反应，所以他克莫司与激素联合/序贯治疗儿童AD，在保证疗效的同时也可减少激素的用量[4]。

（4）系统性治疗：①抗组胺/抗炎症介质药物，第一代抗组胺药具有镇静作用，可用于止痒，第二代还可通过抗炎细胞因子活性而发挥效用。抗炎症介质药物包括介质阻断剂（血栓素A2、白三烯受体拮抗剂）和细胞因子抑制剂等。②抗微生物治疗：包括抗细菌治疗和抗病毒治疗。抗细菌治疗在没有明显继发感染征象时口服抗生素无效，在有明确细菌感染时，短期系统使用抗生素治疗有效；TCS或TCI能减少AD患者金黄色葡萄球菌的定植率；长期外用抗生素可能导致耐药和过敏的发生。在抗病毒治疗方面，重症未控制的AD、血清IgE水平升高和AD早期发病是发生病毒感染的危险因素，而规范外用糖皮质激素不是发生病毒感染的危险因素；发生疱疹性湿疹时应积极给予抗病毒治疗如阿昔洛韦、伐昔洛韦等。③糖皮质激素与免疫抑制剂：在儿童AD的治疗中，系统应用糖皮质激素风险效益比高，儿童应格外慎重和反复评估。免疫抑制剂如环孢素、硫唑嘌呤、吗替麦考酚酯及甲氨蝶呤等治疗儿童或青少年 AD 均属于超适应证使用，因此要反复评估风险效益比，慎重使用。④光疗：是 AD 的二线治疗，注意全身光疗不适用于年龄 < 12 岁的儿童，并且不能用于 AD 急性期。光疗主要用于治疗慢性、瘙痒性和肥厚皮损。⑤生物制剂：生物制剂度普利尤单抗注射液能快速、显著、持续地改善 AD 病情，在国内已获批治疗 6 岁以上中重度特应性皮炎。⑥变应原特异性免疫治疗（allergen-specific immunotherapy，ASIT）：对合适的高致敏状态的 AD 患者有一定疗效，目前最为有效的是尘螨变应原的免疫治疗。对于合并过敏性鼻结膜炎、轻度过敏性支气管哮喘的 AD 患儿，可考虑 ASIT 治疗。⑦中医中药：根据临床症状和体征辨证施治。

【病例分析与处理】

对照特应性皮炎的 Williams 诊断标准，本例患者符合特应性皮炎的诊断。给予患儿充分的临床评估，SCORAD 评分 61.5 分，BSA：77%，EASI 评分 48.1 分。健康教育：避免刺激、搔抓皮肤、避免接触变应原等。全身外涂尿素乳膏；泼尼松片每日 1 次，一次 5mg 口服；复方甘草酸苷片每日 3 次，一次 25mg 口服；头面部及薄嫩、皱褶部位给予外用地奈德乳膏、0.03% 他克莫司软膏、金霉素软膏，均每日 2 次，间隔 1 小时以上交替外涂；余躯干及四肢皮疹处外用复方倍他米松乳膏、0.1% 他克莫司软膏，每日 2 次。待皮疹好转 80%，停止外用糖皮质激素，余外用药继续维持，治疗 2 个月后患者皮疹基本消失，逐渐停药，每日续涂保湿剂，随访病情无反复。

二、白　癜　风

【病例介绍】

患者男，12 岁，因"面部起白斑 1 个月"就诊。患者无明显诱因于 1 个月前面部出现白斑，逐渐扩大，不伴瘙痒疼痛，未治疗。既往体健，无家族遗传史，无药物过敏史。专科查体：左侧面部有钱币大的白斑，边界清楚，上无鳞屑。行 Wood 灯检查，示亮白色荧光。实验室检查：血常规、生化全套、微量元素、血清 25- 羟维生素 D_3 测定、免疫全套、甲状腺功能全套阴性。确诊为白癜风。

【疾病讲解】

白癜风是一种比较常见的后天色素性皮肤病，表现为局限性或泛发性皮肤黏膜色素完全脱失。全身各部位可发生，常见于指背、腕、前臂、颜面、颈项及生殖器周围等。本病发病原因尚不清楚。近年来研究认为与遗传、自身免疫、精神与神经化学、黑素细胞自身破坏、微量元素缺乏等有关。

1. 临床表现 性别无明显差异，各年龄组均可发病，但以青少年好发。皮损为色素脱失斑，常为乳白色，也可为浅粉色，表面光滑无皮疹。白斑境界清楚，边缘色素较正常皮肤增加，白斑内毛发正常或变白。病变好发于受阳光照射及摩擦损伤部位，病损多对称分布。白斑还常按神经节段分布而呈带状排列。除皮肤损害外，口唇、阴唇、龟头及包皮内侧黏膜也常受累。

本病多无自觉症状，少数患者在发病前或同时有患处出现瘙痒感。白癜风常伴其他自身免疫性疾病，如糖尿病、甲状腺疾病、肾上腺功能不全、硬皮病、特应性皮炎、斑秃等。

2. 白癜风分期 分为进展期和稳定期。参考 VIDA、临床特征、同形反应、Wood 灯检查结果。可同时参考激光扫描共聚焦显微镜（皮肤 CT）和皮肤镜的图像改变，辅以诊断。

3. 白癜风严重程度评级 单手掌面积约为体表面积 1%。1 级为轻度，白斑 < 1% 体表面积；2 级为中度，白斑占 1% ~ 5% 体表面积；3 级为中重度，白斑占 6% ~ 50% 体表面积；4 级为重度，白斑 > 50% 体表面积。对于白斑面积 < 1% 体表面积的皮损，可参考手掌指节单位评定，1 个手掌面积分为 32 个指节单位，掌心面积为 18 个指节，占 0.54%，1 个指节占 0.03%。白斑面积也可按 VASI 来评判。VASI=∑（身体各部位占手掌单元数）× 该区域色素脱失所占百分比，VASI 值在 0 ~ 100。

根据 2012 年白癜风全球问题共识大会及专家讨论，白癜风分为节段型、寻常型、混合型及未定类型。

4. 白癜风的治疗 [5]

（1）糖皮质激素治疗：①局部外用激素，适用于白斑累及面积 < 3% 体表面积的进展期皮损，选择（超）强效激素。面、皱褶及薄嫩部位外用激素 1 个月后更换为钙调磷酸酶抑制剂，肢端可持续使用。连续外用激素治疗 3 ~ 4 个月无复色，需更换疗法。②系统用激素，对于 VIDA > 3 分的白癜风患者，尽早使用激素可以使进展期白癜风趋于稳定。治疗细则详见第 7 章中"六、白癜风"。对于禁忌系统应用激素的患者，可考虑酌情使用其他免疫抑制剂。

（2）光疗：①局部光疗，NB-UVB 每周治疗 2 ~ 3 次，根据不同部位选取不同的初始治疗剂量。照射后根据是否出现红斑，或红斑持续时间，决定下一次治疗的剂量。②全身 NB-UVB 治疗，适用于皮损散发或泛发全身的非节段型或混合型白癜风的治疗。每周治疗 2 ~ 3 次，初始剂量及下一次治疗剂量调整与局部 NB-UVB 类同。③光疗的联合治疗，光疗联合疗法效果优于单一疗法。光疗联合治疗方案主要包括联合口服或外用激素、外用钙调磷酸酶抑制剂、口服中药制剂、外用维生素 D$_3$ 衍生物、外用光敏剂、移植治疗、口服抗氧化剂、点阵激光治疗、皮肤磨削术、点阵激光导入激素治疗等。

（3）钙调磷酸酶抑制剂：包括他克莫司软膏及吡美莫司乳膏。治疗时间为 3～6 个月，间歇应用可更长。面部和颈部复色效果最好。

（4）维生素 D$_3$ 衍生物：外用卡泊三醇软膏及他卡西醇软膏可用于治疗白癜风，每日 2 次外涂。维生素 D$_3$ 衍生物可与 NB-UVB、308nm 准分子激光等联合治疗。也可与外用激素和钙调磷酸酶抑制剂联合治疗。

（5）中医中药：治疗上进展期以驱邪为主，疏风清热利湿，疏肝解郁；稳定期以滋补肝肾、活血化瘀为主，根据部位选择相应引经药。

（6）脱色治疗：主要适用于白斑累及＞95% 体表面积的患者。已经证实对复色治疗的各种方法抵抗，在患者要求下可接受皮肤脱色。脱色后需严格防晒，以避免日光损伤及复色。①脱色剂治疗：可外用莫诺苯宗（氢醌单苯醚）或 20% 4-甲氧基苯酚乳膏（对苯二酚单甲醚）。②激光治疗：可选 Q755nm、Q694nm、Q532nm 激光。

（7）遮盖疗法：用于暴露部位皮损，采用含染料的物理或者化学遮盖剂涂搽白斑，使颜色接近周围正常肤色。

（8）移植治疗：适用于稳定期白癜风（稳定 1 年以上），尤其适用于节段型及未定类型白癜风，其他型别白癜风的暴露部位皮损也可以采用。治疗需考虑白斑的部位和面积，进展期白癜风及瘢痕体质患者禁用移植治疗。

（9）儿童白癜风治疗：2 岁及以下的儿童可外用中效激素治疗，采用间歇外用疗法较为安全；2 岁以上的儿童可外用中强效或强效激素。他克莫司软膏、吡美莫司乳膏、维生素 D$_3$ 衍生物可用于治疗儿童白癜风。

（10）辅助治疗：重视健康教育，避免不良的心理应激，避免疲劳熬夜，避免局部压迫和摩擦等。

（11）维持治疗：白斑完全恢复正常或者达到患者预期目标后，仍需维持治疗 3～6 个月。局部外用钙调磷酸酶抑制剂，每周 2 次，持续使用 3～6 个月，可有效预防复发或脱色现象。光疗达到最大程度复色后改为维持治疗。

【病例分析与处理】

本例根据患者无明显诱因下出现的白斑，上无鳞屑，边界清楚，无自觉症状，以及 Wood 灯检查结果，确诊为白癜风。

治疗方案：308 准分子激光照射治疗，每周 2 次；复方甘草酸苷片每日 2 次，一次 50mg 口服；外用卤米松乳膏、0.1% 他克莫司软膏，两者交替使用，每日各 2 次，连续使用 1 个月后，卤米松乳膏停用 1 个月，他克莫司软膏继续使用 1 个月，然后恢复原方案卤米松乳膏和他克莫司软膏交替使用。治疗后 3 个月患者白斑明显消退。

三、大疱性类天疱疮

【病例介绍】

患者男，66 岁，因"周身红斑、水疱，瘙痒 2 个月余"就诊。患者 2 个月前无明显诱因躯干部出现红斑，上有大小不一的水疱，不易破溃，伴瘙痒。红斑、水疱逐渐增多，累及面、四肢。因瘙痒剧烈，自服"西替利嗪""马来酸氯苯那敏"，瘙痒无缓解，水疱进一步增多，部分疱破，糜烂渗出，故来院就诊。平素身体健康，否认高血压、冠心病、糖尿病病史。否认食物药物过敏史。生于原籍，无冶游史，无吸烟史，偶尔饮酒。T 36.2℃，P 86 次 / 分，R 19 次 / 分，血压 105/75mmHg。专科查体：面颈、躯干、四肢见散在分布粟粒至钱币大小红色斑疹，其上见少许粟粒至蚕豆大小水疱，水疱疱壁紧张，尼科利斯基征阴性，部分皮疹融合成大片，以四肢为重。局部水疱破溃留鲜红色糜烂面，少许浆液性渗出及结痂，无口腔黏膜破溃，双下肢肿胀。实验室检查：血常规，白细胞计数 $13.41×10^9$/L、嗜酸性粒细胞 $4.7×10^9$/L、嗜酸性粒细胞比例 17.9%，C 反应蛋白 81.46mg/L，白蛋白 23.4g/L。抗 BP180 抗体 IgG 测定 449.690RU/ml。尿常规、生化全套、风湿全套、狼疮全套、肿瘤全套均无明显异常，胸腹部 CT 正常。皮损组织病理检查显示内含丰富嗜酸性粒细胞和中性粒细胞的表皮下大疱，免疫荧光示 IgG 沿真皮表皮交界处呈线性沉积。符合大疱性类天疱疮的诊断。

【疾病讲解】

大疱性类天疱疮（bullous pemphigoid，BP）是一种表皮下自身免疫性大疱病，好发于老年人，以紧张性大疱为特征。免疫病理发现基底膜带有 IgG 和补体 C3 沉积，多无黏膜损害，小部分患者在口腔上出现非瘢痕性水疱和糜烂。BP 的临床表现：损害对称发生，在外观正常或红斑基础上出现紧张性水疱和大疱，常见于颈部、腋窝、腹股沟、大腿内侧和上腹部，尼科利斯基征阴性，伴瘙痒。水疱可随病情发展出现血疱、糜烂、结痂，水疱成群发生时，类似疱疹样皮炎，大小自樱桃大到核桃大，最大 7cm，破溃后如无继发感染，常很快结痂，糜烂面愈合较快，痂脱落后常有色素沉着，偶见萎缩瘢痕，有时合并粟丘疹，黏膜损害轻或无。早期损害瘙痒明显，糜烂后有疼痛，有时水疱发生前几个月瘙痒是唯一症状，亦可有食欲下降、体重减轻、浑身无力、发热等症状。

1. 组织病理　从新发水疱处取材，表现为表皮下水疱，疱液中以嗜酸性粒细胞为主，少见淋巴细胞和中性粒细胞。真皮可见嗜酸性粒细胞和中性粒细胞浸润。在无水疱出现时，组织病理表现无特异性，可出现嗜酸性粒细胞海绵样水肿。

2. 诊断依据　①好发于老年人，红斑或正常皮肤上有张力性水疱，疱壁紧张不易破裂，尼科利斯基征阴性。②黏膜损害少而轻微。③病理变化为表皮下水疱，基底膜带有 IgG 呈线状沉积，血清中有抗基底膜带自身抗体。

BP 早期表现为较小丘疹或丘疱疹，水疱不明显，所以在多数情况下与湿疹较难鉴别。若患者偶尔出现较大水疱，通过检测血常规，可检测出嗜酸性细胞明显增加，则怀疑类天疱疮可能。需要患者到医院进行皮肤病理及免疫荧光检查，或 BP180 自身抗体检查，以便排除 BP 可能。由于 BP 属于自身免疫性疱病，需要与天疱疮亚型进行鉴别，如疱疹样天疱疮，亦可以表现为红斑基础上环状紧张水疱。对于老年患者，若嗜酸性细胞明显增加，且 BP180 抗体呈阳性，即可确诊为 BP。

3. BP 严重程度评估　目前有多种 BP 病情严重程度的评分方法，但有两个评分体系得到了多数学者的认可，并得到了相关的效度检验[6]。

（1）自身免疫性疱病严重程度评分（autoimmune bullous skin disorder intensity score，ABSIS）：2007 年，德国学者 Pfütze 等制定了大疱性疾病评分体系 ABSIS。ABSIS 由三部分组成，第一部分为皮肤严重程度评分，由患者皮损面积（占体表面积百分比）与加权系数相乘所得（0 ～ 150 分），第二部分为口腔黏膜损害严重程度评分，包括黏膜受累范围及严重程度，总分 11 分。第三部分为患者主观感受评分，共计 0 ～ 45 分。ABSIS 的优势在于兼具客观和主观的评分项目，既定量又定性地反映 BP 的严重程度。其缺点在于非 BP 专用评分体系、对黏膜损害的评估相对简单，且判断体表面积时主观因素较大。

（2）BP 面积指数（bullous pemphigoid disease area index，BPDAI）评分：该评分体系于 2012 年由美国国立卫生研究院（NIH）组织的国际大疱病专家组提出，是专门针对 BP 患者的疾病评分。BPDAI 评分（0 ～ 360 分）分为皮肤评分（0 ～ 240 分）和黏膜评分（0 ～ 120 分），针对 BP 的特点，对红斑和风团进行评分。另有主观瘙痒程度评分（0 ～ 30 分），分值越高代表严重程度越重。此外，国内学者多根据体表受累面积进行分类，＜ 10% 体表面积受累者为轻度，10% ～ 50% 为中度，＞ 50% 为重度。该分类较简单，但准确性稍差。

4. BP 的治疗　根据病情严重程度采用不同的治疗方案。一般治疗：保护皮肤创面和预防继发感染，保持创面干燥，进高蛋白饮食。大疱需抽吸疱液，尽量保留原有的疱壁。小面积破溃，不需包扎，每日清创换药后暴露即可，大面积破溃可用湿性敷料，避免用易粘连的敷料。破溃处外用抗菌药，防止继发感染[7]。

（1）局限性或轻度 BP 的治疗：局限性 BP 指皮损面积较小，仅累及 1 个体表部位。轻度 BP 是指皮损较广泛，但每天新发水疱 < 5 个。

外用糖皮质激素（证据级别 I 级）：多选用强效糖皮质激素，如 0.05% 氯倍他索乳膏或卤米松软膏每天 10 ～ 20g，分 1 ～ 2 次外用，局限性 BP 患者仅外用于皮损部位，轻度 BP 患者需外用于全身，包括正常皮肤（面部不用），体重 < 45kg 者用量为 10g，3 周后多数患者可以有效控制病情。3 周病情未控制者，可将用量增加到 40g（< 45kg 者，加至 20g）。

抗生素和烟酰胺（推荐等级 D，证据级别 IV 级）：抗生素联合烟酰胺常与口服小剂量糖皮质激素或外用糖皮质激素联用。米诺环素 100mg，每日 2 次，不能耐受、出现不良反应可用多西环素 100mg 每日 2 次或红霉素 2g/d。烟酰胺 600 ～ 1500mg/d，分 3 次口服。对于老年患者，可采用米诺环素 50mg，每日 2 次。米诺环素和多西环素最常见的不良反应为头痛和消化道症状，多数较轻微，不需处理。头痛严重者需停药。

系统使用糖皮质激素：不推荐，上述 2 种方案治疗 3 周后无效者，可口服小剂量糖皮质激素，以 0.3mg/（kg·d）为宜，或 20mg/d。

（2）泛发性 BP 的治疗：每天新发水疱超过 10 个，或新发水疱少，但皮损累及一处或几处较大体表面积，可定义为泛发性 BP。

外用糖皮质激素（推荐等级 A，证据级别 I+）：单独外用糖皮质激素对 BP 效果显著，是 BP 的一线治疗。多选择强效糖皮质激素，如丙酸氯倍他索或卤米松软膏等，剂量 30 ～ 40g/d，除用于水疱糜烂部位外，全身正常皮肤也需应用，但不用于面部。若体重 < 45kg，每天用量 20g，治疗 2 ～ 3 周。40g/d 丙酸氯倍他索与 1mg/（kg·d）泼尼松龙相比，外用糖皮质激素较系统用药更有优势，病情控制较快且延长生存率。即使某些重症患者存在严重并发症或糖皮质激素禁忌证，外用氯倍他索仍然是不错的选择。外用糖皮质激素治疗 3 周时，85.7% 的患者病情得到控制，优于对照组［系统性糖皮质激素 0.5 ～ 1.2mg/（kg·d）］。外用激素减量，仍需遵循逐渐减量的原则，减量方法：病情控制（无新发水疱和瘙痒症状，原有皮损愈合）15 天后减量，第 1 个月每天治疗 1 次，第 2 个月每 2 天治疗 1 次，第 3 个月每周治疗 2 次，第 4 个月每周 1 次。此后进入维持治疗阶段，时间为 8 个月，每周用药 1 次，每次 10g，主要用于原皮损及周围部位[8]。

病情复发的处理：在外用激素减量过程中病情复发，出现水疱、红斑、荨麻疹样斑块或至少一个较大的（10cm）水肿性红斑或荨麻疹样斑块在过去 1 周内未愈，或原已消退的皮损出现扩大伴瘙痒时，可恢复原来的治疗方案。①局限性 BP 外用 10g 于病变部位及周围皮肤；②轻度 BP 外用 20g 于病变部位及全身正常皮肤；③泛发性 BP 外用 30g 于病变部位及全身正常皮肤。

系统性糖皮质激素(推荐等级 A, 证据级别 I$^+$)的使用: 推荐起始剂量 0.5mg/(kg·d)。治疗 7 天后，若病情未得到明显控制（每日新发水疱和大疱超过 5 个，瘙痒程度未减轻），可将糖皮质激素加量至 0.75mg/（ kg·d)。若 1 ~ 3 周后病情仍得不到控制，继续加量至 1mg/（ kg·d)。不建议继续增加糖皮质激素的剂量，因会增加不良反应而不提高疗效。此时可考虑加用免疫抑制剂。一旦水疱、大疱得到控制，持续治疗 2 周，糖皮质激素开始减量。剂量为 1mg/（ kg·d ）时，按 10% 递减，一般为每周减 5mg；至 30mg/d 时，减量速度减慢，一般为每 4 周减 5mg；至 15mg/d 时，改为每 3 个月减 2.5mg；至 2.5mg/d 时，采用隔日疗法，隔日服 5mg，服用 3 个月后可减为每周服 5mg，3 个月后可停药，总疗程 2 年左右。在糖皮质激素减量过程中出现复发，应恢复到减量前的剂量。如患者服用 15mg/d 时出现复发，应恢复到 20mg/d，并维持至少 1 个月。糖皮质激素长期应用的不良反应与剂量成正比。在应用时严密观察注意不良反应，一旦出现考虑快速减量或停用，改用其他治疗方法。

免疫抑制剂：若病情较重，糖皮质激素疗效不满意或出现禁忌证，可考虑早期联合免疫抑制剂如甲氨蝶呤、硫唑嘌呤、吗替麦考酚酯。应用免疫抑制剂前，应对患者进行系统评估，包括血常规、肝肾功能、乙肝病毒及载量、结核、潜在肿瘤的筛查等，无免疫抑制剂禁忌证时应用。

外用糖皮质激素在 BP 中的应用价值越来越得到肯定。迄今规模最大的外用糖皮质激素治疗 BP 的临床试验是 Joly 等[9]进行的一项为期 2 年的共有 20 家皮肤病治疗中心参与的多中心、随机研究，它比较了外用 0.05% 丙酸氯倍他索乳膏与口服泼尼松治疗 BP 的疗效。结果证实，外用强效糖皮质激素治疗 BP 有效且可大大减少患者的不良反应和死亡率。此后，Joly 等[10]又进行了一项多中心、随机研究，以比较使用不同剂量的外用 0.05% 丙酸氯倍他索乳膏治疗 BP 的疗效差异，结果显示以较低剂量（ 10 ~ 30g/d ）治疗在短期（ 4 个月 ）内同样有效且不良反应更少。

【病例分析与处理】

本例患者老年发病，皮疹表现为红斑基础上水疱、大疱，疱壁紧张不易破，尼科利斯基征阴性，伴瘙痒，BP180 抗体（ + ），血白蛋白水平低，结合皮肤组织病理和免疫荧光，确诊为大疱性类天疱疮伴低蛋白血症。

给予地塞米松注射液 10mg，每日 1 次静脉滴注；白蛋白 10g，每日 1 次缓慢静脉滴注；兰索拉唑肠溶片 30mg，每日 1 次口服；氯化钾缓释片 0.5，每日 3 次口服；碳酸钙 D$_3$ 片 1 片，每日 1 次口服；丙酸氯倍他索乳膏、尿素乳膏 1：1

混匀外涂，每日 2 次。治疗 1 周后复查指标较前好转，复查血常规，白细胞计数 $8.69×10^9$/L，嗜酸性粒细胞绝对值及比例均降为正常，C 反应蛋白 15.09mg/L，白蛋白 27.4g/L，但仍有新发水疱，再给予人免疫球蛋白 20g，每日 1 次缓慢静脉滴注，共 5 天，无新发水疱。皮疹逐渐消退后出院，出院前复查血常规，白细胞计数 $9.27×10^9$/L、嗜酸性粒细胞绝对值及比例均正常，C 反应蛋白 6.77mg/L，白蛋白 30.8g/L。改为泼尼松片 60mg/d，分 3 次口服，其余补钾补钙、保护胃黏膜药物继续服用。外用药膏改为每日 1 次。

四、银 屑 病

【病例介绍】

患者男，61 岁，因"周身皮肤红斑丘疹鳞屑伴瘙痒 3 年"就诊。患者于 2008 年 1 月外出淋雨后头部出现点状皮损，抠之起皮屑，瘙痒，自以为是头皮屑，用酮康唑等洗剂洗后有所减轻。后于 2008 年 11 月全身出现红色鳞屑斑，逐渐扩大而去医院就诊，诊断为寻常型银屑病，先后采用中药、西药等多种手段治疗，有所好转。每年入秋加重。病程中无关节痛。否认家族中有类似病史。专科情况：头皮躯干四肢（伸侧）散在分布甲盖至巴掌大小不等的红色斑丘疹、斑块，上覆银白色厚鳞屑，毛发呈束状，皮损基本双侧对称分布，Auspitz 征（＋）。血常规、C 反应蛋白、抗"O"、肝肾功能均正常、血 HLA-B27 阴性。符合寻常型银屑病的诊断。

【疾病讲解】

银屑病是一种慢性复发性、炎症性皮肤病。银屑病初起为炎性红色丘疹，约粟粒至绿豆大小，以后逐渐扩大或融合成为棕红色斑块，边界清楚，周围有炎性红晕，基底浸润明显，表面覆盖多层干燥的灰白色或银白色鳞屑。轻轻刮除表面鳞屑，逐渐露出一层淡红色发亮的半透明薄膜，称薄膜现象。再刮除薄膜，则出现小出血点，称点状出血现象。银白色鳞屑、发亮薄膜和点状出血是诊断银屑病的重要特征，称为三联征。银屑病皮损从发生到最后消退大致可分为三个时期：进行期、静止期、退行期。

银屑病治疗方案的选择旨在有效控制疾病、降低药物不良反应和提高患者依从性。在此原则下，针对个体制订基于各种治疗药物或手段的序贯、联合或替换疗法。外用糖皮质激素是银屑病最常用的一线治疗方法。

德国银屑病治疗指南建议将外用糖皮质激素与水杨酸联合使用，美国银屑病治疗指南建议轻至中度银屑病外用糖皮质激素可作为单一疗法，中至重度银屑病可将外用糖皮质激素与其他外用药物联用，或联合紫外线光疗、系统用药。

各型银屑病的治疗、特殊部位银屑病的治疗，以及特殊人群银屑病的治疗详见第 7 章中"七、泛发性脓疱型银屑病"。

【病例分析与处理】

根据患者病史、典型皮疹，Auspitz 征（＋），寻常型银屑病诊断明确。治疗方案：①阿维 A 10mg，每日 1 次口服，复方甘草酸苷片 50mg，每日 3 次口服。②中药熏洗，NB-UVB 光疗，局部外用 0.1% 他克莫司软膏、地奈德乳膏、卡泊三醇软膏，均每日 2 次，交替使用，间隔 1 小时以上。患者 4 周后皮疹明显好转，继续巩固治疗，口服用药不变，外用药 0.1% 他克莫司软膏、地奈德乳膏、卡泊三醇软膏均改为每日 1 次，2 周后基本痊愈。

参 考 文 献

［1］中华医学会皮肤性病学分会儿童皮肤病学组.中国儿童特应性皮炎诊疗共识（2017 版）［J］.中华皮肤科杂志，2017，50（11）：784-789.

［2］中华医学会皮肤性病学分会免疫学组，特应性皮炎协作研究中心.中国特应性皮炎诊疗指南（2020 版）［J］.中华皮肤科杂志，2020，53（2）：81-88.

［3］中国医师协会皮肤科医师分会过敏性疾病专业委员会，中华医学会皮肤性病学分会特应性皮炎研究中心，中国医疗保健国际交流促进会皮肤科分会.特应性皮炎瘙痒管理专家共识［J］.中华皮肤科杂志，2021，54（5）：391-396.

［4］顾恒.他克莫司软膏治疗特应性皮炎的共识［J］.国际皮肤性病学杂志，2006，32（6）：403-403.

［5］中国中西医结合学会皮肤性病专业委员会色素病学组.白癜风诊疗共识（2021 版）［J］.中华皮肤科杂志，2021，54（2）：105-109.

［6］刘晓依，潘萌，郑捷，等.大疱性类天疱疮的临床路径与预后初探［J］.中国皮肤性病学杂志，2011，25（1）：9-11，41.

［7］中国医师协会皮肤科医师分会自身免疫性疾病亚专业委员.大疱性类天疱疮诊断和治疗的专家建议［J］.中华皮肤科杂志，2016，49（6）：384-387.

［8］徐牧迟，潘萌，朱海琴，等.外用强效糖皮质激素联合中、低剂量口服糖皮质激素治疗大疱性类天疱疮的疗效与安全性评价［J］.上海医药，2016，37（9）：14-19，34.

［9］Joly P，Roujeau JC，Benichou J，et al. A comparison of oral and topical corticosteroids in patients with bullous pemphigoid［J］. N Engl J Med，2002，346（5）：321-327.

［10］Joly P，Roujeau JC，Benichou J，et al. A comparison of two regimens of topical corticosteroids in the treatment of patients with bullous pemphigoid: a multicenter randomized study［J］. J Invest Dermatol，2009，129（7）：1681-1687.